一个英国军医的中国观察实录

China from a Medical Point of View

[英]查尔斯·亚历山大·戈登 著

孙庆祥 计莹芸 译

U0363671

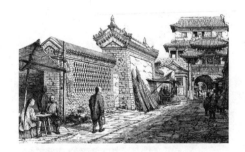

学林出版社
www.xuelinpress.com

序

第二次鸦片战争期间，一位叫"戈登"（Charles George Gordon，1833—1885）的英国工兵，随英法联军攻入北京，参与掠夺并火烧圆明园。之后，他将自己和英军的野蛮行径以书信方式详细告知远在英伦的母亲，这些家信成为海外学者研究第二次鸦片战争、尤其是英法联军抢劫圆明园文物的重要史料，"戈登"的名字于是时常会出现在海内外学者研究鸦片战争的作品中。1863 年，戈登因指挥的外国雇佣兵"常胜军"协助李鸿章的淮军在南京击败太平天国，被慈禧封为提督，并赏穿黄马褂。他绰号"中国人戈登"（Chinese Gordon），是中国近代史上的知名人物。

本书作者戈登（Charles Alexander Gordon，1820—1899）也是第二次鸦片战争时期在华服役的英国军人。为了避免误解，有必要对这两位戈登稍稍做些甄别。在英文名字中，两位戈登仅一字之差（中间名不同），但两人的职务和军衔却有着天壤之别。"中国人戈登"来华时还只是一位低级的上尉工兵，本书作者戈登则是一位有二十年军龄的三等勋章军医，时任皇家陆军医务部医院事务副总监，是英军的高级医官。而两人最大的差别在于：军医戈登并未参与中英两国的交战，当他 1860 年 12 月 16 日进入天津城时（第 85 页），战争已经结束。

根据英国国家档案记录，本书作者戈登是苏格兰班夫郡（Banffshire）人，出生于 1820 年 5 月 26 日。1840 年 4 月，他在苏格兰圣·安德鲁斯学院获得医学博士学位，同时考取了爱丁堡皇家外科学院的执业证书。1841 年 6 月 8 日，年届 21 岁的戈登加入英国陆军，担任外科助理。按英国规定，青年医生在入伍前要接受专业培训，还需要学习军事医学、外科学和军队管理。戈登回忆，当初新入伍时，"青年医生的职责就是跟随年长的医生，观察学习，并在医疗实践中掌握医疗操作原则。"① 1842 年 3 月，戈登随军抵达印度，1843 年 12 月参加与印度马拉塔帝国的交战，即著名的瓜察尔战役（Gwalior Campaign）。1844 年随军回英国服役，1847 年再度出发来到西印度群岛几内亚，之后随军周转在爱尔兰、都柏林和西非，他的军衔也由助理外科医师逐渐上升至外科军医。在都柏林服役期间，戈登去大学听讲座，选修了动物学与博物学，并完成终身大事，娶妻生子。1851 年他随英国皇家陆军步兵第 10 兵团再度回到亚洲，在英属印度服役。几年间，辗转于南亚地区，参加了多场英军与地方军队交战的战役。1856 年，第 10 兵团调防回英国阿伯丁。② 1860 年 4 月，戈登接到通知，让他随军远征中国战场，条件是晋升为皇家陆军医务部医院事务副总监（1860 年 5 月 11 日）。1860 年 6 月 21 日，戈登随军抵达香港。1860 年 11 月 28 日启程北上，途经上海，于 12 月 12 日进入天津白河。1861 年 10 月 10 日，他随英军撤离天津，转道日本长崎抵印度加尔各答服役，1868 年回到英国。1870 年 7 月，普法战争爆发，戈登被任命为法国军医官，外派巴黎，负责军队医事管理，战后荣膺法国荣誉军团军官。1874 年 4 月 1 日晋升为英国军医总监（surgeon general）。③ 1874 年，戈登再度被派遣至印度金奈，在那里，戈登度过了他军

---

① Sir Charles Alexander Gordon, *Recollections of thirty-nine years in the army* (London: Swan Sonnenschein &Co., Limd, 1898), pp. 2 - 3.

② Ibid., p. 96.

③ Ibid., p. 296.

旅生涯的最后五年，1879 年底回国，1880 年 5 月正式退休。英王授予其荣誉医生称号，因此他被称为戈登爵士。

作为一名职业军医，戈登在 39 年内参与了近代史上多场著名战争，实战经验丰富，获得诸多荣誉，最后晋升为英军卫生部门最高官员。同时，他也是一位勤于笔耕、善于思考的军事医学学者，第一次海外远征印度回国后，便写下了《印度的主要疾病》（1843），之后每次远征或参战后都会出版一部军事医学专著，阐述他对军队卫生的思考，并提出改革方案。戈登还积极推进英军卫生管理体系的改革并规范战地救护技术，他认为精良装备、高效出色的医疗行政管理体制是远征军成功的关键。他的军事医学著作包括：《印度和中国驻军运输系统计划说明》（1864）、《军队卫生》（1866）、《军队外科医生及其工作说明》（1870）、《在印度的军医经验》（1872）、《普法战争的军队外科与卫生教程》（1873）、《士兵卫生手册及创伤后疾病第一救护》（1873）、《霍乱卫生》（1877）。退休之后，戈登专门从事疾病与医学研究，他根据中国海关出版的医学报告编著了《驻华医报撮要》（1884），撰写了《与医学和工业相关的新理论与旧习俗：最新文献分析》（1886）和《论巴斯德之狂犬症与狂犬病治疗法》（1888），对欧洲医学的新进展做出及时的反应。1898 年，戈登的回忆录《三十九年军旅生涯》在伦敦出版，他于一年后去世，也算功德圆满。

戈登还是一位历史学、博物学和农业学的爱好者，他热爱自然，善于观察，对异国他乡的宗教信仰、民俗生活充满兴趣，几乎每到一个新的国家或地区，他都会留下一部记录当地风土民情和文化历史的考察报告，其中有图文并茂描绘非洲文化历史的《黄金海岸的生活》（1874）和记述东南亚国家状况的《缅甸见闻》（1877）。

《一个英国军医的中国观察实录》是戈登在中国服役后留下的

一部考察报告。在这部集社会文化考察与医学情报为一体的综合性学术著作中，他汇集了两年内在中国香港、广州、上海和天津的考察日志、他与中国官员和百姓交往的记录、英军官兵疾病分析报告和对军队卫生建制的思考。因书中容纳了大量有价值的医学情报和数据，该书 1863 年在伦敦甫一出版，便受到了英国医学界的关注，《英国医学杂志》竭力推荐此书，认为戈登在中国考察所发现的新事物"会引起上至科学专家，下至普通读者两组不同人群的共同兴趣"，并强调该书对各阶层人士均有指导意义。①

本书书名直译是"从医学角度观察中国"，即一位医生视野下的中国社会生活。敏锐的观察力是医生必备的基本素养，职业要求医生凡事做精准而细微的探察，这就决定了戈登对中国的观看方式与当时在华的传教士、商人、旅行家甚至与他有共同爱好的博物学家均有所不同。假如一位擅长捕捉细节的医生还握有一枝生花妙笔，能形象地将显微镜下的中国社会场景鲜活地描绘出来，那会是怎样的一番景象？

戈登对中国的文化与历史不仅充满好奇，而且还下过一番功夫。在华期间也与新教传教士探讨过相关问题，他对如何认识"中国"是做了充分的知识准备的。当时在华传教士和欧洲汉学家普遍认为中国有三大发明，即火药、印刷术与指南针，而戈登根据英国学者编写的《波斯与中国》一书，指出造纸术也是中国发明的（第 11 页），这可能是关于中国四大发明的最早提法。在华的两年时间内，戈登对中国历史文化的认识是"循迹中国宗教与起源于西方宗教之间的联系，其意义越来越清晰"（第 128 页）。由中西比较

---

① "Review and Notices", *British Medical Journal*, 113, no. 1, Feb. 28, 1863: 218-219.

的视野考察理解中国的文化与宗教，是晚清在华西人的惯常思路，戈登对中国宗教的考察是具体落实于人在日常生活中的表现，从中反映出中国人的精神面貌和道德观念，比较东西方文化的不同。但是，他的结论往往有些出人意料，比如他刚到香港就发现：

"生活在香港的中国人虽然不富裕，但是他们富有活力、精力充沛、做事干练、给游客留下了很好的印象……在许多方面，香港的劳动阶层要比英国的劳动阶层更胜一筹。他们肯定比英国城镇的'下层民众'更讲究个人卫生，甚至比农业区的人更讲究。他们文质彬彬，让英国大老粗们自惭形秽。在香港，中国人礼仪得体，注重行为习惯，一天到晚、时时刻刻与我们的水手和士兵形成鲜明对比。我也不相信，任何一个英国人面对这种相形见绌的情形时，不会为自己的同胞那可怜巴巴的形象而面红耳热，羞愧难当。"（第26页）这样的结论居然是来自一位英国远征军医官，不仅让当时的英国人感到匪夷所思，即便我们今天读来也依然觉得难以置信。

更令人感到不可思议的是，1861年戈登在天津，"经常特地走进中国人的房子里看看，每一次都是被客气地迎进门，没有一次例外。我们打招呼后，主人或住客总是说'请！请！'招呼我们坐下来，并马上给我们沏好清茶……中国当地人相互交谈时彬彬有礼，其礼貌程度在英国普通老百姓相互交谈时闻所未闻。观察发现，中国更上一等的人与外国人谈话非常有礼貌。"（第92页）我们无法判断，当时戈登是否身着制服，但即使不穿制服，将这一场景放在英法联军攻陷大沽口不到一年的历史大背景下，戈登和天津百姓的行为与立场仍然有悖于我们熟悉的历史常识。

作者还曾不厌其烦地描绘他所参加的清廷大员特意为英人举办的新年派对，招待晚宴的细节长达数页，多重流程环环相扣，恰似电影慢镜头般一幕幕在观众眼前展开。（第97页）但读者或许并不了解，招待会的主人张之万，是当年英法联军进攻大沽口时奉旨督办团练以抗击英法联军的朝廷官员。按常理看，张之万与英国官兵应当是水火不容的敌对关系，结果却是他操办了戈登梦寐以求的中国式晚宴，给他专程送上了特制的英文请柬（第98页）。作者笔下的英国军官与清廷官员、侵略军与普通百姓之间的交往，气氛如此融洽和谐，似乎超越了历史学家的想象，但这或许恰是当时社会的常态，折射出中国普通百姓的真实态度和政治立场。

英文原书名中所谓的"从医学角度观察中国"，包含了两层意思：一是从职业的角度考察英军官兵在中国的健康状态，制定远征军在东方的军事卫生策略。二是从医学的角度探究东方的气候环境对欧洲人身体健康的影响，分析致病因素、寻找治疗方案。这样的观察应置于欧洲军事医学模式向近代转型和西方前细菌时代的医学知识体系的双重框架下解读。

戈登以三个章节的篇幅描述了中国香港、广州、上海和天津四个城市的地貌生态、动植物和农作物分布与生长情况，详细记录了十八个月内上述城市的气象数据，作者解释道："考虑气象条件的初衷是为了探寻气象条件对一些现象和某些疾病流行性的影响。"（第211页）由空气、土壤和气候变化考察疾病与健康的关系，属于中世纪以来欧洲盛行的"瘴气"致病论的旧知识体系，该学说认为霍乱、疟疾等传染性疾病都源于空气中的毒素，或是由土壤或建筑物内弥散出来的污浊气体所致。19世纪中叶前，尽管欧洲科学家已经开始在实验室中探索微生物细菌与疾病的关系，但在临床实践中依然信奉"瘴气"致病理论，尤其是来到热带地区的非洲和亚洲国家的西方医生，更是相信炎热的空气和混浊的环境是欧洲人在异国他乡患病甚至死亡的根本原因。《一个英国军医的中国观察实录》一书恰好示范了 19 世纪六十年代的西方医生是如何根据"瘴气"理论来分析判断疾病的。在香港,戈登认为有种病源于土壤中的毒素(第 32—33 页),在天津,他分析了兵营中的疾病与建筑物关系(第 327—328 页)。这些信息可能偏离了我们对 19 世纪西方医学的传统认知,但却有助于今天的读者了解欧洲医学发展的真实进程。19 世纪八十年代前的欧洲医学知识体系还处在前细菌时代,尚未全面进入所谓"科学"的医学时代,直到 1880 年后细菌学理论才全面取代"瘴气"致病论,主导西方医学的研究方向。阅读戈登的笔记可以提醒今天的研究者,不要随意地用细菌理论去分析处理 19 世纪中叶前的疾病信息和相关文献,更不能以细菌学说去评判那个时期中西医学对疾病的认知差异。

早在 20 世纪九十年代就有英国学者指出,自 19 世纪中叶起,医学已逐渐成为影响近代军事管理的重要因素,军事卫生建制改革不仅强化了军队的战斗力,而且在战争模式向近代化转型的过程中起了决定性作用。英国之所以拥有称霸世界的军事优势,源自近代军事卫生的变革与发展。[1] 第二次鸦片战争时,率领法国远征军的统帅蒙托邦坚持要求配备一支医术精湛的医疗队,"军队的健康状况在当时首次得到保障"。[2] 百余年来,从晚清官员到当代中国学者都曾尝试从多重角度去探讨、解释与反省鸦片战争中清军失败的原因,却唯独忽略了决定英法联军优势的一股力量——近代军事卫生系统的改革,而英国军医系统的改革正是在两次鸦片战争和克什

---

[1] Mark Harrison, "Medicine and the Management of Modern Warfare", *History of Science*, 34, no. 4, 1996: 379.

[2] [法]阿尔道夫·阿尔芒著,许方、赵爽爽译:《出征中国和交趾支那来信》(上海:中西书局,2011 年)。"内容提要"。

米亚战争期间发展完善起来的。自 1830 年起，英国军方开始建立军队健康统计报告，1859 年起定期出版年度统计报告，其中涉及两次侵华战争的专门统计报告有尼尔森的《近事中国医学结果》、罗斯富德的《关于 1860 年远征北中国地区的军队卫生健康状态的评论》等，这些报告既有助于英国军方了解部队官兵的健康状况，制定改进措施，加强士兵战斗力，也为当今学者研究这段历史留下了丰富的史料。

《一个英国军医的中国观察实录》的后半部分与上述报告有着类似的功能。除常规报告、疾病分析和死亡率统计外，戈登在军事卫生体系的建设与改革上花费了更多的心思。值得注意的是，戈登的一切改革方案都是围绕着"士兵的健康"展开的。首先他考虑的是如何处理远征军伤员撤离的问题，"把军队中的伤残病号撤离香港是首席医疗官的主要责任，也是其最重要的职责。到达香港不久，我的精力就扑在此项工作上"（第 33 页）。比如他认为海上休养系统，无论是在心理上还是生理上都能使远征军伤兵尽快恢复健康，远比传统的山顶疗养有优势，提出在长崎开设疗养院。比如戈登在为兵营卫生建设所写的计划书中提出："所有的营房都应建厕所，以取代现有不完善的如厕设备……厕所内应该有独立的小便槽、浴房和淋浴房，能供应充足的冷水和热水，如此对人们的健康和舒适都大有裨益。"（第 289 页）此外，他对远离英国本土的军队卫生行政管理体制改革、医务人员的职责分工定位以及远征军与地方政府如何协调等诸多事宜都提出了建议。据戈登记载，英法联军时常会就各自的医院管理体制进行比较，互相取经，甚至探讨是否有融为一体的可能性。（第 304 页）1863 年出版的《英国与外国医学回顾》曾如此评论戈登的中国考察报告：它"指出了英国军医下一步发展的可行性，即精良的装备、出色的部门管理是远征军成功的关键。希望他的这部著作对医生和权威部门今后的工作会有所启发。"①

在中国历史上，医生的地位一直不是很高，很少有医生被列入正史列传中，因而中医对自己的期望值往往很高远，比如"上医医国"，将医生诊治病人的职业行为比赋为君王治国平天下的神圣事业，或将自己想象成战场上的指挥官："用药如用兵，须量其材力之大小。盖有一利，即有一弊。如大补大攻，大寒大热之品，误用即能杀人。各部后分为猛将次将，俾阅者不敢轻用，即用亦必斟酌分量，庶知利害。"医生视自己手中的权力，如战场上的将军，可主宰正在搏杀的士兵的生死。事实上，在真正的中国古战场上，或者说，在传统的中国军事叙事史中很少能看到医生的身影。一是因为中国军医建制晚、专职军医少，直至 14 世纪，明代军中才设有正式的军医编制和惠药局，但京军中的医生还是归太医院调拨，说明专职军医人数极少。二是史书关于军医和军队医事建制的记载相当稀少，即便是像关羽"刮骨疗伤"这样一个家喻户晓的著名事件，依然无人知道真正的医者是谁。

然而，中国军事史书写中忽略军事医学与军医的传统，在当今的史学研究中依旧没有任何改观。以对近代中国政治与社会影响深重的两次鸦片战争为例，2016 年前的学术史考察居然未能发现任何涉及两次战争中军事医学问题的文章或专著。② 中文史料匮乏，或许是阻碍中国学者进入此领域的最大障碍，毕竟"巧妇难为无米之炊"。

---

① Review X, *The British and Foreign Medico-Chirurgical Review on Quarterly Journal of Practical medicine and surgery* (London: John Churchill, New Burlington Street) XXXI, January-April, 183: 373-379.

② 葛夫平:《新中国成立以来鸦片战争史研究》,《史林》, 2016 年第 5 期。

　　《一个英国军医的中国观察实录》是理解与研究第二次鸦片战争不可多得的一份珍贵史料，可以让中国学者跟随一位医生的足迹重返我们早已熟悉的历史场景，借助他者的眼光再度审视和理解第二次鸦片战争后的中国社会世相和民众心态。中译本的问世，可以认为是为中国学者打开了鸦片战争研究的另一扇窗户，同样是第二次鸦片战争后的英国军人记录，军医戈登的笔记与"中国人戈登"的书信截然不同，或许中国的历史学家已经习惯了"中国人戈登"笔下描绘的中英关系，但军医戈登的个人经历和他的描述使我们看到了战后天津社会的另一面，他在中国的亲身体验常常能够让他有出人意料的洞见，这种"他者观察"对于中国学者重新审视和理解鸦片战争后的中英关系恰恰是非常重要的。《一个英国军医的中国观察实录》犹如一面医镜，不仅可以让中国学者精确地了解到两国交战后的英军伤员人数、疾病情况和军队的处理措施，更重要的是见识到英军如何在战争中，在以士兵为先的原则下完善军队的医事卫生管理体制。"他山之石，可以攻玉"，若是由此在鸦片战争研究史中开拓出一个学术研究新领域，从军队卫生建设的角度分析清军失利的原因，岂不是更有意义和价值吗？

高　晞
（序言作者系复旦大学历史系教授，
中国科学技术史学会理事）

英 文 版 前 言

　　最近对中国的远征给了我们英国人史无前例的机会，让我们有机会观察这个庞大而混乱帝国若干地方的气候，而且观察范围相当广泛；让我们有机会探究其土壤中出产的各种作物；让我们有机会调研其疾病现象以及这些疾病对我们在那里服役的部队的蹂躏状况。

　　下文我会竭力把我对这些情况的观察忠实地记录下来，行文所至，我会时不时借题发挥，穿插一些对其他各种可能引起读者关注的话题的评述。

　　如若根据中国当前的情势判断，进一步的军事行动确实可期。为报复我们在白河河口所遭遇的惨败而发起的远征，其各部门的装备齐全程度或许无出其右，所取得的成功肯定也是首屈一指。希望人们在下文中能够找到那些我煞费苦心提出的建议，知道如何在中国继续持续的敌对行动中进行医疗安排；希望按月份分别给出医疗统计资料的这一方案，既能为未来可能发生的人员伤亡提供指导，也能为维持此处军力人数可能需要多少援军提供指导。

　　应出版商的提议，删除了几个统计表，因为其结果在作品本身已经体现。

　　希望人们发现对气象的观测并非毫无价值，对这门科学有所贡献。

　　很遗憾，因为我将马不停蹄，动身从事外交工作，所以力不从心，无法校对出版社寄来的校稿，校对工作不得不委托他人完成。鉴于此，如果发现印刷错误，我相信读者会宽宏大量，不做计较。

C. A. 戈登

1862 年 7 月于德文波特

目　　录

第一章
引言·中国史略

国名——秦王稷——功业赫赫话祖师——伏羲——书写——时辰划分——婚俗——另一个伏羲——历史——大禹——汉字——纪年周期——重大事件——元朝——满族——年号"祺祥"——丝绸——茶叶——缠足——辫子——印刷术——造纸——墨汁——瓷器——火药——指南针——医药——流行病——疾病理论——丧葬——哭丧者——祭品——骨灰瓮——中国古代贸易——波斯人入侵——中英交往——误会和战争

　　那个伟大帝国的国名 China 一词由何而来？我愿不惜几页笔墨就此将相关的一些典故做一梳理。根据卫三畏① 的说法，China 一词据说是"秦"的讹变。大约公元前 250 年，秦国国君首次征服其他所有封建诸侯，独霸天下，其声名远播印度、波斯及其他亚洲诸国。

　　马来人、印度人、波斯人、阿拉伯人以及其他一些亚洲民族都只用 Jin，Chin，Sin，Sinæ，Tsinistæ 或其他与"秦"读音接近的词来指称中国。这些名称因为印证了《圣经》中《以赛亚书》第四

---

① 原文为 Williams，可能指美国汉学家卫三畏（Samwel Wells Williams，1812—1884）。——编者注

十九章第 12 节的预言而受到额外重视，经文中提到的"秦（Sinim）国"预示着中国人最终会受指引得到神的荫庇。然而，如果我们根据《圣经》的年表推算的话，就不得不承认这种说法有存疑之处。在《圣经》中，我们发现所涉预言为公元前 712 年所做，也就是说，虽然有些人认为预言所指的民族是秦国人，但根据上述权威之说，该预言的诞生比"秦"被用于指称这一族群的时间还要早 462 年。

像后世诸多雄霸天下者一样，虽然秦国国君稷①残酷无情，但是毫无疑问他功勋卓越。他不仅平定天下、兴修水利，而且为了防御胡人侵犯，他还兴建长城，抑或是将北方各国所修的城墙和烽火台修葺连贯。

《以赛亚书》写成之时与秦国时期间隔久远，在此期间人们如何指称中国现在似乎无法确切考证。然而，众所周知，根据历史记载，华夏民族历史最为悠久。他们见证了那些依然有史册记载的许多古代民族的兴衰沉浮，其国家存在的时间实际上比我们所熟知的任何一个国家都要久远好多。他们坚守故土，确实历时弥久。至少可以这样讲，作为一个民族，他们坚守信念，严格地践行第一戒律所示信条。他们以孝为先，并以此为立国之本，父母亡而孝犹存，先辈之名数代敬奉。

我无意在此长篇累牍地叙述中国历史，由耶稣会传教士们写成的相关著述已经汗牛充栋。为了完成我寥寥数语制定的自我规划，我只需介绍中国历史中的些许重大事件，就此我已经咨询过诸多权威人士，介绍则以此为据。

中国历史上最早提到的人物好像是伏羲（写为 Fo，Fuh 或

----

① 即秦昭襄王。——译者注

Fuhi）。尽管据密迪乐^① 所说，书写并非伏羲始创，但伏羲仍一直因引入了象形文字的使用而为人敬奉。该文字在中国沿用至今，虽然现在有了很大的改变和演化。

伏羲造字据说发生于大约公元前 3337 年，相当于人们所推断的诺亚的三个儿子闪、含、雅弗出生之时，可以说这些事件不会比《圣经》中所述大洪水之前的 172 年更晚。据此判断，再考虑到还有其他一些人有意得出同样的结论，猜想伏羲就是诺亚的人还不少。

我只想再提一两个伏羲给中国带来的重大变革。就我们所知，以两小时为单位把一天划分为不同时辰就是伏羲首创；是伏羲提出了男聘女嫁的婚姻习俗和另立门户的做法，而这些举措在大约五千年之后，在号称文明发达的英国，有些"社会主义者"却想尽可能去破坏。

此后我们可以看到，在有关中国宗教的议题下，人们经常把伏羲和佛教联系在一起，所以在这里我只做如下评述。我们读到有一位"佛"（Foh）是印度的一个太子，诞生于大约公元前 1200 年左右^②，30 岁之前被称为释迦（Cheka 或 Xaca），之后取名佛；"似乎毋庸置疑，这个'佛'是毗湿奴（Vishnu）的一个化身，即他的第九大化身。"所以，我们认为除非人们把以"伏羲"（Fohi）和"佛"（Foh）为名的这两个名人相互混淆了，不然恐怕我们得把伏羲看作一个神话。

然而，也有一些作者告诉我们"中国的神话历史随着伏羲的出现而终结。根据中国编年史记载，伏羲大约出现于公元前 2825 年，

---

① 密迪乐（Thomas Taylor Meadows，1815—1868），英国领事官，1843 年来华，任英国驻广州领事馆翻译，1852 年任上海总领事馆翻译。著有《关于中国政府、人民及关于中国语言等的杂录》等。——译者注
② 现在一般认为释迦牟尼生活于公元前第一个千年的中期。——译者注

比之前人们所推定的时间晚了475年。假如这里所指的公元前2825年正确，这个时间比以挪士① 的诞生晚8年；比创世纪晚1152年；根据厄谢尔② 的说法，比诺亚大洪水早508年。"这里所列时间是查阅了多个不同作者的著述所得出的结果；他们的可信度必定需要每个读者自己定夺。但是，在中国历史上有个无可争辩的事实，中华民族很早就达到了比同时代其他国家高出许多的文明程度。此外，就文学和法律而言，密迪乐告诉我们，"中国有关伦常和政治文献的真实记录溯及公元前2357年。"

追根溯源，在历史上，中华民族的立国时间通常被认为在大约公元前2206年，那时中国建立了第一个朝代，通常称之为夏，即大禹时期。人们常说建立夏朝的人是埃兰人，可以认为就是波斯人，几乎不用说这些人都是埃兰的后裔，而埃兰是诺亚三儿子闪之子。

古埃及和中国之间的类同性显而易见、有目共睹，在之后的行文中我会反复略提一二。因此，请读者注意邦森男爵③ 所指的时间，含的儿子麦西从创世纪元2776年即公元前1228年开始统治埃及。④

让我们再次回到汉字的源起，将其始创归功于伏羲并非公论。人们就此存歧，这涉及其他两个著名的人物。一些人将汉字的发明归功于上古时期部落首领之一黄帝，而其他人认为是同期的史官仓

---

① 《旧约》人名，亚当的孙子，塞特的儿子。——译者注
② 指詹姆斯大主教（Archbishop James Ussher, 1581—1656），阿尔马大主教，他将《圣经》家谱体系暗示的日期累加起来，一直追溯到亚当。——译者注
③ 指克里斯蒂安·邦森（Christian Charles Josias von Bunsen, 1791—1860），德国外交官、学者。著有《埃及在世界史中的地位》（*Egypt's Place in Universal History*）。——译者注
④ 《埃及在世界史中的地位》，第二卷，第458页。

颉所造，根据中国编年史，这大约是公元前 2700 年。据称，仓颉
细察自然界的各种形状，受到启迪，才有此重大发明，他呕心沥血
模仿万物形状，开创了一种比当时所用结绳记事更胜一筹的方法。

汉字首先使用的是表意文字，即以形会意。这实际上是埃及象
形文字中的第二类（第一类几乎不用说明，就是用符号表示物体）。
然而，随着时间的推移，汉字的大部分演变为表音字。

对这些汉字不用细考就足以显示它们与古代亚述文字之间有明
显类同性，与希伯来文字的类同性尤为如此。汉字与埃及文字之间
的类同性为所有的汉学家津津乐道。如此一来，我们可以寻踪觅迹
追溯汉字在闪族语的渊源。然而，我们发现中国和埃及之间有个巧
合比这种文字之间的类同性更值得注意，即两国都以六十年为一个
周期的纪时法。这种非凡的纪时体系据称在中国为黄帝所作，时间
为公元前 2637 年，相当于大洪水之后 518 年，是亚法撒① 亡故后
82 年，大约也是语言混乱② 发生之时。

我们知悉罗塞塔石上的象形文字提及六十年为一个轮回，半个
轮回三十年，这两个周期都是埃及人承认的算法。相似的体系可以
经由印度追溯到中国（包括西藏和蒙古），这就进一步证明了之前
已经提到的猜想，即如果其居民最初繁衍生息的方式确实和西方不
同，中国确实曾经一度受西方的影响。

古伯察③ 不惜笔墨，对汉人、蒙古人和大多数东亚人使用的干

① 《旧约》人名，闪的儿子。——译者注
② 《旧约·创世记》第十一章称，当时人们说同一种语言，他们联合起来兴建希望能通往天
　堂的高塔；为了阻止这一计划，上帝让人类说不同的语言，使人类相互之间不能沟通，计
　划因此失败，人类自此各散东西。——译者注
③ 古伯察（Évariste Régis Huc, 1813—1860），法国遣使会教士，1839 年来华传教。著有
　《中华帝国纪行》。——译者注

支轮回的历史进行了详述。他还对其他两个小周期的"根源"进行了一番探究,其一是五行,其二是十二生肖。我无意对此长篇累牍,重复他人所做的论述。不过我相信对此做一概述,那些研习中国历史的学生不会不感兴趣。

根据于克,五行成于五种元素名称的重复,中国人如此排序:一木、二火、三土、四金、五水。如果简单重复其原始数字,就会得到:一木、二木、三火、四火,凡此等等。

而十二生肖体系由如下十二种动物名称构成,即鼠大、牛二、虎三、兔四、龙五、蛇六、马七、羊八、猴九、鸡十、狗十一、猪十二。

要完成六十年一个甲子的轮回,五行和属相按如下顺序组合:一木鼠、二木牛、三火虎、四火兔,以此类推,直到第十个两两相配。一个甲子的第十一年以五行的第一个元素木开始,配以第十一个属相狗,即得十一木狗、十二木猪。十二生肖的第一轮排序至此结束,第十三年的特有名称则用五行中木之后的火和十二生肖中的第一个动物鼠的组合,依此而得火鼠;以此类推,五行和十二生肖依次组合,直到六十年一个甲子结束为止。

有关中国的其他话题,我应该顺便略提。而在讨论这些话题之前,我愿历数中国这个广阔国度早期历史的几个细节,我对此兴趣最为浓厚。有些细节或按时间顺序列出最为合宜,如是[①]:

公元前 2852 年:据说伏羲的统治已经开始,中国神话历史就此结束。

公元前 2637 年:黄帝始创干支。

公元前 2293 年:中国北方发生洪涝(黄河)。切记诺亚大洪水

---

① 西方当时对中国历史的断代与今天国内学界观点有所出入,此处据原文直译。——译者注

发生于公元前 3155 年，而基苏特拉斯的洪水
发生于公元前 2297 年。

公元前 2205 年：舜亡。舜一直被认为是中国大洪水之前的三
皇五帝之一，是伏羲之后第七位。

公元前 2205 年：大禹即位。大禹是三皇五帝之后第一位天子，
建立夏朝。

公元前 1766 年：商朝建立，比以色列人出埃及早 120 年。

公元前 1198 年：君主武乙开始图腾崇拜；这大约相当于参
孙① 死后的第 4 年。

公元前 1112 年：指南针已经发明，功归周公。

公元前 1122 年：周朝开始。

公元前 249 年：周朝结束。

公元前 246 年：秦朝结束。

公元前 202 年：秦朝结束后，中国经历汉朝和东汉各皇帝的统
治（公元前 202 年—公元 221 年）。

对我们称之为中世纪期间的中国历史大事此处不再赘述，我只
需说明成吉思汗后裔建立元朝，并于公元 1368 年被汉人驱出中原，
改元为明朝。明朝统治 276 年后不得民心，于 1644 年被汉族起义
领袖李自成推翻，之后李自成进京，皇帝自缢。

经过七年征战，满族人获得大权，并派军队驻守北京和其他城
市。高官厚禄给了满人，损害了汉人的利益，因此该王朝不得民
心。咸丰是其第七位皇帝，于 1857 年至 1860 年与英国发生战事。
咸丰 1850 年即位，1861 年去世，皇太子（为"妃嫔"所生）继
位，时年六岁。即位时拟定年号"祺祥"。根据邦森的讲述，古埃

――――――

① 《旧约·士师记》中记载的犹太人士师，以力大无穷而著称。――译者注

及就有使用年号的传统,是为一例。[①]

据称,幼年天子登基之时寿增三岁,即天增一岁,地增一岁,大臣增一岁。大臣们刻意如是宣昭,出于何种考虑匪夷所思,无非是想刻意昭告天下。就此事本身而论可谓极其荒谬。

众所周知,人们对中国感兴趣不仅因为其历史悠久,还有其他方面的原因。当我们英国的祖先还满身文身、以兽皮为衣时,中国的装饰艺术已经登峰造极,有些对我们来说在远古就已建立的习俗依然为人们严格奉行。

在中国的特产中,丝绸夺人耳目,是最为人所器重的特产之一。毋庸多说,早期的亚述人用过这种材料,无疑是从中国经由陆路运至尼尼微[②] 和巴比伦。丝绸以 *Meshi* 之名出现在《圣经》中,即《以西结书》第十六章第 10 节,在《圣经》的《箴言》中也有提及。[③] 此外,丝绸也在《摩奴法典》[④] 的枚举之列。[⑤] 这些文字记述大约写于公元前十二世纪。根据中国人自己的说法,西陵氏之女、黄帝的妻子嫘祖于公元前 2602 年发明丝绸,而有些作者认为甚至要比这个时间更遥远。根据卫三畏的说法,可信记录显示,种桑、产丝可以溯及公元前 780 年。

大约公元 550 年,受查士丁尼大帝[⑥] 的鼓励,有两位来自波斯、久居中国的僧人将蚕卵顺利带到了君士坦丁堡,这样就给欧洲

---

① 第二卷,第 478 页。

② 西亚古城,是亚述帝国都城,其址位于现在伊拉克的北部,底格里斯河的东岸,隔河与今天的摩苏尔城相望。——译者注

③ 第三十一章,第 22 节。

④ 约撰写于公元前 2 世纪至公元 2 世纪,是一部论述印度教宗教伦理及规制世俗法律的经典著作。——编者注

⑤ 第 120 卷,第十二章,第 64 节。

⑥ 东罗马帝国皇帝。——编者注

添加了一种新的、重要的工业门类。在中国，与丝绸能够相提并论的要数茶树，直到最近，茶树只有中国种植。从茶的相关历史来看，即使是中国人自己，对茶树的了解似乎也相对较晚，因为最远只能追溯到公元 350 年，而茶的普遍饮用不会早于公元 800 年。在16 或 17 世纪之前，希腊人和罗马人好像不知道这种植物，而我们的祖先对此也不熟悉，因为对我们而言，茶是由荷兰人在大约 1650年之前不久才第一次进口到欧洲的。

中国还有一个古怪的习俗，即妇女缠足。虽然因为其历史久远而被推崇，但是它给个人带来了很大的不便。这一奇俗陋习的兴起现在难以确切考证。根据有些记述，缠足是"想拥有皇帝宠妃的畸形脚型；另一说法为人们癖好小脚，所以想要小脚，遂逐渐成风；还有其他一些作者声称缠足是丈夫强迫所为，为了禁锢妻子于闺阁。"据雒魏林博士[1] 所说，有一种说法是缠足的习俗因公元前1100 年的皇妃妲己而兴。妲己脚为畸形，乃劝告皇帝诏令以她的脚型为美，让少女效仿其脚型。雒魏林博士的另一种说法认为这种习俗始于隋炀帝，公元 695 年他命令其宠妃用布裹脚，鞋底上置放一枚莲花印，这样她每走一步，就会烙下一个圣洁的莲花图案，裹缠后的小脚因此得名三寸金莲。

根据这里所给的时间节点推算，缠足的习俗似乎和佛教传入中国存在联系。信佛的人视莲花为圣物，这也可能和当前锡兰[2] 流行的一种习俗存在联系。例如，已故康提王是虔诚的佛教徒，他有一双拖鞋，最近我有机会仔细端详过，其构造如下：足底藏了一根弹

---

[1] 雒魏林（William Lockhart, 1811—1896），英国教士，1838 年来华，在广州、澳门传教施医。——编者注

[2] 现在的斯里兰卡。——译者注

簧，弹簧位于大脚趾和第二脚趾之间，这样康提王每走一步，脚上就有莲花绽放。因此，到了中国，相应的观念就导致了三寸金莲习俗的盛行。

再说一个有关缠足起源的说法则足矣。根据伯驾博士^①，缠足的习俗源于荒淫放肆的南唐后主李煜，其朝廷设于南京，在位时间为公元961年至971年。李煜有个宠爱的嫔妃，他突发奇想，决意使其脚纤小向上弯曲如新月，缠足之风从此逐渐传开。

我有机会看到过一位中国妇女缠过的小脚，我保证十分难看。不管是直接原因还是间接原因，缠足的习俗引起了严重病患。毫无疑问，这是我的兴趣所在。小孩子细皮嫩肉，缠足需要给脚加压才能拗折出最中意的畸形，这经常会导致脚踝和脚背骨骼中柔软的骨头患病。由于缠足，她们足不出户，无法进行户外运动，极易引起结核和体质羸弱，这累及很大一部分中国人。

不管贫富，中国北方都行缠足的习俗，要比南方普遍很多。缠足带来极度不便，这几乎得到大家公认。但是这一习俗兴盛，除非皇帝颁布圣旨明令禁止，不然没有人会愿意"捷足先登"摒弃缠足而显得怪异。人们曾经希冀改朝换代后这个习俗会被摒弃，很多人指望当朝少帝^②再长大一点，看能不能停止缠足。毋庸多言，满人并不兴缠足，缠足只为汉人所特有。

中国还流行一个古怪且显然毫无意义的习俗，即男人留长辫。我们可能确实会纳闷，我们的父辈和祖辈为什么会有类似的习俗，因为中年人肯定清晰地记得，英国曾经有一阵子男人留马尾盛极一

————

① 伯驾（Peter Parker, 1804—1889），美国医学传教士，1834年来华，次年在广州创办眼科医院。曾任外交官。——编者注

② 这里的少帝当指清穆宗同治皇帝，即爱新觉罗·载淳（1856—1874），1861年5岁即帝位，为清朝入关后第八位皇帝。——译者注

时，其风靡程度不亚于英伦岛上少女们对衬裙的钟情。众所周知，古代的中国人留长发，头发绾成发髻后盘在头顶，他们以头发黝黑发亮为荣，并自诩是黑发民族。但是，在 1627 年时满族只统治辽东一个省，之后他们颁布剃发令，要求所有的汉人改剃满族发型以示忠心，不从者斩。留辫子的风俗以高压强迫开始，现在则为自愿选择。

中国把印刷术的发明时间推断为 10 世纪，比英国发现这门技艺要早五百年。虽然人们习惯于把印刷术和其他一些发现的赞誉和荣耀赐予"天朝人"，但是毫无疑问，他们受之无愧。在现实中我们发现，中国的印刷术原样保留至今。要印在纸上的汉字被刻在一块块的木质雕版上。因为雕版一动不动，就当今中国的印刷水平而言，把雕版印刷比作一门技艺可能显得有些荒谬。

有关印刷术在中国的源起迷雾重重，对其发明时间的不同推定就是最好的见证。因此，另有作者认为，中国人的最初灵感可能来自盖印章，这一技艺他们在公元前 9 世纪就已成熟。那样的话，这里推定的时间之间的差异不少于 1 800 年。

"中国人宣称纸是他们的另一发明。最早的纸由蔡伦所造，用的是树皮（构树）和旧的麻布。[①] 蔡伦在公元前 150 年左右最享盛名。"[②] 最好的纸似乎产于高丽。据说我们现在所指的印度墨水最初也是在中国制备的。直到 9 世纪制墨技术才趋完美。墨汁由松

---

① 原文为"旧亚麻布"（old linen），但纤维型亚麻原产于地中海地区，在蔡伦的时代尚未被引入中国，当时中国的麻布材料主要是大麻和苎麻，故此处译为"旧的麻布"。——编者注

② 《波斯与中国》，第二册，第 299 页。[《现代旅行家》（*Modern Travellers*）由英国人约西亚·康德（Josiah Conder, 1789—1855）编辑，共三十卷，第十二、十三卷为《波斯与中国》（*Persia and China*）。——译者注]

烟或油烟沉积的烟灰制成，由强黏性的鱼胶制成糊状，加入少许麝香除臭。用驴皮胶和灯烟结合能制备最好的"墨水"。

就艺术和科学成就而言，11、12世纪在中国历史上尤为闻名。起源于这一时期的艺术不一而足，瓷器即为其中之一。而长久以来，直至今天，瓷器（china）都以其起源国的国名 China 为人所知。"鄱阳湖之东，饶州府，浮梁县是著名的瓷器制造地景德镇。景德镇因唐代一位皇帝的年号而得名，在他的统治下，1004年，这些手工工场被建设起来。① 全国品质最佳的瓷器依然全部出自景德镇，少量彩瓷产品现在出口欧洲和美国。据称有一百多万人从事瓷器制造业。"

有关印刷术的论述亦适用于另外两种技艺，即火药的生产和航海指南针的使用。人们认为它们是大约公元1112年在中国发明的。火药和指南针在中国依然使用，但是正如最近有位作家明确指出的那样，其中火药的发明在中国除了制造爆竹之外，则无它用，而指南针的使用只局限于我们经常在沿海所见的一些蹩脚的舢板上。西方国家利用指南针把他们的艺术、科技和文明传播到世界的几乎每个角落。通过指南针，商业使各国因为共同的自身利益而联结在一起。

但是，这一时期中国的发明并不只有这些。我们发现15世纪还有两个发明通常没有被认为是中国的，即公元1120年纸牌的发明和公元1154年蒙古人纸币的流通。

人们似乎对中国医学的确切水平知之相对甚少。徐日升博士② 说，中国的医典为黄帝所定（公元前2000年）。他还说，公元

———

① 当为宋代，公元1004年是宋真宗景德元年，景德镇以此得名。——译者注
② 徐日升（Thomas Pereira，1645—1708），葡萄牙耶稣会士，1672年来华。——编者注

前 1105 年之前的中国医学著述中对医药的论述并不涉处方，而那时 Chang-ka 对此做了记述。根据中国的医疗现状，我们可以确切地做出推断，那时的医学实践和现在没有多少区别，因为在严格遵守古代习俗方面，除了印度，没有其他国家能与中国相提并论。

流通中有许多中国本土的著作，既有医学方面的，也有自然科学各分科的。有些传教士出版了一些欧洲的著作，译为中文，收效甚佳。有些书大量使用插图，比原版更胜一筹。书摊上可以看到一些专门针对流行病的论著，但是，我能确认的是，这些论著中的描述确实乏善可陈。

至于中国近代发生过的一些流行病，据称瘟疫在 16 世纪就已经在这个帝国的南方发生过，但是最近没有发现疫情，如果考虑到中国所有城市（不管是南方的还是北方的）都肮脏污秽，这就更让人感到不解。

霍乱已被证明是中国的一大祸害。1820 年 5 月霍乱在宁波肆虐，一直持续到 1823 年，夺走了宁波及浙江省 1 万多人的性命。1821 年和 1822 年霍乱在杭州暴发，1842 年在厦门和漳州府流行。在广州霍乱没有以流行病的形式出现，但是死于零星侵袭的人绝不在少数；在北方情况依然，虽然没有出现流行，在 1861 年，就有几个中国人和外国人丧命于霍乱。据悉，在过去几年里同样会有人偶尔死于霍乱。

在中国，天花是可怕的祸害，种人痘被普遍使用，其推行往往促进了天花的传播。人们对天花深恶痛绝，许多人得病的结果是丧命，很多恢复健康者脸上也都留下了可怕的深疤，而更多的人眼睛遭殃，导致部分或完全失明。在 1820 年，皮尔逊医生[①] 把接种牛

———

① 皮尔逊（Alexander Pearson），英国东印度公司的外科医生。——编者注

痘的做法介绍到南方。但是，就在笔者写这些随笔之时，这种措施在南方还很少被采用，而在北方根本没有被采用。种人痘有两种方法，一种方法是在手臂切开一个深刀口，里面接种天花病毒；另一种方法就更加肮脏，用布团蘸取天花浆液塞入鼻孔。

中国大众把所有的疾病根源归咎于他们所称的阴和阳。根据道教（之后会有更具体的论述）教义，阴阳为自然界中阴柔和阳刚的两要素。根据道教思想，"风"也在诱发某些疾患时威力强大，而其他一些疾患因"龙"而生。

中国人对有些疾病的治疗我在此做一简单概述足矣。例如，若有发烧，他们通过推拿尽力把病邪从身体中驱走，或恐吓而出；他们还求助于巫医。如果这些努力能够见效，则万事大吉，如果无济于事，他们就为病人进入冥界做准备。为此，他们给病人穿上最好的袍裼，手里放一张冥币，诸事就绪，亲朋好友聚于病人房间，耐心观察直到病人寿终。

我们发现这种做法与非洲几内亚沿海地区在相似情况下所奉行的习俗极其相似。我很想就此略做说明。和中国一样，在几内亚，当巫术和其他常用手段无法阻住死神的脚步，死亡迫在眉睫，弥留之际的人将被穿上最好的服饰，朋友围聚身边，牧师尽力为他铺平去阴间的路。但是，两个国家的习俗有一点不同，中国人在弥留之际会被舒服地安顿在床上，而几内亚人则不能在睡卧中去世，临终者会被撑起来站着或坐着离开劳碌的尘世，此时，耳边鼓声喧哗、号角雷鸣。

就死者的处置方式和对祖先的祭拜而言，我们发现这里有些地方与西方国家之所见的相似性要比看起来的大。这很自然让我们想到祭祖和对死者遗体的尊敬。但是在中国，有关这些方面都有成体系的各种书籍做了全面的描述，在此我只需就此略提一二。不像全世界目前普遍所奉行的习俗，在情势允许的情况下尽可能快地把死者移走，中国人的做法像一些上古的民族一样，尽可能长时间留住死者，尸体已经腐烂之后还保留很久。他们还保留亡人的灵牌，在规定的时间间隔，他们跪拜于灵前，并供奉祭品。

人死后一年时间内，装殓着亡故亲人的棺材很少会从家宅附近移走，在很多情况下，这些阴森恐怖的棺椁骨殖根本不会被搬走，一直就被堆积在家宅门口，直到一代人中许多人被这样堆放在一起。最后，棺材会被搬走入葬。安葬时，吹奏哀乐，为亡人供奉祭品的供桌被举在送葬队伍的前列，哭丧的人走在棺木前面。这很像《圣经》中描述的仪式，伊斯兰教徒、意大利人和某些爱尔兰族裔至今奉行这种仪式。送葬的队伍走走停停，逝者的至亲或后代在棺材前面的遗像前跪拜。到了墓地，如果墓穴已经挖好，据称他们会像我们英国人一样举行一些仪式。这让我们想起了在西非的见闻。但是，在中国的北方，多数情况下不会挖墓穴，棺材直接被放在地上，然后根据家境情况，有的用砖石精心筑造坟包覆盖，有的用其他便宜的材料覆盖。坟地会被细心守护，一年会得到一次修葺和清扫，活人至少一年一次要给死者上坟祭奠。当尸体彻底腐化为尘，其骨殖会被细心捡取，置入瓮罐，存放于死者后代的家宅或家宅附近。

这种祭祀死者的习俗在古代埃及人中也有，他们认为这构成了孩子和父母之间的联系，尤其是父子之间的关系。根据邦森① 的记述，在卡纳克神庙有块牌位代表了图特摩斯（Tuthmosis）在担任这个祭祀仪式的司仪，在古纳也发现有类似的象征情况。对此再补充一点，在中国，给死者最常见的祭品包括烹煮的食物，而祭品通常

---

① 《埃及在世界史中的地位》，第二卷，第467—472页。

是祭奠者谈论的话题，这与《旧约·诗篇》第一百零六章第28节所暗指的习俗极其相似："他们又与巴力毗珥连合，且吃了祭死神的物。"就骨灰瓮来讲，在不同国家各个时代都有使用，因为 M. 皮塔发现，在霍尔萨巴德①那个堆土的东南端发掘出的最古老的一些遗骸中，有许多直立放置于壁龛的赤陶罐子，里面有一些骨头碎片②。同时有必要指出，古代的伊特鲁里亚人认为，如果迫于无奈从屋里取走亲属的尸体，则是个人的不幸。在埃及、秘鲁等国家，尸体会被认真做防腐处理，因此保存下来，这个过程似乎目前在美国用的很多。在非洲的一些地区，人死后依然被埋葬在他生前所居住房屋的地下。

我们可以很有把握地做这样一个假设，中国、亚述和埃及三国在他们非常早的历史时期就有贸易往来。至少在一个方面，有例证可说明：《圣经》中约伯提到古巴比伦女士穿着丝绸的裙子。只有相信他们之间存在贸易来往才能解释在底比斯的坟墓中挖掘出土的一些小瓶子为什么与中国制造的确实类似。我们可以推断，在这一历史早期，这些国家之间的交往是通过陆路进行的。的确，我们有理由相信，在通往古代尼尼微的诸多要道中，有一条是从远东经由波斯的交通要道。进一步讲，与中国经常交往的是罗马的商人。还有一点："来自山东济南的商队经常经由巴克特里亚③到达印度古吉拉特邦的巴鲁奇县"，而这条交往通道依然存在。④

---

① 亚述古城，位于今伊拉克尼尼微东北。公元前717年至公元前707年为亚述国王萨尔贡二世所建造。——译者注
② 《亚述》，第527页。
③ 大夏，中亚古国，今阿富汗北部和乌兹别克斯坦、塔吉克斯坦的一部分。——译者注
④ 《现代旅行：印度》，第一卷，第148页。

另一条路线似乎已经从巴特那① 延伸，经由哈里瓦② 至阿斯帕卡拉③ ，后来佛教可能部分是经由这条道路传入中国。

另外，我们还发现随着时间的推移，起初相安无事的和平交往发生了一些不尽如人意的变化。数代人以来，商人们通过这些通路把各种来自中国的货品运往各地，而后来这些通道成了行军路线。因此，在阿拉伯的历史上，我们得知哈里斯·乌·雷什是该国第二十一位国王，有哈米亚尔④ 的血统。这个王朝据说持续了两千年之久，有位叫阿布·库鲁·托巴的国君据说和鞑靼人进行过战斗。作为阿拉伯的王子，他竟然第一次听说中国。后来，大约公元前465年左右，他带领一支军队经由布哈拉⑤ 到达中国。⑥ 我们从多方渠道获悉，大约在基督教肇始之时，中国、印度，甚至锡兰之间都有不断的商业往来。我们知道，长久以来与印度的海上贸易由埃及垄断，因此埃及的一些象征物和信仰通过海上贸易向东延伸就很容易得到解释。

与刚刚提到的时间相比，我们英国与中国的交往则是现代的事。研究两国间的交往后我们得知，这段历史充斥着误解和流血，就像商品交易记录一样显著。如果要数说我们英国与中国交往中发生的重大事件，我们知道伊丽莎白王后曾在1596年向中国皇帝写

---

① 印度东北部城市，濒恒河，比哈尔邦的首府。——译者注
② 恒河上游的一座小城，被印度教徒视为圣地之一，是恒河从高山流向印度北部平原的第一站。——译者注
③ 古希腊和古罗马地理学家认为有个赛里斯国（Serica），应该指周朝、秦朝和汉朝时期中国的北方地区，是古代陆地丝绸之路所经过的地区，而阿斯帕卡拉（Aspacara）是其第三大城市，根据描述位于黄河源头附近。——译者注
④ 哈米亚尔王朝的开国国王，被认为与摩西同时代。
⑤ 乌兹别克斯坦城市。——译者注
⑥ 《现代旅行》，第25页。

信，试图开启与中国的商贸，但是未获成功。1605 年，爱德华·米歇尔伯恩爵士获得在东方海域从事贸易的许可，他不仅抢夺他所遇到的任何国家的船只，而且还掠夺了几艘价值不菲的中国帆船。1637 年，在韦德尔上尉的指挥下，一艘英国舰船抵达虎门，并遭到中国人的炮火攻击，他摧毁了守卫河道的堡垒，让一百人登岸并竖起了英国国旗。此后不久广州的贸易开启。但是，由于澳门抗英、抗葡萄牙的战争，广州的贸易很快又停止了，因此，直到1684 年之前我们英国的同胞才真正在广州扎根。

此后的一百年间，外国人和当地人之间似乎没有发生过重大误解。但是 1784 年英国船舶"赫符斯"号停泊在黄埔，在鸣放礼炮时，意外地炸伤了一个中国人。中国人要求交出鸣放礼炮致死他人的人，而现在看来蹊跷的是，这个倒霉的家伙向中国人自首了。不久之后，他被皇帝下令绞刑，而英国方面对此事没有采取进一步的措施。

1794 年，马戛尔尼勋爵率领的使团进京，不过虽然这位英国大使得到了盛情款待，但是这次出使未达目的。1807 年东印度公司的船舶"海王"号在广州海岸停泊，有些登岸的船员与中国人发生口角。船上的官员们迅速平息了骚乱，就他们自己人而言，暂时把他们安顿在代理商行里保护起来。而中国人不仅针对这些代理商行而且针对所有碰巧路过的欧洲人用石头砸了一整天。过了一些时候，这些水手们恼羞成怒，从代理商行冲进围攻的人群，杀死了一名袭击者，才被船上的官员第二次下令制止住。大约有 12 位水手参与了骚乱，调查后也没有找到凶手。不过，为了平复广州人，有一位水手实际上被交了出去，给了他们。他要比"赫符斯"号被绞刑的那位走运，皇帝对他更加仁慈，允许他自己赎罪。

在理解与中国人的以下冲突时，需要指出葡萄牙人占领澳门并已向清政府承诺，如果没有当局的同意就不接受任何国家的部队登岛。1808年葡萄牙人估摸法国可能会发动攻击。应葡萄牙协防可能发生攻击的请求，海军上将度路利带领一支英国海军在澳门登陆，而他的这一举动似乎与其说是顺遂葡萄牙总督的愿望，还不如说是为了与他抗衡。在广州的海关大副抗议此行动时，度路利解释说，总督提出了抗议，当局给以威胁，海军司令坚持执行。双方为战争做了准备，但是之后，英国军队重新登船，船舶起航前往印度。

1816年，阿美士德勋爵公使从京城无功而返。嘉庆皇帝坚持让其行三跪九叩礼，而勋爵表现得体，愤然拒不顺从。此事就此了结，勋爵及其使团离开京城，因为"天子"①的要求让他有点悻悻。他们沿大运河抵达广州，虽说旅途劳顿，但也有不少乐趣。

1822年，英国军舰"土巴资"号停泊珠江河口的伶仃岛，从战船上放下一只小船赴山汲水，供水手们洗衣服。这些人在岸上遭到中国武装人员的攻击，导致其中十四人或多或少有些严重受伤。军舰随之开炮，致使两个袭击者死亡。在此事的交涉中，英国人不能让中国人明白"土巴资"号并非商船，不受货物经管员委员会的管辖。根据他们的观念，来自船只的所有通信联络应该经由该委员会，要么传给"洋行"，要么传给地方官吏。他们也不明白英国军舰的指挥官得到英国政府授予的独立特权。因此，当清朝官员提议将受伤的水手送上岸、交由当地法庭查办时，遭到了拒绝，以后的贸易因此被禁。中国人后来与客商委员会进行了申诉，客商委员会声明他们对军舰没有管辖权，并建议派一官员登舰与指挥该舰的理查德森船长交涉。中国人坚持他们不会接受直接和船长交涉。委员

---

① 皇帝自称，也是其子民对他的称呼。

会重申他们对英王的舰船无权管辖，更糟的是，这位官员似乎拒绝让中国最后委派的事件调查人员登舰。情势发展到这个阶段，委员会威胁离开中国，而中国人告知他们悉听尊便，如此最好。至此，此事随着"土巴资"号的离开而告一段落，总督被告知我们那些实际向袭击者开火的"凶手"可以在英国受审。他们是否受审没有下文，但是被封禁的中英贸易再次开启。

1831年，东印度公司的贸易特权被终止，广州特委会的职能终结。此后不久，律劳卑勋爵以商务总监督的身份衔命赴任，并于1834年到达广州。中国人一如惯常立刻对他态度嚣张。因为没有用"禀"贴，两广总督卢坤拒不接受勋爵的信函。律劳卑勋爵对此要求自然予以回绝，直接导致中英贸易中断。两艘兵舰沿江而上，直到黄埔，一路行来，与虎门炮台进行了交火，在抛锚停泊后，派遣一船的人到广州保护代理商行。勋爵的身体很快不支，他必须离开广州。据此，9月21日，他搭乘一艘由本地官府提供的本地人的船前往澳门。他在被扣押船上的5天时间里，遭到中国人的虐待，并于到达葡萄牙租界两周后去世。中英贸易又重新开启。

1837年至1838年期间，清政府限制进口鸦片的决心越来越大。1837年，"仙女"号双桅横帆船在福州被扣押，船上有大量鸦片。为了让该船放行，有必要从印度派遣女王陛下的"罗利"号船。1838年，广州当局对义律上尉① 的信件提出了与对律劳卑一样的要求。一艘英国双桅横帆船经过虎门时遭到炮击，广州总督为了恐吓外国客商，派遣一名官员和十五位随从在代理商行门

① 查理·义律（Charles Elliot, 1801—1875），1834年7月他以上校军衔随英国政府派驻广州第一任商务监督律劳卑来华，任秘书。第二年任第三商务监督，同年升第二商务监督，1836年升商务总督。（生卒年为编者补。）

口处决了一名贩卖鸦片的本土罪犯。外国人冲了出来，极力要求这帮人撤离，人们很快聚集起来，外国人被赶到代理商行。这群人对这些建筑投掷石头和砖块，长达三个小时，直到最后县令现身，人群才散去。义律上尉带领大约六艘船只于当晚赶到黄埔，并下令所有运载鸦片的船只在接下来的三天时间里从珠江撤离。

第二年，即 1839 年，2 月 26 日当局谕令，在洋行门口处死冯安刚。结果是，英国、美国、荷兰和法国的国旗被扯下，并被威胁停止贸易。3 月 18 日，林则徐受命为钦差大臣，到达广州。这位长官走马上任即下令外国鸦片贩子在三天之内交出全部鸦片，作为对两个直接扣押并即将处死的烟贩的惩处。义律上尉从澳门重返广州，但是未能阻止林则徐的交烟令。因此，在英国官员的指示和授权后，共交出20 238箱鸦片，价值九百万美元。这也未能让林则徐满意，他又发示谕，定鸦片进口为死罪，在几天之后，义律及所有的英国人和美国人一起离开了广州。

1840 年，英国对华宣战。我没有必要对军事行动进行追踪，两年后，中英签订条约。条约规定被一直阻于广州之外的英国人之后可入城。数年来大清对该条约一直回避，英国也没有执行。在恢复和平后，被摧毁的虎门炮台得到中国人的修缮。刚到 1843 年，华人对欧洲人的恶感愈加强烈，以至于他们不会放过任何有利机会对欧洲人进行人身攻击，不仅返回广州的人入城被拒，政府也不给他们批更多的地开张商行。此外，欧洲人与华人的所有官方通信都被故意要求表示恭顺。

此种情形持续到 1847 年，香港总督德庇时爵士前往广州消弭敌意。他收缴了现在著名的虎门所有的枪支，于当时逼迫华人遵守条约规定的条款。

但是，之前的敌对情绪逐渐明显。情势慢慢地但是不断地又回到了之前的状况。1865 年发生在广州的"亚罗号事件"① 再次将中英关系推向了危机。1857 年，为了将可恶的叶名琛② 绳之以法，英国向中国派遣了一支远征军，可是由于印度发生了严重骚乱，其中一部分军队改道去了印度。人们普遍相信，在叶名琛的促成下，中国人在给外国人食用的面包中加了砒霜，试图一举消灭香港的外国人，此事人们至今仍记忆犹新。1858 年，陆军和海军以微不足道的人数攻陷广州。叶名琛被俘，被送往印度加尔各答。同年，中英在天津签订了和平条约。

1859 年，我们多艘船只到达大沽，船上有驻华公使，其职责是取得《天津条约》的批准文书。公使要求借道常规航道白河入内，但是他的请求被清政府以这样或那样的借口予以回绝，清政府则反复请求他在北塘登陆。后来证实白河和北塘之间只有一条狭窄运河相通，两河连接处离签订条约的天津市有点距离。

随后英国船队试图强行通过大沽河，但未成功，这导致了 1860 年确实发动了军事行动，结果是英法军队暂时占领北京，英国在各个方面取得了特许权，这些特许权迄今一直存在争议。

我们确实发现，敌意在中国又一次卷土重来。然而现在，我们与大清帝国有军事冲突，而敌意并不是针对大清帝国的统治者。我们现在要努力支持的政府总是如此伤我们的尊严，对此我已经给过几个例证。我们有理由相信，清政府被其大多数子民所普遍讨厌，因为民众把他们所认为的不幸都归咎于清政府。

---

① 引发第二次鸦片战争的关键事件，起源于 1856 年 10 月 8 日清朝广州水师在香港注册船只"亚罗"号上进行的搜查及逮捕行动，以及后续英国的强硬抗议及武力恫吓，相关冲突最终成为 1857 年英国对华用兵的理由。——译者注

② 两广总督，湖北汉阳人，籍贯江苏溧水。第二次鸦片战争时被俘，卒于印度。——译者注

香港位于珠江口,由诸多岛屿组成。鉴于以前甚至现在这里强盗猖獗,出没于各岛之间,打劫弱者及毫无防备者,所以葡萄牙人称其为"强盗岛"或"海盗岛"。

1860年6月21日,我们抵近其中一个岛屿。该岛高耸,多岩石,十分荒凉,而这是英国在中国的唯一一块领地。岛上有一条路,很明显是在岩石表面开凿出来的,这是我们所见到的英国人居于该岛的第一个见证,因为只要人力能及,英国人在哪里不能修路呢?为了修路,我们挖石头,填沟壑,遇到大峡深谷则架桥接通。

绕过青洲①,首先映入眼帘的是一两座欧式风格的房子,然后

———

① 青洲,香港的一个岛屿。——编者注

房子数量增多，规模变大，建筑式样不一而足。锚地零零散散停泊着一些大大小小的船舶，四面被山脊包围，好像一个高原湖泊，一览无余。我们此时离香港的主城区近在咫尺。引擎减了速，放了锚，我们已经被平安送到了目的地，P&O 公司[①] 已履行完合同。

海滩沿线，码头和商行密密麻麻挤在一起，相隔不远就竖有旗杆，上面飘扬着许多不同国家的国旗，旗帜的颜色鲜艳，每面旗帜代表一个特定国家的领事官邸，在旗帜的映衬下，商行显得好生古怪。

我们不难从面前林立的建筑中区分出那些公用设施。例如，很容易在竹林和野生无花果树的半遮半掩中认出营房，因为旁边显然就是阅兵场；教堂的特征不言而喻；我们面前的房子最为宏伟壮观，附近悬挂着英国国旗，足以证明这是政府所在地。

眼前的新景让人情不自禁往岛上峰顶看去。峰顶陡峭，呈圆锥状，其名为维多利亚峰[②]，据说高 1 700 英尺。其上最近竖了旗杆，建有一个信号站，便于给下面的商户和官员通报抵近的船只。

在到达香港之前，远征队一直向中国北方进发。之前盛况空前的码头上，攒动的运货人群几乎没了踪影，只留下几艘来自孟买、装载着军粮或马匹的船只。这类船只在船首或尾舷都有明显的标识或编号，这些船时不时抵达码头，就地装货、卸货，持续不断。除了那些出于职责需要知道这些船的进进出出的人之外，几乎无人注意这些船只的来来往往。

刚刚开始的远征取得圆满成功令所有的人都高声赞叹。我们到

---

① 半岛东方蒸汽船航海公司（Peninsular & Oriental Steam Navigation Company），英国航运和物流公司。——译者注
② 太平山顶。——译者注

处听到对远征军分配到各个部门的军官的赞誉，所有的人都愿意承
认这次远征从本质上来说肯定是实验性的，因为我们将要对这个国
家采取行动，而与之相关的正面信息少之又少。所有的人都承认这
样的事实，如果诸事圆满，这次远征极有可能实现英国任何一次远
征所确定的目的。这一切即便不完全是，也有很大一部分要归功于
克里米亚战争后人们所做的调查，这一点为大家所公认。调查有诸
多收获，其中之一是允许负责特定部门的官员有更大的自由裁量
权，这打破了唯"红头文件"马首是瞻的做法，也就是说，如果情
势需要，他们可以不再受办公室里的各种条条框框和例行程序的限
制，在对俄国的战争之前的四十年里，这些按照条条框框、例行程
序行事的作风逐渐发展成熟。

人到一处，第一印象经常不会错，对一个地方的第一印象总是
比之后的认知要生动、清晰。在很多时候，人们可能会随着进一步
的了解而修正第一印象。但是，总体而言，人们会发现第一印象八
九不离十。我当时记录了针对香港气候及其相关细节的第一印象，
因此，我只需把我日记里所写的一些章节在此摘抄几页即可。

我来到香港这一殖民地的时间是一年中最热的时候。到了6月
下旬，时不时会大雨滂沱。若不下雨，则晴空万里，骄阳似火，待
在阳光下，甚至在树荫里运动都极度难受。

在印度，6月的温度远远超过了温度计的绝对范围，而在香
港，人的感受在许多方面很像9月孟加拉平原上风平浪静、闷热难
耐的日子。这时降雨已经停歇，而空气中湿度很大，使蒸汽不可能
从皮肤表面蒸发。

香港岛的地理特征完全挡住了盛行的季风。维多利亚镇迎风面
高耸陡峭的山脉，完全挡住了西南季风；只有时不时沿着纵横于岛
上的狭小山谷吹来的阵风。

居民的住宅大而宽敞，许多建筑雅致而有情调，在英国并不常见。在那些依山而建的房子里，温度适宜，无须使用大葵扇。但是，镇上的房子就另当别论。这些房子里闷热难耐，偶然还会遇到空气潮湿。然而，除了餐厅用大葵扇外，其他地方从来不用。人们可能在床上辗转反侧难以入睡，却没有人在卧室用大葵扇，他们也不会在卧室尝试安装。我认为，不用大葵扇还有一个原因，他们把这些玩意看成是印度奢侈品的象征，他们居住地方的气候与英国的气候大不相同，可是他们依然坚持学样英国人的习惯，拒绝使用大葵扇。

生活在香港的中国人虽然并不富裕，但是他们富有活力、精力充沛、做事干练，给游客留下了很好的印象，因为这些游客此前习惯于认为东亚人的代表就是肤色黝黑的印度人，他们处世圆滑、鬼鬼祟祟、薄情寡义。与印度斯坦的海上居民相比，中国南部居民高人一等，这一点我们立马可见。

在许多方面，香港的劳动阶层要比英国的劳动阶层更胜一筹。他们肯定比英国城镇的"下层民众"更讲究个人卫生，甚至比农业区的人更讲究。他们文质彬彬，让英国大老粗们自惭形秽。在香港，中国人礼仪得体，注重行为习惯，一天到晚、时时刻刻与我们的水手和士兵形成鲜明对比。我也不相信，任何一个英国人面对这种相形见绌的情形时，不会为自己的同胞那可怜巴巴的形象而面红耳热、羞愧难当。

与居于相同维度的印度人相比，中国南方人富有活力、精力充沛，这种性格特征之间的差异我们可以找到合理的解释。一个很有说服力的原因是，我们发现中国人好吃肉，而印度人食素。如果真如人们所说，居于热带地区国家的居民只需很少量的动物性食物，而且考虑到中国人普遍都有勤俭节约的习惯，吃肉对他们来说就有点奢侈，中国人会愧疚于此。但是，毫无疑问，对这些动物性食物的具体描述以及香港人所用的蒸煮方式使这些本身可口的菜肴看上去很恶心。

一大块一大块油腻、粗劣的猪肉常常不经切割就脏兮兮地放在火上烤，成为非常受欢迎的美味。鸭子和鹅很明显在食谱上也举足轻重，可能是因为鸭子和鹅非常容易长一层很厚的黄色脂肪，虽然让其他人大倒胃口，然而对中国人来说似乎是锦上添花。

让人欣慰的是，即便在这里，你依然可以看到旧宗法体系的一些蛛丝马迹，这一体系以前是凝聚家庭及其家属的纽带。每天下午四点钟左右，都可以见到家庭中的所有男性，大家围坐在饭桌周围，悠然惬意，享受着他们的晚餐，每个人都用再平常不过的餐具——筷子——机灵巧妙地夹菜吃，要么是分成小份的上述美味，要么是一小口鱼肉或其他菜肴，他们喜欢品种多样的食物。他们还会把碗端在下巴底下，将一团团米饭铲进自己嘴巴，印度人见了定会瞪大眼睛！

"三苏"①，或者说本地的烈酒，似乎有时会被饮用，不过通常用以佐餐的饮料是茶。饭很快就吃完了，餐桌上时不时传来欢快的笑声，表明所有的人都能在此时感受到完全平等。当然，他们在餐桌上不能奢望浪费很多时间，餐桌很快撤掉，所有的餐具和食物都会收拾妥当，所有的家庭成员都回到自己的岗位。如果这家是铁匠铺子，马上就可以听到铁锤的打击声，铁砧上火花四溅，好像从未停歇过似的。如果他家是鞋子工坊，要不了几分钟，人们比比画画，在欢声笑语中走到鞋楦旁，弯下腰就开始"叮咛、叮咛"不停

———

① 三苏（shamshu），也拼作 samshoo，广东英语，源于英文 sance 的音译，意为烈酒。——编者注

地做起鞋来，可能一直到半夜才收工。手工业和所有其他的行当都一样，每个人都有自己具体的分工，一时接一时，一日复一日，因为他们的福分未到，还不知道要在安息日休息，所以他们就这样长年累月，永不停歇，除非生病或出现意外。

许多白天在岸上劳作的苦力和劳工到了晚上都会回到破败的小船上。这些小船的上面部分主要由竹板做成，就像编席子一样编在一起，因此小船有点头重脚轻。这里水面狭窄，宽度还不到二三十码，有时突然一阵大风毫无征兆沿山谷吹来，这些小船有可能就被刮得底朝天。

这些船只中有很多白天来往于海港，有的从事捕鱼，有的来回运送一些公路上乘坐机动车来的散客，其他的船只从事各种经营，很少有闲荡的船只。这些船上的活计完全由妻子或女儿完成，但无疑的是，他们的丈夫或父亲在岸上也没闲着，其吃苦耐劳的品质让我好生钦佩。确实，船上我们很少能见到男人的身影。如果我们真看到有男人在船上，他沧桑的面孔会清楚地告诉我们，他们已不能胜任劳劳碌碌的工作：现在需要儿孙们赡养。

船上干活的女性中，可以见到两代人，很多时候会是三代人。老人干些船上的轻活，如烧饭等；青壮年摇着巨"橹"撑船，力道十足，大橹使撑船的人对船掌控自如，是英国所用的那种小小桨板永不能及的。常常发生的情景是，如果有轮船刚到，就有一群群相差无几的小船围拢上来，女人如此辛勤劳作，会动作娴熟地划着小船穿梭其间，背上还背一个婴儿，用一块方布兜着，方布上用线绣着装饰，方布的角上系着绳子，这样可以很随意地绑在她的肩上，并系于腰间。孩子的头会从褡裢的上面伸出，因此，婴儿睡着时，只要母亲忙于自己的活计，随着母亲姿势的变化，婴儿的头就会一会晃到左边，一会晃到右边，一会仰到后面。这头怎么就碰不到船篷呢？怎么就碰不到挤在一起的其他船只呢？每个人都埋头光顾着自己的事情，怎么就碰不到其他女人身上呢？这太神奇了！母亲似乎已经忘记了她身上还有这样一个宝贝牵绊，往往从一只船跳到另一只船，身上还扛着沉重的包裹，其动作很能说明中国南方女性身体的强健、敏捷。同时，船上还有其他小宝贝，并不比母亲背上这个大很多，在这些小船上只有半边的船板上大声嚷叫，要么爬来爬去、要么四仰躺着。但是，他们不会有意外。你可能会想他们必定会一个跟头翻落水中。他们告诉我，这种意外少之又少，他们大多数会长大成人，身强力壮，继续从事父母所从事的活计，一辈又一辈，经过数辈人的传承，他们作为一个独特阶层的起源已经无从说起。

在香港住了不多几天，我确信这里的人没有早起的习惯。在这方面，居民的生活习惯与西非几内亚海岸过了几年慵懒生活的白人相似。究其原因，大概也类似，即众所周知的事实，在太阳驱散有毒气体之前，早晨的空气极其不健康，暴露于这样的空气里都会引起发热。

最近几年里，在调查引起黄热病的可能原因期间，有一些重要事实得以查明，其中有一个似乎适用于香港，而这一事实的作用迫使香港居民改变他们的习惯与之相适应，而他们自己并没有意识到这一点。

人们已经查明，当温度达到80℉时，被称之为病魔的疟疾的致病力就会被摧毁，这就解释了乍一看似乎矛盾的现象：在一个"瘴气"弥漫、卫生很差的热带地方，阳光炙烤的危害远远不及从日落到日出像乌云压顶一般散发着各种气味的浓雾。

因此，在炎热的季节，这就能充分解释为什么香港居民不会一大清早起床、骑马到处溜达，而这在印度是一种习俗。我担心，香港岛上一整天的空气都不健康，而我怀疑，太阳落入地平线之后的时间内，空气最为污浊。

然而，基于上述提到的非常充分的理由，除了短暂的"寒冷"季节，香港居民虽然一大清早不会骑马或驾车出行，但是在吃早点之前，他们通常会在宽敞的凉亭里待上几个小时，喝茶、喝咖啡，抽着方头雪茄。据我观察，女士们不会露面。他们读着邮差上次送来的报纸，因为上班时间，他们忙于各自的公干，无暇读报。下午他们会驱车回家，吃完晚饭，一天的时间就这样消逝，直到黑夜降临，人们安睡。

至于香港的部队，此时进军北方的远征军已经扬帆出发，留守香港的军力比平时的驻军多不了多少。北上的军团在离开之时，体弱、生病和无能力的人，不管是英国人还是亚洲人，都留了下来，这些人被统一收编到一个临时营，暂时替代了维多利亚的一个常规团，而这个常规团被派送到一个叫赤柱的地方。赤柱位于香港岛南端，距离上面提到维多利亚镇大约9英里。这些人，几个炮兵和工程师，再加一个马德拉斯印度人步兵团，构成了岛上的全部武装力量。

除了这两个地方，在正对香港的九龙半岛，还有为数不多的几支部队占据刚刚为驻军搭建的临时棚舍，其中既有英国人，也有印度人。自此以后，这块弹丸宝地已割让给了英国政府，人们希望将其留作海军和陆军基地。它受到季风的直接影响，而从卫生的角度来讲，我们有充分的理由相信，作为军队驻地这是个优势。

当地为军队提供了大量医院膳宿，准备到位以应对远征军中可能涌入的伤病人员，幸运的是这不是必需的，因为众所周知，远征军以很小的伤亡为代价就达到了目标。我们的总医院能够容纳近三百名患者；在赤柱还提供了容纳八十人的空间；香港岛东边 Siwan

的营房能容纳的人数要超过八十人；九龙为此建了一些木屋，可以收治大约相同数量的人；在太平山建了一个小楼，用作疗养院，能容纳 25 人；港口有两艘军舰移交用作医院，可以宽敞舒适地容纳一百八十多位病人。

虽然山顶的疗养院离山下的镇子不远，一个身手矫健的人可以很容易在四十分钟之内折个来回，但是山顶的温度和镇上比有明显的差异，这里的温度要比镇上低 8℉。但是，在盛行西南季风时，山顶上总是微风习习。正如此后我们有理由还要讲到，人们可能提出质疑，这样的季风对我们身体健康是有害的还是有益的，这种质疑或许有其道理，但是有个事实确定无疑，待在这样的风中，无论如何也让人感到爽快怡人。

在雨季，山顶时常被雨雾笼罩，同时，山顶的空气经常极度潮湿。很明显，对于那些今后一定待在山顶疗养院的残疾人来说，他们要遭受这种天气带来的不便。

我们十分清楚，一年内的有些月份中，喜马拉雅山上的一些残疾人疗养所要遭受类似的不便。西姆拉是印度孟加拉一侧军官们最时髦的山区度假胜地，这里一天的大多数时间经常被烟雾笼罩，但是我们知道这并没有带来什么不良结果。相反，许多人因为久居平原被带到了坟墓的边缘。在这里的疗养所居住不久后，虽说不是完全恢复健康，但他们的健康也迅速得到改善。尽管这里空气中充满了水汽，以致年降雨量多达 300 英寸以上，而香港的年降雨量不到 80 英寸。

此处所谈的疗养院一直空着，但是一旦需要，要不了几天一切就会临时安排妥当。如果北方突然发生伤病人员大量涌入的情况，我们可以指望它派用场。

有趣的是，可以讲讲这个疗养院有多么成功：里面的所有东西都是最好的；这要归功于已故的赫伯特勋爵，为了士兵的利益，他资助了许多计划，这是其中之一。目前，它还只是处于试验阶段，但是，如果取得成效，我们希望其马上大规模扩建，而且不该拖延。

香港岛变得越来越重要，就取得如今地位的速度而言，没有任何一个最近兴起的城镇超过香港岛，即使是像澳大利亚和加利福尼亚等产金地都没有超越。

我曾在多个场合与"鸦片战争"爆发之前就已经久居中国沿海的人交谈过，他们还记得昔日的香港岛，那时能够见到的建筑物只有几间渔民居住的破屋。对他们来说，过去的二十年间，世事巨变，要不是亲眼所见，他们不会意识到变化有多么大。

再看看现在岛上唯一的小镇维多利亚镇。在小镇沿岸，突兀陡峭、光秃秃的岩石，向外伸出很多悬在峭壁上的岩架，以及一层层的山脊一直延伸到水边。不管科学有多么厉害，人们使出多大的力量、投入多少巨资，在小镇崎岖的周边最多也就建几间房舍，要有更大作为的可能性似乎微乎其微。且看如今，人们把岩石爆破，挖掘后堆成小山，然后搬运到其他凹陷的地方，就这样码头排成了排，小镇的欧洲区建成一栋栋宏伟的豪宅，沿山而上修成一层层平台，这些平台的建设速度、建设规模在其他地方难得一见，如果确有这样的地方。在1841年时，中国那些聪明的"天朝"人士认为香港荒无人烟，派不了任何用场，因此割让给了"蛮夷"，而现在到了1860年，这些"蛮夷"让她改头换面，其北面已经变为一个美丽、繁华、富裕的小镇，而且也建成了运输港口。

然而，据说我们占领香港岛的最初几年里，有种病不仅在士兵中流行，也在其他外国居民中流行，但是没有在士兵中那么严重。可怕的是，这种疾病在很大程度都归咎于一个重要的原因。那时的情况是，为了建房平整基地，人们大规模挖掘土地，然后把土壤运走，这样的操作必然暴露大量的土壤，土壤第一次裸露在外后，周围就会出现严重的疾病和死亡，其严重程度无疑与从土地中释放出的有害物质有关。这个原因一度没有引起怀疑，但是其产生的可怕影响自然吸引了人们的注意力。如今，在香港有一个公认的事实，新翻起的土壤对健康的危害很大。因此，居民不会搬进新屋，如果真要是入住，他们也不会睡在一楼。

我很快发现，把军队中的伤残病号撤离香港是首席医疗官的主要责任，也是其最为重要的职责。到达香港后不久，我的精力就扑在此项工作上。

从4月到10月，是西南季风盛行的时期，从香港出发开往好望角或英国的船舶所遭遇的恶劣天气对伤员极其不利。这种天气的特点是接连几天潮湿、炎热、沉闷难受，时而风平浪静，时而狂风暴雨。对于那些患有肠道疾病、肝脏疾病，或因高烧而引起全身不适的人来说，这样的天气情况糟糕透顶。不管得了什么病，在船上他们必须挤在一起。为了让他们有康复的可能，他们应该尽可能不受这种恶劣天气的影响，这本身就构成充分的理由，如果要把伤病人员从中国直接转移到好望角或英国，他们理应乘坐轮船转运。

当士兵们在中国卫生状况更糟的地方病倒时，政府的明智之举是让伤病人员知道，他们马上将要被撤离到气候更加宜人的地方。不仅如此，对于患有气候性疾病的患者来说，撤离与否又是生死攸关的问题。他们要么怀揣希望，在几天内离开他们病倒的地方，欣慰于马上能够重返家园；他们要么卧床等待，忍受病痛数周或数月，直到同伴中有足够数量的人病成他们的样子之后，才不得不把他们这些病躯残体从驻地运走。

在香港，我有机会常常可以观察到这些情况对人的不同影响，这我在前面有所暗示。知悉自己有可能被马上带离时，他们满怀希望；而得知没有商船可乘时，他们绝望彻底。不同心情产生的影响有天壤之别。

如果告诉他们其中一个人，要不了几天他就会乘船回到英国，你可以观察到他深陷的眼睛因喜悦而神采奕奕，苍白憔悴的面容喜形于色，满脸堆笑，泛着红晕。第二天你去看这个人，仔细观察他因内心产生的变化，不管气色，还是言谈举止，都像换了一个人似的：希望取代了绝望的情绪；他精神振奋，因为他憧憬可以立马见到那熟悉的田野、高山和溪流，可以立马紧握过去好多年里所交旧友的手；许许多多的士兵挺过了病魔，并最后康复，但是如果那种憧憬被拒，他们难免命丧黄泉。

这不过是我关于希望带给士兵的效果的一点浅见，不过这种看法不会错，我确信那些有机会对此表态的人都会承认这一点。

据说，我们的法国盟友在目前的远征期间，经营一个到苏伊士的常规运输系统，可以把陆军和海军的病号很方便地送到那里。据说在亚历山大港有一艘接应船，在此根据病号的自身情况会给他们相应的关注，并把他们从这里送到祖国法国。我想，我们可以采取与其相类似的安排，并考虑到我们在印度和中国两国（特别是印度）要维持大量的军队，我认为绝对有必要制定比现行体系中所采用的更好的办法来运送这些伤残病号。

例如，我们为何不把一艘、甚至两艘轮船专门用作医院，例如"毛里求斯"号或"墨尔本"号，它们按规定的时间间隔把伤员或身体虚弱者从中国驻地转运到苏伊士，然后仿效法国的做法，在亚历山大港转移到接收舰上，在接收舰上，他们可以得到照顾，并从亚历山大港开辟一条同类舰艇的定期航线，应该在第一时间把这些伤病人员转送到纳特利，或英国其他一些更大的医院。

以同样的方式，我们可以用同类别的其他舰船运送来自卡拉奇、孟买、马德拉斯和加尔各答等地的伤病人员；或可以很容易在锡兰建立一个集结点，把这些来自不同地方的人集中在一起看护，同时再安排一艘轮船做好准备，把这些人运送到红海。从卫生的角度讲，采取这样的措施毫无疑问对士兵来说是洪福。甚至费用也是一个考量，费用就像个悲伤的怪物总是在我们面前龇牙咧嘴，我反复问自己，这种方法是否比目前通过船舶运送人员的计划花销更大。

虽然我不经意间把此计划推及印度，即给伤病人员换个气候的福利，我的言论主要是针对中国的情况，因为我们必须牢记一个事实，即印度健康的区域有各种机构，人们可以很容易选择将伤病员送往这些地方，而在中国则没有类似的地方。

无论是其气候的缘故，还是其地理位置的缘故，一些日本岛屿很适合做疗养院，九州岛① 在很大程度上即为如此，并且因为长崎有优良的海港而使其得天独厚。因此，我们希望，时不我待，要让这个优势为我们发挥作用，并在此处设立一个机构，接收从中国邻近海岸送来的伤病人员和水手。但是，因为之后我有机会具体讲这一点，在此按下不表。

潮湿多病的季节现在已经来临。8月份已经快过了一个星期了，感觉空气中热浪滚滚，可以完全理解为闷热。夜晚比白天更沉闷，即使日落之后散散步也让人很难受；身体稍微动动就让人大汗淋漓，足以让大多数人不再尝试去锻炼。热浪间或被狂风或暴雨或狂风加暴雨打断，刮风下雨时，要不了多久就会感觉空气凉快爽人，但是这种喘息持续不了多久，人们也不会在意这些许凉爽给健

---

① 原文为 Kivu Siou，根据上下文判断，当指九州岛（kyushu）。——编者注

康带来的好处，而在热带地区，类似这样的天气变化通常被人津津乐道。相反，如果相对凉爽的微风沿岛上的山涧突然吹来，透过敞开的窗户扑向我们，如果过几个小时之后，我们并没有感到瑟瑟发抖，继而出现发热或神经痛，我们或许认为自己确实走运。此刻本来微风送爽，天之恩惠，但是吹风会伤及健康。

不过这种忧虑不足以阻止人们自由自在"迎风而上"，他们并没有见风就躲，除非大风以台风的强度肆虐香港岛，有时确实如此，大风破门撞窗，掀翻屋顶，船舰的残骸撒满岸边。所幸的是，这种飓风并不多见，而且，据说飓风来时都有先兆，岛上的居民对此了如指掌，从来不会疏忽大意。

强度小一点的风暴时不时也会打断炎热和沉闷的气候，有时持续一两天，有时只有几个小时。不过这种风暴也有预兆，居民们不会判断失误。天空中乌云刚要聚集，呈现人们熟知的天象威胁，之前提到的成百上千只船立刻调转船头，不是驶向海港，而是冲向岸边的某些特定的犄角旮旯，船主们凭借传统和经验得知这些地方安全，没有危险。通常情况下，如果对当地气象没有多少经验的话，就看不出天象有什么变化。如果船只一字排开，排成长队，这就提醒我们其"老道"的主人要比我们更懂天气特征，他们划着自己的小船，每个人都争先恐后，絮絮叨叨，劲头十足。这些船只形成奇特的列队，让人想到飞往躲风避雨之所的一大群乌鸦，敏锐的直觉告诉它们，一场暴风雨正在酝酿。居住在英国乡下的人对这种情景并不陌生。

在香港岛上，整个雨季漫长且让人难受，瀑布接二连三反复形成。如果突然下一阵大雨，苍白、泛着泡沫的水流就会突现于岩石的裂隙中、陡峭的悬崖上，以及经过数以百万次雨季侵蚀和冲刷撕裂而形成的既深又窄的峡谷中，雨过天晴，流水在阳光下闪耀，不过流量会越来越小，直到完全断流。抑或是等它们赖以存在暴风雨再次来临，这些水流再获新生，流量如初。

　　根据我日记的记述，9 月 14 日香港的天气有所转好。然而在此之前，这里的天气极度闷热、潮湿，气压很低，让人萎靡不振。室内温度大约有 88℉，但是体感温度要比这高得多。大气的这种状态对健康的影响显而易见，人们精神不振，镇上的居民疾病增多。然而，9 月 14 日，西北方向乌云迅速涌起，来了一阵并不是很强的暴风雨，大雨过后天遂人愿，不管是白天还是夜间，气温都降了下来。事实上，据说西北季风可能已经登陆。

　　如刚刚描述的那样，现在的香港到处是水帘洞，如果一个人只在像现在这个时候在香港待过，他几乎无法相信，有几个月的时间里，山水瀑布实际上并不常有，虽然现在有点太过充裕。不过，情况却也如此。除了一些人工水库，香港岛上山势陡峭，雨水难以积聚。正如我们已经不遗余力所描述的那样，在岛上的大部分地方，一下雨，雨水就会沿山脊和峭壁飞流直下。岛上有些地方，沿着山顶的山脊有一些天然的泉水，但是它们小之又小，而大多数山泉在山的南面注入大海，背着维多利亚镇流走，而非流向小镇。

　　结果是，在 12 月、1 月和 2 月的三个月中，淡水在香港变得极为匮乏，成为稀缺品。据说经常少到几乎难以满足岛上的日常需求，这还没有考虑到日益繁忙的港口对水的大量需求。持续供水因此成为对岛上居民来说非常重要的问题。于是在港督的指令下，在各地铺设水管，修筑水库的方案正在执行，目前极度缺水的情况有望马上消除。

　　香港的气候不能说是酷热。其特点是，全年有很大一部分时间里湿度过高。这两种情况毫无疑问对岛上的常见疾病的源起有很大影响，无疑还要适当考虑岛上固有的一些因素的影响。皇家工兵处考特尼中尉很客气，给了我一份 1861 年 1—9 月份气象观测记录表（见下表）。通过记录我们可以看出，香港的实际降雨量确实不多。据说今年的气候从各个方面来说都非常宜人。与其他年份相比，士兵们今年的健康状况极佳，这无疑要归功于适中的气温、平静温和的季节。

遗憾的是，科学界无法得到香港的正规的气象观测数据，如果能够与一些特定疾病的发病率结合起来，这样的数据记录意义重大。不幸的是，对此我只能贡献绵薄之力。下面的表格可能令人关注，它显示了1858—1859年间十一个月的温度变化范围以及750人中每月的入院人数。①

月份	750人中每月入院人数	温度		
		最高	最低	平均
1858.11	140	74	66	70
1858.12	214	70	63	66
1859.01	121	64	55	59
1859.02	89	62	51	55
1859.03	68	65	56	60
1859.04	65	76	67	71
1859.05	113	84	77	80
1859.06	137	87	81	84
1859.07	201	86	79	82
1859.08	220	86	80	83
1859.09	135	83	79	81
总计	1 556	—	—	—

在上述1 556个病例中，818例为发烧，160例是腹泻和痢疾。各种原因导致的死亡总计为34例。

从中国回到英国的路上，我从皇家工兵处考特尼中尉手中得到了下面这份1861年1—9月的气象状况。这一年天气十分凉爽，对健康很好，虽然对一个地方气候进行一年的观察本身不能代表这个地方的气候状况，但我认为这个表格十分有意义，在此予以附录。

———
① 摘自第三十一团雷尼医生的一份报告。

1861年气象记录表

（显示气压和温度的范围,湿度,风向,降雨量,香港皇家工兵处编制）

月份	气压 最高	气压 中值	气压 最低	温度 最高	温度 中值	温度 最低	湿度 0—1 最高	湿度 0—1 中值	湿度 0—1 最低	风向	降雨 天数	降雨 英寸	云量 0—10 平均	评述
1	30.302	30.068	29.608	73½	62	49	.949	.838	.706	东/北	5	2.500	7	就一年的这时雨而言,很好,虽然有云。
2	30.439	30.095	29.821	71	57½	47	.946	.815	.709	东/北	7	2.165	6	好,有小雨。
3	30.217	30.020	29.828	76	62⅓	55½	.953	.814	.632	北/东-北/东/东南	4	.415	6½	一个月天气很好。
4	30.094	29.903	29.675	83	70½	62	.953	.799	.552	西北/东北/东/东南	10	6.400	6½	总体而言好。
5	29.987	29.803	29.609	87	76¾	63	.973	.828	.676	东/东南偏东/东南	14	15.472	6½	雨很大:8日24小时雨量6.620一寸。
6	29.930	29.768	29.576	88½	82	74	.945	.778	.622	西南/东南/东南偏南	16	13.100	6	大雨。
7	29.911	29.738	29.521	88½	81½	75	.945	.846	.609	西南/东南/东南偏南	18	14.279	7⅓	大雨。
8	29.830	29.665	29.317	92½	84	75	.894	.742	.623	西/东/东南/东南偏南/南	10	5.160	5½	上半月十分好,下半月阵雨。
9	30.014	29.749	29.277	88½	81¼	75	.898	.733	.591	西北/东北/东/东南	13	10.277	5⅓	很大的阵雨。
											总计	69.768		

气压表调整到32℉,海平面。

香港的健康状况差，已经成了它的标签，其严重程度仅次于我们非洲西海岸的殖民地。唉，有太多的证据表明这种情况在早些年间与英国有关。但是假如果真如此，同样有诸多证据表明在之后的几年中，香港的健康状况有了巨大的改善，我们可以肯定地认为这种改善是各种因素的综合结果，而非某一因素单独作用所致。在这些因素中，更为重要的因素包括：为部队建了相对较好的军营；在后来几年里更加注重部队的卫生情况；毫无疑问，把一个荒岛改头换面，变身为现在美丽而忙碌的维多利亚小镇，这个过程中必需的工事减少了当地的致病原因。

要记住香港岛是 1841 年 1 月割让给英国的。当年 8 月 21 日，卧乌古① 指挥远征军前进，让伯里尔将军指挥留下的部队。这些部队大多数驻扎在"米尔扎"号和其他一些舰船上，一些欧洲的特遣队留在岸上，有的在九龙，有的在香港本岛。留守部队中出现的疾病情况在 8 月前没有相应的记录，但是之后的四个月中，留守部队中的生病和死亡比例记录如下，分别是：

	官兵人数	生病	死亡	每 100 人每年的死亡率
8 月				
欧洲人	765	178	3	4.68
印度人	714	251	15	25.20
9 月				
欧洲人	752	160	12	19.08
印度人	710	162	8	13.44
10 月				
欧洲人	671	83	1	1.68
印度人	571	142	4	8.60

① 卧乌古（Hugh Gough, 1779—1869）又译郭富。第一次鸦片战争中任英军陆军司令。——译者注

（续表）

	官兵人数	生病	死亡	每 100 人每年的死亡率
11 月				
欧洲人	1 339	95	0	0.00
印度人	615	156	6	11.64
12 月				
欧洲人	1 241	140	3	2.88
印度人	592	206	11	22.20

　　马德拉斯第三十七印度籍步兵团驻扎于岸上的临时营房。今年8月，该团得病率很高（631 人中有 386 人生病）。为此，有个委员会奉命调查健康状况极差的原因。大多数人患有发热，而疾病的主要特征据说是体虚无力。对这种严重病情没有找到满意的病因。

　　这些印度籍的步兵后来被转移到九龙，驻扎于一个用砖修建的旧兵营。由于士兵普遍生病，第十八爱尔兰皇家兵团的一个分遣队不得不从这个旧兵营撤走。在这里，这些印度兵很快恢复健康，但随后人们注意到这些印度兵在这里并没有任务。大约一个月之后，他们搬回了维多利亚，不得不执行重任，此后他们患病人数又回升到之前的水平。

　　这时，部队要么住席棚、要么住薄板搭建的木屋，此外没有其他营房，地板确实高出地面，但很大程度上生病要归因于这种糟糕的住宿条件。

　　据说滋生疾病的另一个沃土是繁重的训练，因为指挥官心情迫切，要让部队适应战场作战。在海港运输船上服役的部队同期的死亡率很高，但是他们的高死亡率被认为是船上拥挤所致。

　　关于 1842 年军队中的患病率和死亡率我们有更具体的记录，下表简明扼要地显示了相关信息，分别是：

1842 年

	官兵人数	生病	死亡	每 100 人每年的死亡率
1 月				
英国人	684	59	6	10.44
印度人	665	164	20	36.80
2 月				
英国人	683	74	0	00.00
印度人	430	72	5	13.92
3 月				
英国人	680	93	3	5.28
印度人	37	9	1	32.00
4 月				
英国人	674	11	8	14.16
印度人	36	8	0	00.00
5 月				
欧洲人	668	148	8	14.28
印度人	510	27	0	00.00
6 月				
欧洲人	620	128	2	3.84
印度人	582	55	0	0.00
7 月				
欧洲人	616	290	45	87.60
印度人	665	62	9	16.08
8 月				
欧洲人	568	186	48	101.40
印度人	645	90	20	37.20
9 月				
欧洲人	576	168	16	33.36
印度人	721	304	16	26.52
10 月				
欧洲人	462	207	10	25.92
印度人	551	74	23	50.04

（续表）

	官兵人数	生病	死亡	每100人每年的死亡率
11 月				
欧洲人	无信息			
印度人				
12 月				
欧洲人	974	279	19	23. 28
印度人	554	96	3	6. 48

上述信息来源的报告中指出，1842 年欧洲人的死亡率为 21%，印度人为 15%。

一份关于这个问题的法庭质询报告给出了导致这么高死亡率的原因。

这些人似乎驻扎于位于西角①（据说是岛上最健康的地方）的劣等军营。这里住宿条件严重不足，每张床之间的距离还不到三英寸的空间，都沿侧壁摆放，并排两列，一张挨着一张，一直排到每个营房的中心。疾病在 7 月爆发了（由于既热又湿，肯定对健康不利），当医务人员因为工作辛劳而病倒之后，这些人几乎无人看护，许多人因为得不到照顾而死亡。

我们了解的情况是，印度籍士兵留在船上执勤期间，身体一直健康；但是如果他们上岸执勤，疾病转瞬就会暴发。他们的主要病症是弛张热和间歇热，虽然其病情本身据说通常要比在欧洲人轻，而印度人通常死于随后出现的腹泻和虚弱。

有人试图在这个时候将部队的健康不良情况归咎于他们所犯的暴行和阳光暴晒。但是质询法庭查明的事实是，疾病流行期间部队行为特别规范，他们也并未过度暴晒。该质询法庭也给出了他们自

---

① 一个已消失的海角，位于香港西环。——译者注

己的意见，认为在 1841 年和 1842 年期间香港的死亡率之高，堪称第二个塞拉利昂① 。

在 1842 年，有一个分遣队进驻位于香港岛南端的赤柱，这里据称肯定要比维多利亚还要更健康。也难怪我们新占领的一些殖民地确实被贴了易生疾病的标签，到现在还没有甩掉，虽说在一定程度上名实不符。在占领香港的头两年，情况很糟糕。1843 年的死亡率远远超过之前的任何时候。我们被告知，部队的欧洲分队在这一年的部分时间里驻扎在西角的军营，但这些建筑到了 7 月份变得对健康如此不利，以至于所有的人不得不撤到船上。部队中的其他人都在赤柱，而印度籍的士兵则驻扎于为他们建造的"阵地"。

下表列出了 1843 年的患病率和死亡率，分别是：

1843 年

	官兵人数	生病	死亡	每 100 人每年的死亡率
1 月				
欧洲人	1 054	224	29	31.80
印度人	548	72	6	13.08
2 月				
欧洲人	1 032	166	20	23.16
印度人	543	65	5	11.24
3 月				
欧洲人	1 015	159	9	11.76
印度人	538	60	3	6.60
4 月				
欧洲人	1 005	162	3	3.36
印度人	533	54	3	6.72

———

① 位于西非，1808 年，沿海地区成为英国殖民地，1896 年沦为英"保护地"。——译者注

	官兵人数	生病	死亡	每100人每年的死亡率
5 月				
欧洲人	1 005	246	11	14. 28
印度人	527	43	2	4. 44
6 月				
欧洲人	955	223	27	33. 84
印度人	504	46	3	7. 08
7 月				
欧洲人	925	231	38	49. 50
印度人	498	55	4	9. 60
8 月				
欧洲人	869	265	41	56. 64
印度人	612	186	4	7. 68
9 月				
欧洲人	822	307	45	65. 64
印度人	623	202	4	7. 68
10 月				
欧洲人	860	262	59	82. 32
印度人	606	124	19	37. 56
11 月				
欧洲人	805	231	51	75. 84
印度人	595	124	8	16. 08
12 月				
欧洲人	854	215	35	49. 08
印度人	573	91	4	8. 28

在以上统计的月份中，有几个月的死亡率惨不忍睹，看看10月数据即可见一斑。查阅现有文献后我们获悉，欧洲兵员全年的平均数为937人，共计死亡368人（超过39%）。驻扎在这里的两个英国兵团的死亡率并不相同，第五十五团损兵46%，而第九十八团只有22%丧生。

我们发现同期印度籍兵员平均人数为 558 人，死亡 64 人（大于 11%）。

我们首次得到一些军官死亡率的信息，获悉当年军官人数为 71 人，其中 7 人年内死亡，死亡率为 10%。一如从前，报道此事的作者似乎总想着要求这些健康状况不良（事实确实如此）的驻地为当地兵员的死亡进行道歉；故此，就前述情况而言，我们发现死亡的 7 位军官中，3 位据称死于西角，还有 1 位在对香港岛进行勘察时殉职。

对于当年导致死亡率居高的原因展开了相关调查。调查以 1 月为起点，而这是一年中最冷的时候，所以按理自然应该是一年中最健康的月份。

第九十八团的死亡率似乎一度最高。据考证，该团从 1841 年 12 月 11 日搭乘"贝莱斯尔级"战舰离开英国到翌年 11 月的 1 年时间里一直驻军该舰，在中国海岸线上执行了数次正在举行的军事行动，登岸次数寥寥。期间，770 名兵员中有 253 人死亡。据说 7 月 21 日在镇江府死亡人数飙升。值得特别关注的是，人们所指认的祸因在翌年（1843 年）的香港依然大行其道，当时兵员似乎无所事事。而随着 1844 年战事增多，他们却振作起来，可是据我们了解，当时军事任务开始变得繁重了。兵员生病的缘由可以归结为：

1. "贝莱斯尔级"战舰人满为患，最下层的夹板酷热难熬，空气污浊。

2. 兵团（第九十八团）长期驻舰（214 天）。

3. 食盐长期配给。

"贝莱斯尔级"战舰负载 1 700 吨，包括其他分遣队和船员在内驻舰人员多达 1 278 人，加上大量辎重行李，让舰船不堪重负。而军官们住宿宽敞，伙食最好，所以健康无忧，未见死亡。

当年 5 月下旬、6 月和 7 月两个多月的时间里，西角第五十五团的一个分遣队爆发了严重热症，反复发作，持续不断。据说患者出院后面容堪忧，脸色苍白、身体瘦弱；病情复发极度频繁，体质恢复艰难，不见完全康复。

究其病因，调查委员会注意到兵营附近有两大深沟，星星点点可见一些腐烂的蔬菜，深沟两侧亦有几块梯田耕作。但是调查委员会直言不讳，认为这些因素不足以致病，而委员会同时又说也找不到其他明显的疟疾病源。

报道称士兵们所在的兵营破败不堪，吹不到东南风，几乎不通风。另外提到一个可能性更大的原因，士兵们到维多利亚岗哨执勤时来回的路途远，要长时间晒太阳，而且每隔两天要值一次夜班。委员会进一步声明，可能存在无法查明的其他原因。

我们从相关记录中获悉，在1844年，"第五十五团左翼的现状极其凄惨，难以为继"，只能决定将其遣送回国。他们于当年3月乘船返回英国，而一支由印度人组成的马德拉斯团（第四团）被派来与驻扎当地的印度籍步兵第四十一团换防，而马德拉斯团于5月返回印度。

印度籍步兵第四团来自新加坡，在过去的一年中在新加坡遭遇了疾病的严重打击，因此他们没有来增援驻扎香港的兵力，他们的到来并没有减轻第九十八兵团必须执行的繁重任务。紧接着，在一年中病情最严峻的时期，能够执勤的士兵很少在床上安睡三个晚上，而印度兵很少安睡两个晚上。

直至今日，军队驻扎的军营和所使用的医院似乎都只是临时建筑，看不出其确切的建筑材料的性质，不过可以推断他们由草席建成。在这一年，穆雷兵营和总医院的所在地都交给了军事当局，而这些建筑是在这两个地方开建的。

下表简要地列出了1844年军队中患病率和死亡率的情况：

1844 年

	官兵人数	生病	死亡	每 100 人每年的死亡率
1 月				
欧洲人	1 122	186	17	18.12
印度人	527	35	6	13.56
2 月				
欧洲人	1 736	151	14	11.44
印度人	522	69	3	6.84
3 月				
欧洲人	1 342	98	2	1.68
印度人	509	10	4	9.36
4 月				
欧洲人	1 043	96	8	9.36
印度人	704	16	0	0.00
5 月				
欧洲人	1 035	115	12	13.80
印度人	637	58	5	9.36
6 月				
欧洲人	1 007	234	23	27.36
印度人	630	31	11	20.88
7 月				
欧洲人	938	139	26	33.24
印度人	672	42	21	37.44
8 月				
欧洲人	866	219	21	28.92
印度人	708	110	30	50.64
9 月				
欧洲人	839	144	16	22.56
印度人	660	110	24	43.56
10 月				
欧洲人	826	177	23	33.36
印度人	651	60	34	62.64

（续表）

	官兵人数	生病	死亡	每100人每年的死亡率
11 月				
欧洲人	848	150	31	43.80
印度人	643	51	13	24.24
12 月				
欧洲人	1 088	113	18	19.80
印度人	461	29	3	7.80

这些记录告诉我们，欧洲部队这一年的平均兵力为1 057人，死亡人数总计为211人，也就是将近20%。印度籍兵员平均人数为610人，死亡154人，约为25%，遭受的人员损失甚至比英国人还要多。

我们也得到了一些当年军官死亡率的信息。英国军官有74人，其中7人死亡，比例大约为9.5%。他们不得不住在恶劣的房屋中，而他们职责的性质要求他们长时间暴露在太阳下，人们注意到，这些情况就是为什么军官死亡率比同期殖民地平民的死亡率高的原因。我们还听说有十六名军官带着患病证明离开了殖民地。有些人好像是在中国其他地方得的病，在官方的报告中，这种情况比较普遍，表明他们并不都是在香港病倒的。

纵观之前的报告，人们重点强调住宿条件差是部队中生病的一个原因。在我们这里引述的评论中，这一点被一次又一次反复提及。为此，有人给出一个统计表格，显示了与各种团体相关的欧洲的"兵力"，以及他们当年的死亡率。从表中我们得知，这类人有95位，只有两人死亡，死亡率为2.10%。我们所引用的统计表下面有一般死亡率，这值得注意。它说这两例都死于"生计困难"。

今年，被称为"穆雷"的兵营地址选定，并不是因为此处是岛上最合适的，而是因为它是唯一一处能够建设大量此类建筑的地方。

有人做了一个关于入院人数和维多利亚兵营中住在一楼和二楼的部队兵员人数之间关系的调查，有个统计表显示了1844年8月份的比例。从表中我们得知，住在楼上的 155 名英军士兵中，8 月有 38 人（24.51%）住了医院；而住在一楼的 185 人中，86 人（46.66%）在同一时期住了医院，也就是说，要比住在楼上的多了近一倍。

此外，了解具体是哪种疾病导致了入院比例之间的显著差异十分有意义。从统计表可以看出，所有疾病的比例都有显著增加，但是让我们印象最深是这样的事实，即住在楼上的人中因发热入院 16 人（10.32%），因腹泻入院 15 人（9.67%）；而住在一楼的人中因发热入院 51 人（27.02%），因腹泻入院 21 人（11.35%）。入院病人中没有痢疾病例。

没有什么能比这些简明扼要的统计数据更能清楚地表明在香港让军人住在一楼是多么的危险。唯一让人意外的情况是，在这种情况下，肠道疾患的发病率并没有比普遍情况更高。

此时，大多数民宅似乎是平房，效仿印度风格而建。经验很快表明，不管这种建筑在印度有多么方便，而在香港就水土不服。这些平房因此被废弃，而且其痕迹被迅速清除干净。有位从 1841 年就熟悉香港的人在 1860 年 10 月告诉我，他知道曾经建有平房的地方不止一处，他们的主人也死在里面，现在这些房子什么踪影都没有留下，不管是建筑本身，还是周围铺设的地面。

毫无例外，欧洲人的住处现在至少有两层楼，一楼用来储物或办公，长期居住的房间都在二楼。

主任医师办公室记录了十八团中一个 129 人组成的分遣队今年的情况，他们从 4 月到 8 月驻扎在赤柱。从中我们得知，该分遣队在赤柱最初的 32 天里，有 28% 的军人只因为间歇热而接受治疗。在天热的季节，这个分遣队由新来的人补充兵员，但是他们的患病率依然居高不下。从一个统计表我们获悉，发热与某个特定年龄段的兵员人数之间的比例分别是：19 岁以下为 8%，20—24 岁为 3%，

25—29 岁为 2%。

这份记录进一步表明，如果上述提到的分遣队的所有人不分年龄、健康状况都不好的话，在他们驻扎赤柱期间，每个人就会入院三次，七个月时间中要发烧两次。

另外，这份报告进一步解释说，可以根据明显的面貌特点认出军队中长期驻扎于赤柱的人，他们脸色苍白、蜡黄。而在 1860 年的今天，这种说法可能同样适用。

因此，到了 1845 年 11 月，赤柱的驻军因病而大幅减员。如凯林斯医生所述，鉴于军人的身体已经十分虚弱，他建议派一个大的分遣队到海上待一个月，并通过从维多利亚派人来缓解这里的兵员紧张情况。

在为 1844 年 4 月 1 日到 1845 年 3 月 31 日指挥的部队编写健康状况报告的过程中，我们了解到，英国军队的全部兵力（不包括官员）是 1 867 人，其中入院 5 887 人次，241 人在医院死亡，死亡率为每千人 128 人。除了发烧和肠道疾患，死亡主要由发烧和肠道疾患所致。而且据说如果不包括外科疾病，按照易感性排序，最容易患病部位分别是两肺、眼睛、大脑和肝脏。但是值得说明的是，胃肠道疾病常常比发烧更致命，比例为每千人 120 比 105，但是部队中发热的病例数量的比例要比胃肠道疾病更高，按照平均兵力算，比例为每千人 462 人比 222 人。

我们从同一份报告中获悉，弛张热在香港呈现的类型有致命性，其病程通常发展迅速，发热的病人会出现神志不清或昏迷，毋庸置疑是因为大脑炎症所致。

针对间歇热，奎宁据说可以暂时消除其发作，但是疟疾产生的影响依然存在，发热每月复发一次或两次，直到病人的力气消耗殆尽。病人要么死于筋疲力尽，要么死于肠道感染。

因肝病入院的病例数量很少，在上述所给的全部 5 887 人次中，

28 人次是因肝病入院。但是，有几例致命性肠道疾病并发了肝炎。即便如此，肝病的发病率在香港远比印度低，也比几内亚海岸观察到的低很多。

如果对英国占领香港之初摧毁我们军队疾病的发病率和死亡率进行详尽的调查，这项任务不但徒劳无益，而且让人阴郁沮丧。后来的情况都有相当的改观，但是让人担心的是香港岛依然会背负躲之不及的恶名，因为在有些年份中，在香港疾病的发病率和死亡率依然要比通常情况下更严重。如果情况允许，人们正在做很多努力以便消除导致疾病的明显病因，采取的措施已经取得很大成效，人们怀揣希望，预计九龙岬建造的军营会对健康产生良好的效果。但是，我必须表达我个人的担心，香港绝不会成为一个非常健康的驻地。

这些论述足以给我们说明香港过去的面貌。如果我们尽可能从一个部队的医学统计进行推断，让我们来看看最近就增进健康方面发生的情况。

下面的表格是 1860 年至 1861 年一年时间内中国南方所有驻军的生病情况和死亡率的统计结果，其中包括广州驻军以及在香港不同地区的驻军。这样，统计数据既包括驻扎在兵营的士兵，也包括那些居住在木屋的士兵，还包括那些占用一些广州本地居民建筑的士兵，占用民居类似于军队在天津的做法。

我们如若把兵力的统计数据以此为准，则英国兵平均为 3 280 人，而印度兵平均为 3 150 人。这样，英国兵的年死亡率可以是 3.68%，而印度为 2.34%。据报道今年一直是非常健康的一年。可以肯定的是，这两个死亡率并不是只优于一个印度的驻地，而是比许多印度驻地都好。

从所给统计表我们收集了今年中国香港在具体月份中的健康情况，并排序如下（排在最前面的是健康情况最好的月份，越往下情况越糟糕），分别为：

月份	死亡
2 月	2
3 月和 4 月相同	5
11 月	9
12 月	12
1 月	14
5 月	16
9 月	18
10 月	22
6 月	23
8 月	24
7 月	45

因为所有人的服役的居住时间都相似，因此不能从这种情况得出什么结论。有一点确实可以提及，不管是英国兵还是亚洲兵，服役的时间都不到两年。据信，有个频繁轮换体制刚刚开始实施。

根据我手上贫乏的数据，我应当指出导致死亡的这些疾病的次序，而这些疾病并非孤例，或者是偶发病例。据此，我对英国兵和印度兵的情况分别列表，把致命性最强的疾病放在列表的顶部，以此类推，分别是：

英国兵	死亡	印度兵	死亡
发烧	55	发烧	25
肠道感染	38	肠道感染	22
肺结核	6	支气管炎	4
卒中	6	虚弱	4
肝炎	3	肺炎	3
		风湿	3
		肺结核	2
		心脏病	2
		崩蚀性溃疡	2

因此，显而易见的是，在这里所指的年份中，与英国人相比，印度人更易被更多的疾病致死，因此疾病对这两类人的致命性的顺序并不相互一致。

如果按照这些疾病攻击英国人的上述排序，我们在中国南方发现所有通常描述的发烧类型，即稽留热、间歇热和弛张热。但是，毋庸置疑，在所有人中都可见这些特征明显的发热类别，而它们的出现是由当地的一些原因所致。因此，就稽留热而言，许多发病情况与其他地方该病的发病方式不仅十分相似，而且最后导致死亡。而这种类型的发热在这里并不被视为最重要的发热类型。病人经常被接入院，入院时病人可能表现为：由于发热所致的恶病质，行动艰难，皮肤干热，身体虚弱。主诉没有局部疼痛，局部检查也没有发现有局部疼痛。其症状既没有加重，另一方面，也没有减轻。皮肤、嘴唇和牙龈呈现出特有的苍白色，血色素含量降低，食欲不振，有时有腹泻，有时胃有些不舒服。就这样病人日复一日，病情每况愈下，如果不对他救治，最后会丧命。

间歇热累及这里的部队，也有其特点。其发病十分反复无常，而且复发时期经常不固定。它不同于在印度我们所见的相应疾病，因为脾脏肿大是并发症，在香港比较罕见，而在印度，在病情迁延的病例中，无一例外均并发脾脏肿大。该病的另一个特点是难治。事实上，很多病人都十分清楚"中国疟疾"是多么难缠，即使他们已经离开中国，也难以摆脱。①

————

① 以下内容摘录于罗纳德·马丁爵士的作品，因为它如此贴合目前疾病的状况，我禁不住将其进行转述。他说，"一年中好几个月份里，与其说我们欧洲人要遭罪于高温的炙烤，还不如说是惨遭高温和过度潮湿的双重蹂躏。高温、潮湿，再加上地面的各种放射物质，其共同作用逐渐现形，导致出现称之为恶病质肝脏的病症，让那些体质最好、最强健的人变得身虚体弱。"（转下页）

据我观察所见，弛张热在香港的致命性要比广州低。在香港，这种形式的疾病发病率低，发病本身不是很凶猛。而在广州，第八十七团的兵员成了其攻击对象，其发病程度强悍，以至于即便病人不被病魔立刻卷走，其健康也难以完全恢复，需要转送回国，并且在许多情况下，会或多或少破坏大脑功能。和印度的情况一样，弛张热似乎经常与中暑紧密相关，很难把两者区分开来，但它们之间有一点不同，即在香港弛张热过后对大脑功能的破坏程度要比在印度严重。

痢疾和腹泻

这两种疾病表现出一些地方性特征。在绝大多数情况下，痢疾似乎有出血或患坏血病的情况，即使当病人首次被带到医院之际，也可以在病人身上闻到一股腐败的气味。病人死亡的可能性很大，血几乎是从肠道里倾泻而出，夹杂着些许黏膜。虽然堕落、放荡者无疑比稳重、有节制的人更容易得这种疾病，但在不利于健康的月份里，那些稳重、有节制的人有时病程很短就被夺走了生命。

我无意在此处用几页的笔墨详述中国的疾病治疗。当然，这个问题在其他地方会根据与之适用的大原则进行详述。不过我想说的是，对于大多数患有刚刚提到的这种或那种疾病的人来讲，我们可以得出这样的结论：他们得病应该归因于致病性很强的一些本地因素。一个永远不应该被忽视的事实是，在救治过程中第一次检查病情时，就要考虑病人是否可能完全康复，除非病人被很快去除那些致病因素。事实上，我相信在中国南方身患严重地方性疾病的人

（接上页）以上这段话是作者特别用来描述印度的情况的，这同样适用于其他气候炎热的地区，特别是非洲的西海岸和香港。如果长期居住于这两个地方，就会形成恶病质的特征，这无疑是从土壤中散出的放射物产生的结果，而这些放射物有别于孟加拉冲积形成的软土中的放射物。[罗纳德·马丁爵士（Sir James Ronald Martin, 1796—1874），在印度的外科医生，为东印度公司服务。——译者注]

中，除非离开该国一段时间，不然很少有人能恢复健康。

肝炎

在香港，归于肝炎的疾病的单独发病率明显比印度低。然而作为痢疾病人的并发症，如果的确不比印度更常见，似乎也与印度同样普遍，虽然很遗憾我没有统计数据可以显示它们在中国南部精确发病率是多少。

肺结核

这种病态体质如果是已经明确的发病形式，在发病早期或是在那些结核病患者当中要比有些人预期的常见得多。这些人依然认为，对于可能出现肺痨或已是疾病晚期的病人来说，温暖的气候对他们有利。这些言论对士兵和平民一样适用。许多易患肺结核病的年轻人会考虑这里和其他热带地方的气候情况，希冀消除这种易患性，而有些情况下他们的希望得以实现：他们有了力气，恢复了健康，经过一段或长或短的时间，他们身强力壮返程回国。然而在大多数情况下，尤其是在士兵中，原本易患疾病的倾向性不减反重，病人出现活动性肺结核，这无疑是由于军事生活中各种情况综合作用的结果。

对这些情况可列举其中一二，它们主要影响士兵，而不适用于平民。

1. 士兵在军营里挤在一起，拥挤程度在平民中闻所未闻。

2. 在类似中国南方这种潮湿温暖的气候中，各种各样的原因都会让他们大汗淋漓，而他们回到自己的宿舍时，又没有办法像平民那样换掉衣服，让自己舒服。他们必须穿着湿衣服，必须保持不变，而汗水依然粘在皮肤上。

3. 军事任务本身虽说真没有多么繁重，但是这些任务就其本质而言没有间断，这让士兵们精神沮丧，而且哨兵和巡逻兵还要值夜班，更加重了这种情绪，即便如此，他们必须继续。

4. 营房远没有私宅舒服，士兵们因此没有待在营房的由头，所以他们就在异国他乡寻求各种刺激。

在中国南方，除了这些情况，还有其他一些形形色色的情况往往以其特殊的方式让士兵的综合体力下降，这让他们比人们所认为的更容易得肺结核。

卒中

不管我们在其名下只包括通常所指的卒中，还是包括所谓的中暑，我们发现在香港这种疾病出现的病例数比较少。在发病人数方面，中国南方流行的疾病与其他一些地方一样有别于印度。

至于印度籍的军队，他们之中所流行的疾病与他们的特有的习惯有非常明显和显著的联系。部分归因于种姓制度的偏见，部分归因于早期习惯的影响，他们受禁而不会多吃刺激性食品，或者更确切地说，滋补食品。很少有人吃肉，吃的人也只是吃一丁点。再者就是他们的穿着，根据印度的风俗习惯，他们半裸着身体到处溜达，不管在我们还是在中国人看来都觉得不雅。不仅如此，这样的穿着无疑还使他们易于得病，如果穿得多一点本不会这样。

由于他们的饮食特点，让人身虚体弱的疾病对他们来说都非常致命。而穿着习惯带来的结果是，他们表现出极易得胸部炎症性疾病、风湿病和心脏病。的确可以经常见到印度人只是因为生命活力衰竭而虚脱，检测不到地方性疾病，也没有明显的症状，人只是虚弱。并且在不少情况下，治疗没有效果，这种身体虚弱越来越重，直到最后生命终结。

为了给我这段观察做个结语，我谨附上以下表格。我认为，从统计学的角度来讲，它不会被视为毫无价值。

表格显示了 1860 年 4 月至 1861 年 3 月驻扎在中国南方的英国士兵（Brit.）和印度籍士兵（Nat.）中一些特定疾病的致命程度

1860 年 4 月至 1861 年 3 月英国士兵和印度籍士兵的死亡人数

疾病	4月 Brit.	4月 Nat.	5月 Brit.	5月 Nat.	6月 Brit.	6月 Nat.	7月 Brit.	7月 Nat.	8月 Brit.	8月 Nat.	9月 Brit.	9月 Nat.	10月 Brit.	10月 Nat.	11月 Brit.	11月 Nat.	12月 Brit.	12月 Nat.	1月 Brit.	1月 Nat.	2月 Brit.	2月 Nat.	3月 Brit.	3月 Nat.	总计 英国籍	总计 印度籍
痢疾（急性和慢性）	2	1	1	5		3	6		3	2	2	2	2			1	4		2				1		23	15
肺结核	1	1		1	1		2		1		1														6	2
肺炎		1										1					1			1					1	3
发烧			2		4	4	19	7	5	5	9	1	10	3	3	3	1	2	2	2					55	25
霍乱（痉挛性）			1																						1	—
腹膜炎			1																						1	—
中暑			1						1																2	—
中风			1			1	1				1						1								4	1
肠套叠								1																	—	1
风湿病和舞蹈病				1				1										1							—	3
梅毒															1					1					1	1
腹泻					4		2	2	2	2	1		2	2			1	1	3						15	7
龋齿					1																				1	—
支气管炎				2												1						1			—	4

（续表）

1860 年 4 月至 1861 年 3 月英国士兵和印度籍士兵的死亡人数

疾病	4月 Brit.	4月 Nat.	5月 Brit.	5月 Nat.	6月 Brit.	6月 Nat.	7月 Brit.	7月 Nat.	8月 Brit.	8月 Nat.	9月 Brit.	9月 Nat.	10月 Brit.	10月 Nat.	11月 Brit.	11月 Nat.	12月 Brit.	12月 Nat.	1月 Brit.	1月 Nat.	2月 Brit.	2月 Nat.	3月 Brit.	3月 Nat.	总计英国籍	总计印度籍
心脏炎和心脏病						2																			1	2
衰弱							1					1		1										2	1	4
肝炎							2		1																3	—
意外事故									1	1											1				2	1
坏疽														1		1									—	2
消化不良																1									—	1
丹毒																1									—	1
震颤性谵妄																	1								1	—
肾炎																			1						1	—
瘫痪																			1					1	1	1
黄疸																							1		1	—
共计	3	2	7	9	10	13	84	11	14	10	13	5	15	7	3	6	9	3	10	4	1	1	2	3	121	74

平均兵力：英国，3 280；印度籍，3 150

在香港，累及英国人的一些疾病的特点，尤其是发热疾病，与我在多年之前在海岸角城堡① 所见到的情况相似，在很多场合，这一直让我诧异。和非洲海岸这个地方一样，许多人似乎身患发热性恶病质，血液中的红色颗粒② 大量减少，药物在这种情况下收效甚微或无效。机体似乎受到本地毒素的影响，而要想这些病人有可能康复，就必须从这里撤离，刻不容缓。

在之前的随笔中，我已经提到过一些情况，支持我们的看法，即认为香港岛上疾病的本地特征由这里的一些特殊的有效因素所致。其中有些因素很可能是气候原因所致，根据观察到的情况判断，发生于维多利亚镇当地的发高烧有别于发生于驻扎在赤柱的军队中的发高烧。维多利亚镇大多数情况下没有风，很温暖，而且潮湿；而赤柱位于香港岛的南端，那里经常有季风吹个不停。但是很多情况表明岛上疾病的当地特征明确无误是源于土壤的原因。有些情况在本章节已经有所提及。为了进一步解释这种情况，以及一些形式的疾病在香港和几内亚海岸所表现出的相似现象，我冒昧从数年之前关于此事所做的随笔中节选一些内容。

言及非洲海岸，从帕尔马斯角③ 到沃尔特河④ ，蒙哥马利·马丁先生评论道："四面八方被小石山包围，小山主要由片麻岩和花岗岩组成。在距离海岸角城堡不远的几处山丘中可见云母石板。这些岩石由于含有大比例的长石和云母，更因为在空气和水力的作

---

① 海岸角是加纳的一个沿海重镇。1657 年瑞典的奴隶贩子在这里建筑堡垒。1662 年被英国殖民者所占领，成为英国侵略"黄金海岸"的主要据点。——译者注

② 这里应该是现代医学中所指的红细胞，曾经也叫红血球，考虑到上下文涉及的时代背景，忠实于原文，译为"红色颗粒"。——译者注

③ 利比里亚的港口。——译者注

④ 原文为 River Volla，应为 River Volta，位于加纳。——译者注

用下，正在迅速分解，分解的结果是形成黏土或泥质土。"

当马丁先生言及香港时，他如是写道："（香港岛）的构造，简而言之，是由分解后的粗糙的花岗岩构成，掺杂了一层层由正在崩解的红砂岩所形成的坚硬铁质黏土。""可见片麻岩和长石的碎片。""花岗岩已经风化，就像动物尸体和植物成为腐烂状态一样，这是两个因素作用的结果：其下方显然是坚固岩石的碎裂；雨后天晴，强烈的阳光照射让其产生有毒蒸汽、碳酸气，或氮气。"

马丁先生对维多利亚所在地的本质做了正确描述，他继续写道："地层就像备好的肥沃堆肥，散发出极其恶心的臭味，而到了夜间肯定有致命的毒性。不管有多少雨水，该地层都快速吸收，雨水又以有毒气体的形式从地表透出。"……"维多利亚小镇位置好比一个底部是湖泊的火山口，这种有毒气体消散不了，而地质构造有利于这些毒气物质在地表的潴留，时不时活跃起来，产生致命的结果。"

考虑马丁先生提到的其他一两个观点会很有意思，这不仅很可能充分阐明眼下讨论的话题，而且可以充分阐明在其他地方地质构造对发热病情的影响。据马丁先生说："海涅博士声称人们普遍接受的发热源于植物或沼泽的观点在印度南部并不适用，因为这里的山丘上的草木不比其他健康的地方更加繁茂。"……"现在，如果发现具有某些特征的山丘上一直都有发热疾病，而其他组成成分不同的山丘上一直没有发热疾病，那岂不可以合理地假设岩石本身性质或组成肯定构成了疾病灾难的原因。"作者进一步告诉我们，在印度南部，"（发热疾病）流行的山丘乍看起来并无多少毒害，因为它们是花岗岩。"……"但是，除了石英、长石和云母，它们含有很大比重的含铁角闪石，由于解体或从岩石中分离，含铁角闪石变得磁性很强，我想这里就是引起发热疾病的原因所在，也是引起其他一大批疾病的原因所在。"

从这些引用中显而易见的是，一些特定类型的疾病源于当地的一些条件，相关的作者对此一直有所怀疑。当我们由此发现不仅香港和海岸角城堡的疾病类型之间有很大相似性，而且这两个有趣但是并不健康的地方的地质构造之间也存在相似性，这种情况引起许多科学兴趣。

第三章
广州

我到香港没多久就有机会参观了广州。要去广州，每天有两艘美国轮船可以搭乘。

享有美名的"白云"号早上8点准时开船，从锚地起航，快速甩开那些直到最后一刻还纠缠在周围的当地小船即舢板，它们四散开来，到处都是。此时轮船的活塞处于高压状态，蜘蛛状的连杆刚刚开动，超过甲板，那些抓着轮船的舢板主人就立马松手，拼了命摇橹划桨，赶紧离开。

此时"白云"号摆脱了这些小船的纠缠，以不低于每小时15海里的速度驶离。甲板上站着一群乘客，他们不断索要双筒望远镜和单筒望远镜，拿到后首先远眺已经在身后远去的小镇，然后再看看主要位于我们右侧的船舰和周围相对稀落的船只。不久，我们绕过一个陆地的尖角，香港就此从视野中消失。我们来到了广州，或者说珠江，这里是宽广的河口，两岸岛屿星罗棋布，大小各异，山顶高耸。我们逆流而上，通过的河道一侧是这些岛屿，而另一侧巨石嶙峋，陡峭跌宕；巨大的花岗岩撒落成堆，而其四周铺满了红色的沙砾。山上沟壑纵横，山谷草木繁茂，绿意盎然，山涧小溪潺潺，波光粼粼。在最背阴的地方坐落着一个村庄，显得格外整洁、干净、舒适。村庄如此恬静，让我们相信村民们远离尘嚣，无求无欲。

刚到珠江的入海口时，江面很宽阔，江岸一眼望不到对岸，随着我们沿江往里驶入，江面越来越窄。我们右侧的山丘变低，少了几分崎岖。大约在香港和广州的中间点左右，我们到了珠江最窄的地方，河面夹在高耸的两山之间，经过了一度扬名的虎门，而这里于 1842 年 2 月 25 日被英国首次占领。

从虎门起，江岸两边都变得平坦肥沃。无垠的平原绿意盎然，农作物长势茂盛，广阔无际。乡间散落着一些村镇，远看十分舒心，而且修葺良好，远比苏格兰或爱尔兰劳动阶级的木屋强。然而，在繁茂和富裕之外，有两三件事我不禁要在此提一提。这里没有牧场，也见不到牧牛；也难觅飞鸟的踪影，没有飞禽，纵使我们身边人头攒动，草木繁茂，也确实感受到了"千山鸟飞绝"的落寞。同样，我们看到在花园里种植了许多芭蕉或香蕉之类的灌木，"白云"号穿行其中。我们也看到了一块接一块的稻田，稻田里灌满了水，绿得赏心悦目，在我们看来，似乎绵延数里，没有尽头。可是这里的地貌实际上没有一点热带地貌的痕迹。例如，这里的植物与我们快到加尔各答时胡格利河两岸的植物完全不同，而加尔各答与广州位于基本相同的纬度上。不过，如果我们想到广州的气候很极端，这种不同就立马得以解释。广州夏天的温度与孟加拉相当，而到了冬季的几个月，温度又降到了冰点。所有大陆的东海岸或多或少都有这个特点，这也是在其他地方生长在高纬度地区的植物在中国可以与我们只能在热带所见的植物一起生长的原因之一，例如，在香港松树和芭蕉并肩成长。

在到达我们旅程终点还有大约一小时的行程时，我们到达黄埔，这个地方其貌不扬，大多数房子实际上是建在河上的高脚屋，其一楼建在桩柱上。我们的船在这里只停留数分钟，以便旅客上下。此时，我们又有机会目睹并欣赏妇女和少女们想方设法把他们的舢板小船"挂在"轮船上，动作娴熟，并敏捷地窜来窜去，寻找"渡客"。

这里的河面挤满了不同国籍的船只，有许多是大型船舶。为数不多的欧洲人居住于抛锚在河心帆船上的船舱内，或其他的船舰上。在帆船上可见不同的标记，对我们来说似乎很奇怪。例如，有只帆船上印有"邮局"字样，而另一只上印有"药房"字样，这两个机构很有用处。

居住在这些悬浮于河面上的房子里的人极有可能没有考虑到局势已经得到有效的控制，他们在岸上定居合乎情理。然而，多年以来，尤其是近几年来中国南方处于多事之秋，尽管如此，黄埔作为广州的港口，正迅速成为贸易要地，重要性越来越凸显，就像布莱克沃尔之于伦敦一样。[①]

最近，这里建好了码头，尽管建筑有些粗糙，但是可以泊靠沿河而来的最大型的船舰。这里还有与平常数量相当的补给船、船具商铺、缝帆店铺等，这些在英国海运附近都可以见到。据说，这一切都促成一个蓬勃发展的行业。这个地方有名还有一个原因。一般来讲，中国人很不喜欢杀犍牛，认为它们太宝贵不忍心吃。然而多

---

① 布莱克沃尔（Blackwall）是伦敦东区靠近泰晤士河的一个区域，这里长久以来是伦敦造船业的中心。——编者注

年来我们对黄埔没有海运，英国的水手们长期在当地得到牛肉供应，久而久之，养牛屠宰已经成了黄埔的一项常规业务，而如今，不管是香港还是广州，我们军队的牛肉配给都来自黄埔。

到达广州时，我乘坐一艘小船登岸，数以千计的这种小船在河岸两边一字排开，拥堵在河面上。撑船的妇女兴高采烈，面带微笑，普遍来讲面容姣好，她们要么摇橹划船，要么站在一起有说有笑，好像世上本无烦恼可言，不管怎样，她们都无从感受烦恼为何物。

"花船"雕刻华丽，装饰花哨，让不起眼的舢板相形见绌。然而现在还是白天，不是领略这些浮动的花艇里面富丽堂皇的好时机。晚上它们肯定张灯结彩，向来客一展芳容。很不幸，我们今晚不能在此逗留。不等片刻，我们船上卖力的摇橹人将我们带到别处登岸：很明显这里不是通常的登岸之处，因为我们的行李被疍家①妇女迅速搬到了岸上，可我们却找不到搬行李的人。这里明显没有闲人，也没有等着接活的跟班，所有的人都忙于自己手头的活计，就此我们在这里干等了稍许，有点茫然，直到最后我们一行中有人想办法去查勘一番，不一会就回来，带来了几个欧洲警察部队的人，他们是根据混合委员会的指令成立的。我们很快雇好了苦力和轿子，并向市里进发。三个身强力壮的轿夫抬着轿子，两人在前，一人在后，走在前面的两位肌肉强壮，每走一步，赤裸的身体和光着的膀子可见肌肉的张弛变化，他们抬着我们，步伐飞快。

进入所谓的满人区后，我们的轿子穿过几条狭窄、蜿蜒曲折的

---

① 与广州疍家人有点类似，在宁波有另一类人，称之为"堕人"，这些受侮辱的人被认为是金人（公元前 1100 年统治中国北方）的后裔，亦有一说，称是在 1555—1563 年间帮助日本人袭击浙江的本地叛徒。

街道，似乎走了很长的距离，所有的大街都用花岗岩石板铺成，我们时不时跨过小河道，河道上架了桥，用的也是铺在大街上的那种花岗岩石板，这有点让我们想到了著名的柳树图案瓷盘①。所有的房子都只有一层，我们确实知道在整个中国只有极少数房屋比这个高，即使房东属于更好的阶层也一样，因为中国人不喜欢谁的"宅院"比周围邻居的高。狭窄的街道遮盖了竹席，拉吊在街道两边的屋檐上，上面东一块西一块地盖着布，这样一来，虽然挡住了毒辣的阳光，但也阻挡了空气的自由流通，其结果也许甚至出乎我们的意料。

熏到我们的刺鼻气味不仅与之前我们闻到的所有臭味不同，而且更为不同寻常之处是气味五花八门，彼此不同，与其他气味不同。实际上，这些气味完完全全是中国人的气味，因为天朝人难道不是在其他各个方面都与外来的蛮夷有别吗？那为什么他们的城市和大城镇的臭味就不能是他们独有的呢？当然应该独有。

到目前为止，我们所处之地是广州较为贫穷的地方，这在许多方面是显而易见。我们的轿夫在行人和苦力的人群中艰难穿行，而其他的行人和苦力们经过我们时同样艰辛。在这里，每个人似乎都在相互拥挤，轿子和轿子间磕磕碰碰，有的苦力一根长竹竿两端挑着货物，肩膀扛在竹竿的中间，与其他同样挑货的苦力碰碰撞撞，到了街道的转角尤为如此，而街道的转角很急，不可能看到"拐角处"。除了为数不多几个欧洲警察和一位罗马天主教神父外，我们没有遇到其他白人，他们都骑着小马。事实上，就狭窄的街道上这

———

① "柳树图案"是在欧洲仿制中国青花瓷过程中出现的一种具有代表性的图案设计，由英国斯波得瓷厂于1790年以中国风景画瓷盘为原型开发而成，它描绘了一幅"飞鸟追逐，柳树飞舞"的画面，与该画面相配合的"中国故事"也在当时以诗歌和童谣的形式广泛传播，该图案在18、19世纪的英国非常著名。——编者注

么密集的人群和拥挤的交通来讲，要不是骑马或乘坐轿子，这些要员们几乎不可能穿过大街。

商铺还没有什么特别吸引人的地方。生肉和熟肉似乎占了商品的主要部分，主要是鸭子和猪肉，这两种肉过分肥腻，不招人喜欢。摆出来的还有大量的咸鱼和鲜鱼，咸鱼堆成堆，淡水鱼活养在专门的鱼盆里。鱼的种类繁多，但是好像最受欢迎的是一种淡水鲻鱼，有的有二三英尺长，至少六英寸宽。商贩有时从中抓起一条，活生生地用大刀砍成肉块，看了让人难受，觉得惨不忍睹。的确，有时候他会先砍下鱼头，通常情况下这一举动似乎被看作没有必要。剁好的鱼块从不用清洗血水，似乎证明剁鱼技艺高还是不高，要看是否伤到鱼鳔，鱼鳔被吹大，晶莹、浑圆的白色鱼鳔被放在血红的地上，很是突兀显眼。

小摊和商铺摆放着各种各样的家禽飞鸟在出售：鸽子、鸡和鸭放在篮子里；百灵鸟、画眉和金丝雀关在笼子里。水果摊位不少；还有一些也卖菜。我们尽可能快地穿过街道，过了一会，我们看见几家商铺卖瓷器、扇子、帽子、衣服、靴子、古玩等。

到目前为止，我们只是通过了这个中国城市的郊区。到达南大门时我们发现有人守门，守卫的并非一群"勇士"①，而是如假包换的英国步兵，还有几个纠察队员站在周围，这就是他们临时的总部了。

无论如何，广州当局迄今为止用以将蛮夷屏蔽在外的排他性在这里确实出现了撕裂，蛮夷是他们无知自大地对中国以外的民族的称呼。

我们基本到了城市的汉人区，就立马看到店铺的风格和陈设待

① 当指胸前写有"勇"字的清朝士兵。——编者注

售的货品都有所改观，这里的其他方面与我们刚刚通过的郊区地方没有什么两样。在某些方面很有意思，根据我们的观察，在能够比较的各个方面，这里的人都要比印度人大大地高出一筹，而印度人和汉族人一样把自己看作是优等种族，认为自己在手工艺方面遥遥领先。我们每走一步，这种差异不言自明。实际上，在登岸之前我们已经明白这点。因为我们忍不住要把疍家人和印度南端河上的船民相比，疍家人虽然都是妇女，她们聪明、机灵、富有活力，而且勤劳不知疲倦，而印度的船民笨得要命、懒得要死、冷漠无情，让人爱莫能助。然而，这两个种族之间的明显差异并不限于这一个方面。在印度，低种姓的人几乎赤身，忙于自己的日常劳作，如果这能称为劳作的话。他们几乎赤身，虽然只是个习惯，但习惯本身在一段时间之后，反倒叫人忘记了它有伤风化的本质。相反，中国人总是穿着衣服，在大多数情况下都穿着讲究。甚至最为贫穷的人在辛勤劳作时也不会衣不蔽体，在许多情况下会让我们的英国工人感到惭愧。

商铺里面有柜台，和英国完全一样，柜台后面坐着或站着伙计等待客户光临，有的抽着中国南方通常抽的纸卷的方头雪茄烟，有的在一起又说又笑，而其他人正忙着用毛笔记录所做的买卖，同时另一只手的手指快速地拨着算盘，而算盘是他们算账必不可少的工具。

陈列的货品有各种材质的精美装饰品，如石器、漆器、木器和象牙等；还有各种颜色和图案的丝绸，显然品质上乘，对那些远在西部海岛上有妻儿的人来说很有诱惑力。

我们依然在蜿蜒曲折的街道前行，经过了一个当地的钟表铺子，其中几个留着长辫子的"天朝"的钟表匠眼睛上夹着放大镜，干着活，那情景与英国国内无异。然后来到几家商铺，其唯一的货品似乎是样子奇怪的雨伞和形状更加怪异的、有着奇怪装饰的灯笼。然后我们经过了在不远处就决定进去看看的珠宝商铺。然后还有老旧的古玩店，柜台和货架上摆满了形形色色、奇形怪状的青铜器。我们经过好几批这样的商铺之后，发现已经到达了城市的另一侧。我们到了"山顶"脚下，斜坡上绿草如茵，树木繁茂。这里是"我们的"衙门，有驻扎在这里的步兵团的帐篷，还有五层的佛塔，其顶上飘扬着法国的国旗，因为它是法国军队的总部，而法国是我们的盟友，和英国一起占领广州。

这支部队中英国兵力总共有三千多人，包括第八十七皇家爱尔兰燧发枪团，一些皇家炮兵和皇家工程师，一小队海军陆战队，几个欧洲警察和三个来自印度的黑人军团。

如果从后面的"山顶"看，广州市作为中国南部的都会，给陌生人的印象是并不富裕、规模也不是很大。所能看到的就是好多不起眼的建筑毫无章法地挤在一起，其间散落着几座高高耸起的宝塔，正在快速风化。宝塔顶上长着一棵或几棵小树，这些小树肯定在迅速摧毁现在是它们根基的建筑。在城市的别处，我们远眺好像是一片片树林，这些迹象都表明那是另一种"衙门"，即清朝官吏的官邸，和一些寺庙一样，官邸四周有高墙护卫，院内建有花园和观赏园地，其中有些地方会豢养几只鹿和羚羊。因此，这些深宅大院的规模在西方城市里没有可比的。

我们一眼就能看到城市四周的城墙。四座城门都雕梁画栋，同时，为了更好地防御，城门上建有防御塔，当然，其建筑风格完全是中国建筑的特点。离我们站立的地方很可能有三英里的地方有一条河蜿蜒曲折，安静地流淌，在太阳下波光粼粼。无数的帆船桅杆高高矗立，高出房子的平顶。广州和香港两个城市之间有几艘美国籍的渡船，每天清晨，可以看到其中一艘沿江而下，开始了自己的航程。

广州的街道狭窄，其交通极堵，人流极大，极其喧嚣，一个陌生人在参观这个城市时，应该不会相信自己可以步行。在夏季，那里温度很高，空气窒闷，在城市中走动就很危险。就在这些街道上寻找奇珍异宝（或中国南方当地人简单地称为古董）的过程中，不止一位军官得了发热。

在这里有两种旅行方式，乘轿和骑马。其中骑马肯定是优选，你可以头上打把伞，行进的速度取决于你和小马，并且你可以用缰绳和脚跟示意，让小马懂你的意思。但是你如果坐了轿，你拿苦力一点办法都没有。因此，要是在广州观光，我建议骑马。

我们参观的第一处公共建筑是一个普通的监狱。这是一幢摇摇晃晃的建筑，与我们概念中监狱应该有的样子完全不同，走进去之后发现，我们与可怜的犯人已经近在咫尺。有几个犯人躺在潮湿、泥泞、什么都没铺的地上，脖子上套着硕大的颈枷，枷板很宽，这样犯人就不可能自己吃东西。我们被告知，除非有亲朋来喂他们，不然实际上就会被饿死。在另一个线人的授意下，我们还被告知这些犯人学会了很大的本事，他们会把米饭抛起，在空中接住，吞在嘴里。无论如何，这种处罚即使在中国，其性质也算残酷，囚犯们必须连续几个月一直扛着这个沉重的颈枷。在街道的对面，有另一栋与此类似的建筑，我们进门之后，有人带路，穿过一条很长的既潮湿又黑暗的通道，在通道的尽头，我们走进一个令人恶心的四方牢房，牢房从地板到天花板用垂直木栅栏隔开，使其牢靠。其中一些离隔离栅栏最近的囚犯给我们看了他们赤裸的胳膊，由于缺少看护，胳膊骨瘦如柴，肮脏不堪，全是烂疮，看上去可怕至极。

这些郁郁寡欢的生灵中，有许多不是因为自己犯了什么罪行而受难，而是因为他们的亲戚中有人可能在叛乱的太平军中谋得一官半职而受牵连；其他人毫无疑问是被诬告陷害的；还有些人，我们可以公平地说，是在为自己亲手犯下的罪行赎罪，他们将永世见不到天光，除了通往东大门的短暂时光，据说那边是个窑场，刽子手会在那儿砍下他们的脑袋。可能有人会问，怎么会有这样的事存在？

跨过江，我们登上了河南^①的一座小岛。因为外国"工厂"惨遭破坏，出口贸易的大部分就在这里进行，并且当地最重要的商行都建在这里。我走访了一些商行，但可以看得出除了陈设的货品更加齐全之外，它们与我们在广州大街所见到这些商行的分行没有什么两样，有人说这里的货品要比分行便宜一点。

我们走访了岛上最大的机构之一，是一个专门为市场进行清洗和分拣茶叶的建筑，其内部是一个巨大而宽敞的大厅，大厅中以适当的间隔摆放很多桌子，粗略估计总共有一百多张，在桌子旁边坐着许多男子和妇女，每个人面前都有一个箩筐，里面有茶叶，从中挑出所有的杂物。在建筑的另一边放着两台小型的风选机，即"风扬机"，大型风选机在苏格兰称为"风扬机"。两台风选机都在运转，通过风选机的茶叶被分成细茶和粗茶，地上有一堆堆的茶叶，不同品质的茶叶被堆放在一起，准备包装上市。房间里摆放着几株盆栽花木，空气中弥漫着扑鼻茶香，周围的一切井然有序，整洁干净，雇来干活的人本身干净利落，穿着得体，显然营养不错，除非外表掩饰了他们的可悲。如果面带微笑，有良好的幽默感表明一个人幸福、满足，这些难能可贵的天赋他们身上肯定也有。有一点让人欣慰，我们了解到，至少是茶这种西方的奢侈品在其制备过程中，参与生产的人虽然为了他人的享受而劳作，但他们自己也能够

① 指珠江以南。——编者注

享受一些生活的愉悦和欢乐。国内的劳动者也能如此便好，但他们制造华而不实、铺张浪费的奢侈品，却无法通过劳动支撑自己生活。拿缝制礼服的人来举个例子，他们生活在基督教的国度里，与生活在不信教的中国的采茶人相比，缝制礼服的这一职业的薪俸能和采摘茶叶的一样多吗？

在离开这一非常有吸引力的设施之前，我想申明，据卫三畏先生所说，中国人对茶树的知识不能追溯到比公元前 350 年更远，但是茶的普遍推广是公元前 800 年之后的事，之前称为"荼"。"荼"字在之后不久稍作改动，而得其现在之名"茶"，我可以说，在印度也是这个名字，这无疑是经由中国西藏传入印度的。

这里也有一些漆器厂，漆器在中国和日本都很有名，在日本更胜于中国。我们走过这些漆器厂时，看到了展示的大量桌子、柜子、桌椅、屏风、风扇等，图案和漆面精美绝伦，钦佩之情油然而生。

因为通常人们对这种漆是由什么制成、怎么制成的并不了解，我可以在这里谈一谈。根据卫三畏先生的讲述，这种漂亮的亮漆是由松烟和净化后的漆树（毒漆树或婆婆纳）树汁混合制成。从同属的其他树可以获得木油，不同品质的漆器是由于使用了这些劣质成分所致。清漆常见的替代品可以从山龙眼、麻风树、巴豆和大戟科的其他成员中获得。

沿着城市的大街随意逛来，我们偶遇一个非常粗糙的鱼缸，主人显然是为了牟利而不只是为了消遣。鱼缸足够简单。在一个装着部分清水的容器里，一些黑色的鲤鱼正游来游去，大概是金鱼的幼崽，它们的尾巴非常奇怪，我们后来发现这在中国极其普遍。具体来讲，其尾鳍开叉后变大，如此这般给人的印象是鱼有四条尾巴。鱼缸的水质显然保持干净，适宜鱼的生长，不过水里有几枝池塘里常见的杂草生长繁茂。当然，我很自然而然地问自己，水族缸难道不是欧洲创造发明的吗？

如果一个外地人步行或乘轿行进在广州街头，他不可能不为所遇到的数量庞大的盲人乞丐而感到惊讶。乞丐有男有女，每个人手里拿着几块小竹板，他们敲击着竹板，一来提醒行人他们在这里，二来向其中较有同情心的人行乞讨要。据说这些乞丐享有奇特的优待：法律规定，不管他们走进谁家，都有权要求救济。给他们最小面值的硬币就足够了，即"铜板"，1 000 或 1 200 个铜板值一美元。但是一旦踏入商铺或房舍，他们就以最坚决的态度要求满足他们的"权利"，卖力地打着竹板，高声大噪，唱着即便对中国人而言也极不着调的曲子，喧嚣中多了几份嘈杂。不管是买卖还是人们的交谈此时实际上都停了下来，最后有人扔"铜板"给他们。不论男女，因为他们都用一个法子。之后是片刻的安静，直到另一个走进来，打着竹板唱着歌，和前面一个一样执拗。

甚至有人说，盲人享有优待，而且他们发现这种"身残"也是有利可图的投机，因此故意坏掉视力绝非少见。在一定程度上，我们有充分的理由相信有这种情况，但似乎还有一种可能，绝大多数的失明是眼炎的结果，而眼炎非常普遍。

在整个中国，老年人受到年轻人的极大的尊重。我们获悉，在广州有个庇护所，专门收留那些因为年龄太大而不能自食其力的人。但是，很遗憾我们没有时间去参观。我们还了解到，这里的劳工阶层中有个绝佳的机构，准确地讲类似于英国的"互助会"，其宗旨是在会员生病期间、垂老之时给予金钱上的资助。

把马掌钉在房门上盛行于爱尔兰和苏格兰高地，人们认为这样做可以让这家人免受魔法的诅咒，这个习俗和迷信臭名昭彰。这两个国家的人都相信，把马掌钉到马蹄上的钉子，如果已经使用过，也有类似的功效。因此，当不方便用马掌时，马掌钉就被频繁使用以替代更加烦琐的"避邪物"。例如钉在木制器皿上，它们现在已经不用了，但是几年前在高原的厨房里还在使用。

在广州，存在类似的迷信现象。在西方，人们认为马蹄可以向马掌传递神秘的力量，而在广州，人们似乎并没有这个意识，但是说来也奇怪，他们认为马蹄本身具有与马掌或已经使用过的马掌钉相同的功效，因此他们只要把一只马蹄挂在门的上方，就可以保护自己免遭妖魔鬼怪的影响。

有一点与驻扎在广州的部队中的英国部队的健康相关，或者更确切地说，与他们身体不健康相关，如果决定要在广州保留一支军队的话，其重要性非同小可。到目前为止，那些住在"山岭"上的房屋和临时建筑里的一些士兵，健康遭受了非常严重的打击，许多已经死于各种疾病，尤其是一种十分严重的弛张热，而这些士兵应该是为了躲避地势较低处瘴气的影响才搬到高处居住的。同时，那些印度籍军队的营房位于地势较低处，而有一处四周全是沼泽和用以养殖供给市场的田鸡的水池，而这些士兵没有异常的疾患流行。把印度籍的士兵和英国士兵进行比较证明不了什么，这一点确实可以考虑。很有可能确实如此，我甚至会承认，把一方和另一方做任何比较对我而言应该受到谴责。但是，一直以来而且现在也是，有相当多的士兵驻扎在市中心，当然没有任何理由不把他们的情况与驻扎在高处的同志进行比较。虽然高处的士兵们严重患病，几乎每天都要失去一些人，而驻扎在城市中的绝没有异常不健康的现象。①

———————

① 在《印度医学科学印度年鉴》（1859年1月，第254页），我们读到，"根据皮克福德博士（《卫生》杂志的撰稿人），暖风不仅有助于产生瘴气，还可以把瘴气从发散地向上飘送到群山之中。

"上述情况会不会在一定程度上解释了占据广州高处的部队中传染病的发病率比驻扎在城市里的部队中更高的原因？"

当我竭力想确定这个意外情况的原因时，我发现自己完全迷惑不解。就我们对广州作为军事驻地的丁点体验，我们对此进行猜想的确没什么用处。然而，如若此后有人比现在有更多机会探究此事及与之相关课题的话，这一情况应该铭记。

至于广州的气候，很不幸，我们的信息十分匮乏。最为可靠的一系列观察数据我转录如下，有关中国南方这个都会的记述就以此作结。

下表是广州连续几年的气象观测结果，摘自德庇时爵士有关中国的论著。

月份	气温					平均气压	平均降雨量（英寸）
	平均最高	平均最低	平均气温	范围			
				从	到		
1 月	57	45	51	65	29	30.23	0.675
2 月	58	45	51.5	68	33	30.12	1.700
3 月	71	60	65.5	79	45	30.17	2.150
4 月	76	69	72.5	84	59	30.04	5.675
5 月	78	73	75.5	86	69	29.89	11.850
6 月	84	79	81.5	89	74	29.87	11.100
7 月	88	84	86	94	81	29.84	7.750
8 月	86	83	84.5	90	79	29.86	9.900
9 月	84	79	81.5	88	75	29.90	10.925
10 月	76	70	73	85	60	30.04	5.500
11 月	68	61	64.5	79	48	30.14	2.425
12 月	63	52	57.5	69	40	30.25	0.975
年平均	74.1	66.7	70.4	81.3	57.6	30.03	70.625
	总降雨量:70.625 英寸						

第四章
从香港岛到白河

我们的船于 1860 年 11 月 28 日从香港起航，一路向北。我们
的船属于半岛东方公司的蒸汽船队，30 日离开厦门岛。前一天，
我们经过的海岸险峻陡峭，岩石奇形怪状，呈红色，完全光秃秃。
远处高高的锥形山丘像幕布一般连绵起伏，悬崖峭壁险恶荒凉，浪
高水猛，惊涛拍岸，泛起泡沫。空气晴朗，阵阵强风吹来，还可以
忍受。在经历了最近离开的香港岛上令人生厌的窒闷空气后，这种
空气让人感觉最为爽快。

然而，此时海岸的特点已经有所变化。远处不再有高耸的山
丘，海岸线变得低平，没有之前陡峭险峻。开始出现了一些村庄，
但是还没有种植的迹象。相反，之前原本是光秃秃、荒芜的石头，
现在布满了沙子。进入我们视线的第一个建筑是一座中式小宝塔，
我们大概中午经过其附近。宝塔建于一处高地，分为几层，如果大
家不厌其烦地看过这些特征明显的塔楼图片的话，肯定对这个风格
并不陌生。宝塔还有一个更为别具一格的特征，即每一层的八个塔

角都往上翘，而这在中国建筑中极其普遍。

气温宜人，天气晴朗，这种天气像英国初秋的日子。我们所有人的胃口很快有了显著改观。到了 12 月 2 号，我们能够不用遮阳篷就在甲板上悠闲散步。清晨大厅里的温度已经降到 56℉，从启程到现在，我们的航程像乘坐游艇观光一样让人愉悦。海岸线和以前一样，依然巨石嶙峋，贫瘠荒芜。往大海那边望去，似乎有许多大大小小的岛屿从海中升起。海岸线依然如旧，看上去贫瘠荒芜，像广州珠江的两岸一样，似乎见不到飞禽的踪影。一个鸟飞禽鸣之地，风景如画，令人向往，但是如果鸟少禽稀，这个地方的景色就因此显得荒僻。此次造访中国之前，我对此根本没有什么认知和印象。

12 月 3 日，我们发现快接近扬子江入海口的灯塔船。扬子江宽阔巨大，入海口的河水浑浊，阴暗的浓雾笼罩着我们，我们周围水面宽阔，看不到任何陆地，这情景让我想到了印度的胡格利河的入口，虽然胡格利河与我们正在驶入的扬子江比是小巫见大巫。

早晨的空气有一丝寒意，但也清新爽人：随着我们继续前行，云开雾散，我看见左边不高的岸上有绿树点缀，并被草木覆盖。黄色的浑水中偶尔露出一个小岛，或者更确切地说是沙岸，疏疏落落。小岛上栖息着一群群野鸭和大雁，还有一大群一大群在周围的水中游翔。此刻，飞来一群海鸥，在我们的轮船周围盘旋，除了这三种鸟之外，就见不到任何其他飞禽。

从入海口向左即"左舷"急转，我们就驶入了吴淞江或上海河①，其河面与印度的胡格利河过了加登里奇往南的河面相当。河岸变得平坦，不时会有村庄出现，总的看来，村民们似乎平平淡

---

① 西文中翻译专有名词常常音译意译并用，中间以"or"（或）连接。故此处 Hoosing 应为吴淞江的音译，"Shanghaie river"（上海河）则指这是流经上海的一条河流。——编者注

淡，过着闲享的生活。田野一望无际，田间的庄稼好像刚刚被收割过，田里有垄埂分割，一来便于灌溉，二来可以把地根据要种植的作物分割成块。

这里有很长的防御工事沿着河的左岸延伸，1842 年被卧乌古爵士占领，据说这里架了 364 门大炮，虽然现在炮已经拆除，但是防御工事仍然修葺完好。

我们在上海抛锚的河段正对着法租界。我们盟军占领的地盘不难辨认。考虑到需要保护的法方利益，正在为帝国军队修建的营房看起来规模超大。在建营地周围是一大块空地，就在前不久，这里还是人居密集的郊区，废墟的中央矗立着一口巨缸，这是大火焚烧后一个寺庙里唯一遗存的物件。

这里的江上挤满了轮船、木筏以及形形色色、大大小小的本地船只。"外滩"或者说江和市区之间的堤岸同样拥挤繁忙，苦力们忙着装船卸货，把各种不同种类的商品一包包从仓库搬出，或是搬进仓库。这些货包放在一根有弹性的杠子中间，杠子的两头分别由两个人的肩膀抬着，因此，他们两两成对，步履蹒跚，踩着单调、重复的"嗯，哦，嗯，哦"的节奏，数百人都重复这个调子，只是音调不同，听上去真的很奇特，但是绝不好听。

上海和印度的加尔各答几乎在每个方面都不相同，但纵观上海，有些印象深刻的东西，让我想起了加尔各答，尤其是被称为斯特兰德街的商业区。这两个地方都有一条河，河水缓慢，浑浊；船舶同样密集，同样喧嚣，但是上海没有马车。在这里，我们看到当地人使用的唯一轮式交通工具，既像独轮车又像爱尔兰两轮马车[1]，

---

[1]　单匹马拉的双轮马车，在爱尔兰曾经一度是最普遍的载人工具，两个车轮上有脚踏板，供两人或四人背对背乘坐。——译者注

其设计非常特别，像独轮车有两个推车的把手，有一个车轮，车轮不在车尾，而且也不小，大到其轮毂的一半超过车身的中央，这样两边形成凹陷，这使车子外观看上去又像爱尔兰两轮马车，因为车子两侧都有凸出的架板，上面可以固定货物。

经过我们的一辆独轮车的两边分别坐着一个中国妇女和一个儿童，他们就这样被推到目的地或她们所付资费能到的地方，因为据我了解这是中国的这个地区唯一的一种陆上公共交通工具。

沿着或横穿一些街道，隔一段距离还有路闸，这是几个月前当上海城受到太平叛军威胁时树立的。我造访上海时，这些叛军据报道在几英里的距离之内，据说他们侵吞了整个地区的税款，当时人们并没有想到他们会攻击。

上海县城据说有 27 万人口，四周有城墙和壕沟，街道狭窄，房屋低矮，与广州很像，要辨别它们之间的差异并不容易。在这里，有同样肮脏的街道，同样狭小、污浊的河道，河道上每隔一段就有一座桥，和著名的"柳树图案瓷盘"上所绘一模一样，也和我们在广州见过的类似。这里同样臭气熏天，在广州人们对此并不陌生，让人讨厌。这里同样有一排排餐馆饭店和卖蔬菜的摊点，之前在南方我们也曾见到。

在县城里，我们隔三岔五会发现几家较好的店铺，实属稀罕，绝大多数店铺出售的货品质量平平。我们到了郊区的一个地方时遇到了让人痛苦的凄惨情景。在一条与城门相连的大街附近有间残破的棚屋，潮湿的泥地上有一部分铺了稻草，而一部分满是肮脏的垃圾。这里躺着三具尸体，部分盖了几块席子和稻草，其中一具看上去刚刚死亡。有个几乎没穿衣服的妇女，由于饥饿已经消耗成了骨头架子，趴在一具遗骸上号啕大哭，这人显然是因食物缺乏而饿死的。在这个凄惨的地方的一个角落躺着第四个饿倒的人，显然忍受着死亡即将来临的痛苦。这个人还有一口气，但是在其他各方面，对周围的一切都没有反应，和死去没有两样。很明显，当那些悲惨的穷人由于饥饿让他们耗尽体力无法继续在大街上行走时，这里的确是他们来断命的地方，有人告诉我们，每天有好几个人在这里结束他们凄惨的生命。

这里被围墙包围，园内曾经池塘星罗棋布，小桥流水，巨石耸立，亭台楼阁；园内一度绿树成荫，鸟语花香，灌木丛生，景色秀丽。这里之前可以统称为"茶园"，因为在市区，所以我们参观过。唉！唉！这里现在被我们的盟友占领，他们把其中的观赏性建筑变成了营房，把那些观赏性植物连根拔起扔掉，要么毁掉巨石，池塘里填满了垃圾。难怪当地人的确对欧洲人有恐惧感，把欧洲人视为蛮夷，或许并非无缘无故！

县城以外是一片很大的空地，称为跑马场。虽然这里肯定不会有沁人的凉风轻拂，但是外国居民晚上在这里骑马、驱车兜风或散步，这里和外滩是他们唯一可以锻炼的两个地方。这个广大开阔的地方是从中国政府购得，以作此用的。在平整地皮时，挖出很多本地人的坟墓，有的暴露多，有的暴露少，一直保留原状未动。有些坟墓现在看上去像土堆，而其他一些是短小低矮的砖砌的拱门，装有尸体的棺材已经从下面移走。

县城周围好几英里的乡村仿佛都挤满了坟墓。在一块地里，因为根本没有围封，有好几条低垄延伸很远，垄与垄之间有垄沟隔开，每个低垄的一端都树有一块短小、笔直的花岗石，上面刻着汉字。这是穷人的墓地，由于棺材放在地面而不是埋在地下就形成低垄，垄沟是掩盖棺材时取土所致。而在中国的这个地区，有些地方巨大棺材就放在地上，根本不用掩埋。

我们一路走，来到一个地方，显然现在是个菜园，但是不久前这里曾经是满人的墓地。在这里，除了蔬菜和盆栽香草，还有曾经是墓地所在地标记的石马雕像，以及一些墓地用的花岗岩人体雕像，雕塑大概8—10英尺高。人体雕像两两相对站立，面朝地下，双手交叉在胸前，好像在哀思在此休息的朋友或父母。我们继续前行，穿过这个巨大的死亡之城，在马路上碰到三个苦力。每人肩上挑着扁担，两头各一个大罐，里面装着骨殖。这些人毫无疑问是把骨殖送到孝子那里，密迪乐先生有点失敬，称这些骨殖为"瓮罐里的祖先"。

返回县城近郊时，我们恰好见识了中国一地区对偷窃行为的惩治措施。一个男的很显然在行窃时被抓了现行，此时正接受林奇法官① 所倡导的比较温和的私刑。他被粗绳结结实实地绑树上，"受害人"用粗棍一棍子接一棍子打他解气，下手绝不轻，痛打到他累了，于是解开可怜的人，连人带物一起扔到河道里，那人好一阵子扑腾之后才使自己得救。

我和一位好友决定多溜达溜达。我们下午很早就出发，决意在白天的几个小时里尽可能地探查一下周围的情况。郊区水道和运河纵横交错，只有高出的河岸可供行人走路。各种形状和规模的坟墓密密麻麻，蔓延数英里，占用了好多空间，这些地原本可以耕作，收益更大。远处出现了几块林带，看上去像森林。我们经过的村庄围着水蜡树的篱笆，篱笆里巧妙地交织了芦苇网，编织方式可以让水蜡树生长的树枝冒顶而出，也可以向两侧生长，因此到夏天时，这样扎成的篱笆肯定非常漂亮。在河道旁边，成排的树隔开种植，

---

① 查尔斯·林奇（Charles Lynch, 1736—1796），美国弗吉尼亚州农场主，政治家，在弗吉尼亚州主持非常规法庭，惩罚在美国革命战争期间支持英国的忠诚分子。因此有了"lynching"和"lynch law"（私刑）两个词。——译者注

这些树在道路的一侧，而另一侧则是刚才所描述的篱笆。夜幕降临，双双对对的年轻人漫步其中，肯定非常愉快爽心，即使这些成双成对的人们尊儒学而不信仰基督。

这里的整个农村地势极度平坦，土壤富饶肥沃，但必须承认，在这里散步有一点让人不快。人们使用的肥料在我们的观念中很恶心，而且也很难闻。

离市区三英里的地方就是所谓的"气泡井"①　。这是个天然泉，一直不停地冒气泡，气泡的确切性质那时我根本无法测定，但是雒魏林博士断言，那是碳化氢，涌泉所在地的冲积土与方圆数英里的地一样肥沃，涌泉离地表可能有六英尺，整个涌泉被砖砌的井台围了起来。有人说，涌泉之上无蚊虫飞过，涌泉上面雾气腾腾，人根本不想靠近，但是一些水生植物从侧面吊挂在上面。涌泉的水没有任何用处，但是其附近有个烧香的寺庙，表明这里与迷信有些关联。

农作物在前段时间已经收割运走，地上似乎没什么植被。在那些与英国国内相似的一些植物中，我认出了羊蹄草、常见的蒲公英和叶子像常春藤一样的婆婆纳。

田野中没有多少飞鸟，但是鸟群中的一些品种让我们想到了远在西方的故乡。我们在这里见到了喜鹊、寒鸦、英国常见的灰鹡鸰以及鸸。

市场上似乎有丰富的野味。虽然野鸡在上海近郊的田间难得一见，但是这里却很多。走过很长的路，我只见过一两只野鸡。鹌鹑、山鹬、野兔和野鸭大量出售；鹧鸪虽然不多，但有时会遇到。

_____

① 即静安寺涌泉，静安寺路（即今南京西路）从前英文名叫 Bubbling Well Road（直译为"气泡井路"），即因该涌泉而得名。——编者注

沙锥鸟据说很多；有人告诉我松鸡偶尔会有。成群的大雁随着季节变化而迁徙，所以这里的周边应该允许狩猎。

当有了继续向北方进发的机会，我就离开了上海。我们一路前行，搭乘的轮船于 12 月 14 日到了山东半岛之外。我注意到在此期间和此前的两天里天气十分有利，碧空万里，微风和煦，海面极为平静。甲板上的温度从清晨 48℉ 到夜晚 44℉ 之间变化。离开上海之前，我一直认为这里应该已经是霜天雪地。一旦绕过我们现在所在的山东半岛，我们应该立马进入几乎像北极一样冷的气候，然而事实上，这种情况并没有发生。空气有一丝寒意，但没有冷到我们所料想的程度。

15 日，我们已经抵达"希望之声"，这里断断续续被庙岛群岛环绕。此时，第一次下了一点雪，虽然甲板上的温度依然保持在 42℉，吹来一阵劲风。我们经过的海岸和我们此时所在的岛屿看起来荒凉贫瘠。海边零零落落有几个村庄，看上去凄惨贫穷，此情此景平添了几分讨厌之情。

岛屿似乎是红色和浅灰色砂岩构成，从甲板上看，其分层非常明显。岩石极其易碎，分崩离析，散落的到处都是，水浸风蚀，使我们想到有点像各种不同形状的"三针石"①。有一块岩石经过风化，其下段看上去像蘑菇柄，而其上段像蘑菇头。总体而言，这些岛屿的表面是砂岩地层的特点。其两侧的斜坡上有几块植被，但其总体呈黑色，贫瘠荒芜。

一些当地人划船到了我们这里，这些人长相粗野，肤色黝黑，与南方人相比，他们的长相更接近满人。他们的衣服里面填充了棉

---

① 位于英国本岛南部的怀特岛（Isle of Wight），白色的巨石俯瞰像是一根细细的针尖插入大海，故名。——译者注

花，并穿了许多毛皮，将来的气候性质，从他们的穿着即可见一斑。他们带来叫卖的货品包括面包——是一块块的面包，绝不是英国所见的小面包卷，品质上乘的胡萝卜，还有苹果，某种卷心菜和鸡蛋。

我们只看到一种鸟，从我们所在的地方往远处看，似乎是英吉利海峡常见的大灰鸥，像我们之前见到的一样，这时拜访我们的大灰鸥一会儿轻轻掠过海面，一会儿优雅地栖息在涟漪上。12月16日，我们的船停泊在了白河。

天津——签署条约的寺院——河流——北京路——交通工具——运河——租界——街道——盐栈——消防车——火邪——下层阶级的粗鲁——罪行与警察——少女——杀害婴儿——中式晚宴——中国年——祭祖——公共浴池——中国人的房子——人群——乞丐——失明——旧火枪——大夫——变戏法的人——珐琅——鸦片——粮食库——寺院——尼姑庵——太平间——育婴堂

天津显然有极其重要的商业地位。天津及其辖区占据了大运河和白河交汇处的一些地域。房屋低矮，街道地势较低，年久失修，肮脏污秽。其整体市貌给人的印象与其据说所拥有的巨大财富的说法并不契合。整个城市纵向不超过4—5英里，全部区域算上，横向不小于3英里。

居民人数很难确切估计，但一直被认为大概不到80万人。由于这个地方存放着来自朝鲜半岛和中国南部沿海货品，以及经过大运河从黄河和扬子江运送来的东西，这么多人口大多数靠水吃水，以货物进出相关的运输谋一份生计。

天津只有较小的一部分被城墙围封，即白河和大运河的南岸。这里城墙包围的地方呈长方形，其长边恰好一英里，短边四分之三英里。城墙正对着东南西北四个方向，每面城墙上开着一个大门，这四个城门之间是四条主大街，交汇于城市的中心，在此建有一个很高的牌楼，有点像地标。这些城墙都很破旧，尽管建好后还不到250年。城墙由砖砌成，在一些地方大片的砌砖掉落。城墙四角有扶垛，沿着城墙每隔一段距离就有相似的防御设施，这里可以保持侧射火力，除非冲撞确实让整个城墙崩塌。在每个城门上建有瞭望楼，其飞檐标志着这些建筑都是中国风格。现在城墙上没有炮，城墙不再用作防御，城墙顶部似乎已经改造成一个公共厕所。沿着城墙根，每隔一段距离就有一堆粪便，臭气熏天。绕着城墙外侧，在距离几码的地方是护城河，垃圾、下脚料以及各种令人讨厌的废物丢弃其中，而城墙每个内角处都有一块空地，留作众人方便。

周边农村的总体情况在他处会有更为详尽的描述，所以在此讲讲以下情况足矣。绕城一周有超过15英里环形外墙，称为僧格林沁墙①，于1858—1860年之间建成，为了防御"蛮夷"，但是没有用处。

这道城墙和市区之间的空地上大多挤满了汉族人的坟墓，规模不等，形状有些不同。在外城墙的里面有几处耕田，当然，外城墙圈围了整个郊区。紧挨着南边的围墙有座寺院②，供奉着海神，1858年《中英天津条约》在此签署，寺院故此通常称为"签约寺"。寺院里大量佛像被搬走或捣毁，但还有相当多的得以保留，

---

① 僧格林沁（1811—1865），博尔济吉特氏，蒙古族，晚清名将，咸丰、同治年间，参与对太平天国、英法联军等的战争，军功卓著。为了防御外敌和太平军的入侵，僧格林沁于1860年上奏朝廷："天津为紧要重地，亟应设法严防。揆之地势，亦应附城一带，挑挖重濠，筑立土城，将四门关厢，圈入重濠，设有警动，守濠即系守城，较为得力。"因此，天津之后所建的外城墙被称为"僧格林沁墙"。——译者注

② 即天津海光寺。——译者注

有些是泥塑彩绘像，其他一些佛像用了更为值钱的镀金。大殿里有题写着儒家思想的碑匾和一幅佛像，如果不是真有佛光的话，殿内光线模糊，因为窗户很小，没有玻璃，而是用纸糊的窗格，阳光很难透过破布帘子。

白河由于穿过天津的郊区，不仅比泰晤士河还要浑浊，而且有大量的废物垃圾，恶心之极。和其他处境相似的人一样，我居于此地期间，要饮用这种恶心的水，这让我恐惧，敬请谅解。所有的井水很咸，不宜饮用。而似乎唯一可行的事情是对白河的脏水进行仔细过滤，并加明矾处理。

白河和京杭大运河上都有浮桥。虽然此时河面从两岸开始结冰，河面上还有无数船只游弋，除了一艘俄国炮舰已经锚定准备过冬外，显然看不到其他外国的船舰。但是此后没几天，一艘登特先生名下的纵帆船抵达，这是条约签署后第一艘到达的船只，因为冰冻封河，在随即而来的冬季成了"一个机构"。

从天津起始，沿白河两岸向西北方向有两条道路通向北京。沿右岸的道路交通流量最大。道路两侧有连续挖掘的沟渠，从沟渠中挖出的泥土堆积成路堤，有点像在英国和其他地方为了铺设铁路而修筑的路堤。在雨季，雨水沿着这些沟渠流走，否则会在周围泛滥。但是，道路很容易被破坏，因此大雨冲出了许多缺口。时不时路上会架设临时木桥，如果道路破坏严重，则几乎无法通行，即使是中国这一地区所使用的农用小推车也几乎无法通过，而重一点的交通工具就完全是望路兴叹了。我在天津几乎整整一年的时间里，没有人试图对道路或桥梁进行修缮，所以道路和桥梁都是每况愈下。也许没有维修资金，因为诸多情况表明中国政府混乱无序，其财政也处于破产状态。

由于农村河道纵横交错，四通八达，河里船只如织，因此中国这一地方陆上的交通实际上比较少。道路上总是可以碰到三五成群的路人，有的步行，东西和家当装在背上的褡裢里；有些坐在前面描述过的农用推车里；有些骑着蒙古小马，有些骑着骡子、驴，甚至公牛，这些牲口有时供人骑乘。它们也把商品从一地驮运到另一地。与这些低等动物一样，人可能也是经常"驮运"东西的动物。

运河如果没有冰封，就会挤满了长而窄的船，吃水不深。有时两条船在船尾两两相连，这样更容易穿行于狭窄而弯曲的水道。初冬季节，这些船只运送的商品主要包括粮食和秸秆，粮食供食用或做种子，秸秆用做饲料。随后各种各样的蔬菜被运到市场，之后运送大量水果。在秋季，它们运送供冬季食用的玉米和各种粮食。在回程时，这些船向内地装运出口商品，以及各种当地生产的商品。

根据刚刚签署的《中英天津条约》，天津郊区东面不远的地方，专门划出一块地作为英国和法国的租界。租界后面以公路为界，前面以白河右岸为限。在我居住天津期间，这地块几乎完全被坟墓占用，靠河岸有不多几个凋敝的小村落。夏天，坟墓周围有几块不大的耕地，种植了各种庄稼，不同种类的作物覆盖周边的坟墓，还有一些裸露在外的汉人的棺材。一到持续下雨季节，整个地块最低洼处就成了死水塘的储水池。从这些细节可以看出，要封堵填平这里的这些洞孔，使其能够建房肯定得花很多费用。

总体而言，天津的街景给我们带来了无穷的兴趣和喜悦。人们的一举一动、穿着打扮、外貌样子都与之前我们已习惯的大相径庭，在所有这些特点中，偶尔有一点会让我们脑海中浮现出英国家乡的某个惯例，而联想的事情对我们来说又是那么稀奇古怪。在来到这里之后很长一段时间里，在市郊到处溜达是我们喜悦的源泉，虽然尘土飞扬，人多拥挤。拥堵在大街上的人群比我们习惯所见的任何地方都密集，甚至超过伦敦。关于这些情况我稍后会有更具体的讲述。在此，我要说这些拥挤的街道上有一两个特点让我们想到英国家乡。这样讲吧，像我们在英国国内见到的一样，有些男人背上背着、胸前挂着似乎是广告牌。另一些吆喝着他们要卖掉的东西。有些商铺显然已经关门，我们认为可能是搬离告示被斜贴在百叶窗或其他什么地方。我们经过的一些商铺有各种中国绘画，那些表现本国特色的绘画绝对不赖，而那些表现外国人的绘画冷嘲热讽，难看很多。

早在12月20日，市场上就有冻实了的、硬邦邦的鱼摆在外面销售。我们参观了一家当地的糖果店，顺便说，店主是个伊斯兰教徒，我们参观时，他立刻把最优质的海绵蛋糕拿出来放在我们面前，虽然有一点点味道表明这不是地道的英国货。他给我们尝了各种各样的蜜饯，其中许多对我们而言很奇怪，但其他一些显然是杏和榅桲，味道都是上佳的。

在白河的左岸有许多看上去像巨大草垛的东西，从市区向东绵延一英里长。这些是一堆一堆的盐，这是个很大的盐市。靠近大沽有广辽的盐田，生产规模很大，而生产的大部分盐被堆放在这里并征税。

马戛尔尼勋爵在出使北京的记述中对这里盐堆的规模做过描述，他当时所描述的情景显然与现在的情况没有什么出入。盟军在后期的推进过程中并没有占有这些盐田，这似乎有些奇怪。这些盐田的内在价值巨大，而且即使其价值不会超过赔偿款的总和，也可以获取赔偿款很大一部分款项。此外，切断食盐的供给，仅次于停止粮食供给，是逼迫政府就范的一个非常有效的手段。

到达后没有几天，我就有机会目击了"水龙队"的救火行动。我在大街上溜达，一位男子连奔带跑从我身边经过，手里举着报火

警的拨浪鼓。他在人群中很显眼，因为他宽松的衣袍前胸和后背都
有标识，白底上印着汉字。他一边跑，一边在头上摇着拨浪鼓，拨
浪鼓由一串小鼓组成，竖在一根长手柄上。这人手腕前后不停地扭
动，拨浪鼓就快速地前后转动，摆动小鼓两边的弹丸击鼓，发出的
响声可以在很远的地方听到。没过几秒钟，一大群男子开始快速从
我身边跑过，这些人都穿着统一的制服，很多人手里举着旗子，有
些人手持长杆，长杆上挂着灯笼，从我们所见可以推断，不仅此时
此刻是这种情况，其他好多次火灾时也一样，中国人似乎认为在救
火时挥舞旗帜、打着不同颜色灯光的灯笼是救火行动的重要组成部
分。四个人用一根木棍抬着，有人告诉我们是消防车。消防车灵巧
轻便，据说其构思参考了广州的一些英国消防车，尽管中国人自己
对这种说法决然否认。虽然使用时远不及我们英国国内的消防车，
但是这里的房屋主要由木材、席子、纸张和芦苇建成，特别容易着
火，所以水龙对于这样的城市意义重大。当地人自己称这种消防车
为水龙，这个名字绝对恰当，象征了用五行中水克火来消除具有破
坏性的火灾，这正是水龙的功用所在。

　　走了没几分钟，我们就到了火灾现场。四个水龙迅速全力投入
工作，把水柱喷射到火上，但是我们随后观察到水龙本身不得不通
过水桶不断补充供水，因此，尽管离河不远，有时很难维持充足的
水量。

　　如果让当地人自己救火，他们在很大程度上茫然不知所措，他
们能做的事主要包括摇拨浪鼓、敲锣、挥舞旗帜、手持许多彩灯东
奔西跑、并大声呼叫。然而现在成立了英国宪兵司令，在其指导和
指挥下，他们证明自己既可以积极应对，而且精力充沛。

　　关于他们所认为的"火邪"，这里的人有一个非常奇特的迷信。
为了让一个兵团抄近路更容易到达一个练兵场，有人认为在城墙上

开个洞是明智之举。开洞后不多几日，城里就发生了破坏性严重的火灾，马上就有代表团找指挥官进行严厉的申诉。据他们讲，火邪总是发端于南边；他们指出自己的房子没有把门朝南开的，这确实是一个事实，如果有人把门朝南开了，毫无疑问极具破坏性的火邪早就一火焚毁。他们指出，就连南大门通往外边的出口，通过增建一堵外墙的方式将其出口开在朝西的方位，这也是事实。他们说现在这些措施又有何用呢？由于你们的原因，火邪已经在城墙上挖的缺口乘虚而入。你们亲眼瞧见已经发生的火灾，除非你们把缺口封堵，否则整个天津城将会付之一炬。如果这个预测真的发生，有些注定要继续占领天津的士兵可能不会有多少遗憾。

在周边长时间溜达时，我们经常特地走进中国人的房子里看看。每一次都被客气地迎进门，没有一次例外。我们打招呼后，主人或住客总是说"请！请！"招呼我们坐下来，并马上给我们沏好清茶，茶里不加糖，也不加牛奶，茶对他们来说就像啤酒对撒克逊人一样。如果我们步入一家商铺，他们经常以类似的方式请我们一起喝茶，但是在私人家里，他们在我们面前会摆上各种小点心。

很不幸，我自己对当地的话一点都不懂。但是当我到这些中国人家里造访时，总是有汉语比我好的人结伴而行，他们会给我转述谈话内容。我们总被问及"尊姓大名"、贵庚、有几个孩子，而这些孩子只包括儿子，因为在这个高度文明的国度里，女子，真可怜，什么也不是！

中国当地人相互交谈时彬彬有礼，其礼貌程度在英国普通老百姓相互交谈时闻所未闻。观察发现，中国更上一等的人与外国人谈话时非常有礼貌。但是对于那些比店小二更低层次或比好一点的工匠阶层更低层次的人来说，就另当别论。包括劳工和底层商人在内的广大群众或许比英国相应的阶层更希望尊重比他们高人一等的人，或者更希望彼此之间能够客客气气。通常情况下，这些人对英国人和其他欧洲人的态度在一定程度上有点傲慢，而在中国之外的任何其他国家里，西方人对此完全不习惯。例如，在没有丝毫挑衅的情况下，一个中国人会毫不犹豫地冲撞大街上见到的欧洲人。在雨天，中国人通常会霸占一些街道上狭窄的人行道或小道，消极抵触，怎么也不让外国人通过，外国人如果足够友善，只能在大街上最脏、最泥泞的路面上行走。如果扛着包袱、货品或挑着水，他们会毫不犹豫冲撞外国人。如果得到允许，轿夫会径直冲撞走在大街上的外国人，尽管大街上有足够的空间让轿子通过。沿街骑马的中国人如果碰巧前面走着一个欧洲人，就会策马急速经过他，并猛撞他的肩膀。如果这个欧洲人没被撞个"老鹰展翅"，他就该觉得自己很走运了。

在我们占领天津的第一年里，几乎所有驻扎在天津的官兵都遭遇过这些丑恶行径。我碰到的同胞中有一两个人确实没有遭遇针对他们的下作行为，而他们感受到人们以礼相待，无以复加，甚至他们在自己的人中碰到了我前面简述的行为。

是的，没错，丁是丁，卯是卯，优点归优点。当地人之间的犯罪似乎比较罕见，在大街上很少见到人们相互争吵。白天几乎见不到巡捕，不过有几个英国士兵被转为巡警，隶属一个宪兵司令管辖。

中国人中犯罪罕见似乎在很大程度上要归因于中国民众受到的教化——它要求民众顺从于合法当局，对此他们已习以为常——而不是由于他们的机构对犯罪所进行的有效的镇压和处罚。孔子是中国人的圣人，是宗法礼制的奠基人，他有一条深入人心的教义，即需要服从权威，无论对父母、对官吏，或是对皇帝。这一信条在启蒙教育中就教给了孩子，他们长大以后，约束他们彼此之间以及他们在社会中的行为的准则就已经形成了。因此，我们必须承认，即使是儒家学说也有一些不错的教义。这并不是说当地的官员有机会惩处时并不是严惩不贷：我们有充分的理由相信，这些惩处中包括轻罚微惩，即用专用刑具对可疑或真正的罪魁祸首打脸，直到伤痕累累，被打得面目全非，甚至危及生命。再就是打脚掌，即用竹板抽打脚底，并用类似的刑具进行笞杖，这要比普通的"鞭笞"严重得多。对于更严重的犯罪重用的刑罚是凌迟和斩决，有的还附带酷刑。但臭名昭著的是，这个国家各个阶层行贿受贿之风盛行，腐败司空见惯，所施刑罚轻重与其说取决于被控之人所判之罪的轻重，还不如说取决于其社会关系和经济状况。获罪服刑或无罪获释一来取决于他的能力，二来取决于他对主事判官能够施加多少影响。

纵观整个中国——具体到天津亦不例外——治安部门对恶人有一套行之有效的警告方法。每个巡夜的治安人员①都一手持一块挖空的、特定形状的木块，另一只手用一根木棒敲击，从而发出连续不断的"梆、梆"声，这样一直持续到"天下大白"。在漫长乏味巡夜期间，治安人员从不停歇或休息。从深夜到清晨，无论寒暑，无论天晴下雨，他们始终如一，来来回回边敲边走。他们敲出的连续不断的"梆梆"声一举两得，既让他们保持清醒，也警示窃贼和流氓他们正在走近。据说刚入这行的人能够通过敲击方式的不同变化辨识夜里的时辰，但是对外国人而言，这种细微差别并不明显。有个事实还值得一提，在俄国的塞瓦斯托波尔，民警据说有个与刚才所描述的用具相似的装置，借以警示那些盗贼和其他可疑人物他们正在靠近。我们猜测这样的安排和中国一样行之有效。

———————

① 此处指更夫。——编者注

　　有一次进城，有个少女引起了我和同伴的注意。她在对面，在一位老妇人的看护下沿街蹒跚前行，脚缠裹成马蹄形。老妇人年龄无法确定，皮肤萎缩、满是皱纹、非常肮脏。根据外貌判断，小女孩年龄不会超过八九岁，脸色白里透红，不同于克什米尔少女那种病态的苍白。她黝黑的眼睛、黝黑的眉毛、黝黑的头发，脸上略施胭脂，皮肤本色依稀可见，尽管眼睛稍微有点斜，但肯定是个美人胚子。

　　之后我在许多场合给人讲过大街上碰到的几个走路左扭右歪的妇女相貌多么平平，不，长相多么让人讨厌。诚然，我们只看到了最底层的人，但是在英国和爱尔兰有许多妇女长相绝不难看，而在底层人群中，长相好的也大有人在。但在这里好像并非如此。

　　同样值得注意的是，在大街上所碰到的正在玩耍的女孩数量与男孩的数量相比显得很少，有人认为这些事实指向这个地区杀婴的盛行。孩子得病就几乎得不到看护，据我亲眼所见，他们的病痛有时成了母亲的笑柄。尽管我相信女孩在小时候所得到的父母的关怀并不多，但我得承认，我无法断然肯定女孩在中国会被杀死。

　　里帕斯神父记述过他居于北京的生活，其中他生动地描述了生病的孩子们被自己的母亲遗弃的情形。他说："如果母亲贫穷，家里大人多；或者发现婴儿身上有缺陷；或者有患病迹象，病可能难治，治疗要花很多钱，他们就会毫不怜悯地遗弃这些小可怜。这种做法也普遍见于非婚生的孩子，尤其是尼姑，她们的生活自称一尘不染，圣洁无瑕。"他又补充说："在北京城外不远的地方，我亲眼看见一只狗的爪子下压着一名婴儿，还有一只狗正在啃吃另一个婴儿。"

里帕斯神父自己和其他耶稣会士认真看护这些弃婴。鉴于缺乏护士，他们就把弃婴留下了。弃婴的数量如此之多，因此据他说"每年有不少于三千多儿童以这种方式接受洗礼。"因为，他们是作为罗马天主教教徒被抚养的。

绕过这个令人不快的话题，我必须指出中国的儿童（大街小巷、大村小庄的每个角落都有许多小孩）愉快欢乐，嬉闹顽皮，就像我们自己国家里正在成长的一代一样，是"家庭的希望"。他们的娱乐方式在某些方面非常类似我们自己的孩子，但在其他方面又稀奇古怪，完全不同。举例来说，中国儿童和英国儿童一样，都把放风筝看作很重要的消遣方式。然而，他们放风筝的方式不同。一个英国男孩如果能顺利地把外观笨拙、"尾巴"累赘的风筝高高地放飞就心满意足了，而中国顽童喜欢放许多奇形怪状的风筝，放风筝的方式也是五花八门。或许他们的最爱是形似鸢的风筝，风筝也因这种鸟而得名纸鸢。放飞时，他对风筝的操控如此娴熟自如！有时风筝在他头顶展翅悬停，一动不动，然后突然一个扎猛子向下俯冲，像鸢抓捕猎物一般凶猛。再一转眼，风筝又顺风直冲而上，活像一只活鸟，然后再悠然下降，比之前要慢，或是好像栖息于屋顶，或是好像从屋檐掠过，忽而又像受惊，突然腾空而起，直冲云霄：所有这些上下翻腾，或停或冲的动作，都由牵线的手灵活操纵。

这些玩具，如果它们可以称为玩具的话，不管孩童还是大人，常常都会玩上好几个小时也不厌。风筝并不总是像鸟的形状，有时是鱼形，也有龙形。如果是龙形风筝，必须承认，虽然每个人都知道这东西只不过是棉布和竹片扎成的，但是当这个可怕的怪物在你头顶上方徘徊时，它的长鳞褶皱在微风中颤动的样子绝不讨人喜欢。男孩们会玩、"老男孩"有时也会玩的一种最为雅致的风筝是帆已涨满的帆船。寒冷的 11 月里的一天，碧空万里，我就看到过一些这样的船形风筝在碧蓝的高空起伏、翻滚、摇曳，船帆和桅杆用白布做成，映衬在蓝天上轮廓格外清晰。

中国孩子最喜欢的游戏之一是打陀螺，而他们玩的游戏中最让英国人吃惊的是板羽球游戏。他们不用球板，可是能精准无误地用脚底踢毽子，只用脚踢就能娴熟地把毽子控制在空中，让人惊叹不已。观看他们玩这种他们最喜欢的游戏让人忍俊不禁，他们聚精会神，非常认真，毽子来了就会把脚摆到适当的位置，根据毽子的落点，要么用脚尖，要么用里外脚背，要么用脚跟把毽子踢出去。但是，有一点无疑比男孩子踢毽子让人更觉稀奇，虽然很不幸我没有亲眼目睹，不过有人很诚恳地告诉我，尽管少女们要受缠足之苦，脚被裹得既可怕又非自然形状，可少女们也经常踢毽子。

我们的元旦到了，有位被一些官员请来做先生的人来向我们致以"节日的祝福"，一大清早就来登门拜访，让我措手不及，来不及接待，他很有礼貌，留下名帖，然后离开了。名帖是一个红色纸条，红色代表喜庆，名帖上的字写得很漂亮，无疑是他名字、官衔、封号的详细情况，只是我看不懂。事后几天，我收到了参加中式晚宴的邀请，我常常表示这是我梦寐以求的事。一个很大的红包，一端开口，里面装着一张差不多同样大的红纸，上面书写着神秘的汉字，热情好客的"天朝"人恭请我赴宴。有位先生自称很有学识，把这份珍贵的请柬翻译成英文，这使我能够把这份绝妙的公文的英文版呈递于此，对那些不曾有机会收到请柬的人来说，此信的新奇足以使其有理由在此占用一些版面。

请柬是这样写的：

Ko   Rice.

Ta   Which being interpreted, mean Gordon,

Tsin.   great, man.

On twenty-fifth day, at 4 o'clock, drink wine, drink tea, eat rice.

CHANG CHINO WAN. [①]

我们一行在迷宫般的大街上左拐右弯来到了衙门，即张家的宅院。街道原本就肮脏污秽，即便当时大街小巷确实也一样肮脏，严寒冻结了一切能被冻结的东西，这让人觉得比天气晴好时稍微好受些。宅院本身有许多破旧的建筑，都只有一层，完全是中式建筑风格。经过外院几座建筑，我们穿过一个铺设整洁的庭院。四角竖着立柱，柱子中央上盖天篷，天热时可以遮挡正午的太阳，尽管到了那时这个天篷似乎没有多少用处。

穿过这个露天庭院，我们走进了一个狭长的房间，其正面墙上可见具有装饰作用的大窗户，窗格用了玻璃，而其他家境不及的人家则用纸糊，纸用油浸过，使其呈半透明。这个房间的地上铺设了大砖，既没有地毯，也没有地垫。正对着大门放着一张擦拭光亮的桌子，上面摆放着许多精致的中国制造的摆设，其中有一个富丽堂皇的大瓷瓶，有飞禽树木的浮饰；屋内两个角上分别有一个灯台，上面放有一个灯笼，屋顶上还挂着两个灯笼，每个灯笼中有一支蜡烛，灯笼染成红色，以示为我们举办喜宴。靠近屋子两边各有一个炉子，里面装满了燃烧的木炭，炉子上面敞口，只是上面放了一个丝网的罩子。炉子上没有烟囱把有毒气体排走。很明显，炉子的这种构造使有毒气体和屋子里的空气混合在一起。不过，可能是由于门窗的密闭性并不好的缘故，这并没有造成不良结果，如果房屋建

---

① 请柬大意：戈登大人，欲于二十五日四时具酒、茶、饭。张之万恭请。——译者注

造更好的话，对待在里面的人会造成很大伤害，甚至是致命的。

正对着门，墙上挂着一个牌匾，上面书写着几个金色大字，我们猜测是句话。有人给我们解释说是道德格言："清正廉明"。对中国人来说，这表达了我们第十诫① 所表达的含义，第十诫更加直接，而中国人的表达更加含蓄。还有一些含义类似的词句，金色大字写在红底上，间隔开来挂在墙上。有些是卷轴，有些写在屏风上，屏风把我们站立的房间与一间较小的房间隔开，小房间的陈设与大房间相差无几。

主人接待我们时礼数周全，对我们一一鞠躬握手。数张餐桌很快摆满了各种菜肴，我们到达后没几分钟就落座。我们一行的人数明显比他们预期的多，因为领事带来了几位先生。招呼我们的人热情好客，站着不愿入座，在整个"盛宴"中，一直轮流照应我们。

我们坐的椅子都有扶手，结实、宽敞、制作精细。餐桌上没有桌布，但是桌面漆得光洁锃亮，可以清晰地映出我们的面孔。刀叉是英国样式，勺子是本土样式；这些餐具和银制的叉子一并摆放在我们面前。桌子上有各色果碟，有鲜果，也有蜜饯，摆放讲究。鲜果中有葡萄、梨和苹果；果脯中有一种杏仁，腌制后洗净，有特别的细腻口感。还有一些盘子，盛有西瓜子、苹果蜜饯、梨蜜饯、李子蜜饯。在其他一些鲜果中，有一种水果堆得像个金字塔，它的样子我之前完全没有见过，他们这里称之为山荆子② 。

在这些盛放各色水果的小碟中，有两个碟子盛有不同的美味佳肴。其中的一只碟子里面精心叠放着切成薄片的火腿，而另一只碟

---

① 据《圣经》记载，十诫是上帝借由以色列的先知和众部族首领摩西向以色列民族颁布的十条规定。第十诫为："不可贪恋人的房屋；也不可贪恋人的妻子，仆婢，牛驴，并他一切所有的。"（见《旧约·出埃及记》第二十章第 17 节）——译者注

② 山荆子是山楂属果实，很受中国人重视，不管是生的果子、蜜饯或是果酱。

子盛放的东西棱角分明，堆起成金字塔形，我们被告知这是煮鸡蛋，已经在土里埋了一年了。① 鸡蛋的色泽绝不诱人，对我们来说似乎是十分不健康的灰色，光是想到要品尝都让人不愉快。然而，当克服了这两种偏见之后，这种被在土里埋过的鸡蛋味道并没有料想的那么糟糕，不过，公正地讲要对它做更多的赞誉恐怕需要再思量。

这一轮菜品撤走之后，我们面前摆上了小茶杯，里面盛着看上去像是甜米水② 的东西，事实上尝起来也是（我们一行中有位之前在这里住过，他告诉我们燕窝羹在北方不流行）。紧接着，我们每个人身边都放了一个非常小的瓷酒杯，装着"三苏"③，是热热地从酒壶里倒出来的酒。

接下来用小碟子端上来一种奇特的白色根状物。其中之一是有名的莲属植物，即睡莲，在这里被视为上等菜肴。另一个是可食用的莎草④ 的块茎，从南方地区——尤其是广州——引入。

再接着上了一盘菜，放在酒精灯上加热，之后确实都是主菜。有鱼翅炖的羹，味道不像英国国内的鳎鱼，"正餐面包卷"切成片，烤得很好，分给每个人，吃起来很像德国的面包干，那么清脆，那么好吃。

有些留在桌子上的蜜饯这时被撤下，又上了几个新碟子。其中一个碟子里看上去似乎是橄榄，去了核，泡在糖浆中。另一个碟子里看起来像四季豆，切成了丝，腌制保持脆性，具体通过什么方式腌制就很难猜想，我们只能根据其口味判断，它们并没有放在醋、

————

① 应指皮蛋。——编者注
② 应该是酒酿或醪糟。——译者注
③ 由高粱酿造的烈性酒，就像大麦酿造威士忌一样。
④ 荸荠。

糖或盐里泡制。和这道菜一起，还有一小碟海藻，如此好吃，所以在之后的宴会中，我们一遍又一遍地提到它。

吃完的碟盘大多数被撤走，换上其他一些菜品。其中一个是猪腰子炖蔬菜，腰子和蔬菜都切成碎片，十分可口；一个将南瓜切成小块，加糖炖成羹；一个是火腿切末，用蜂蜜、米饭和栗子（当然去了皮）一起烹炒。接下来又是一个著名的中国菜：海参①，海参在清汤中炖好。为了尽可能做到中式用餐，我们有人要了筷子，而海参本身很滑，雪上加霜的是，"该死"的天气冷得要命，我们的手指已经冻僵，我们试图用筷子夹起一点海参要吃时，感到无从下手，十分沮丧。还有一个比海参更可口的菜和它一起上来，是白菜和栗子的奇特搭配，切细后拌在一起。大家一致认为好吃。

前面这道菜就谈到这里。招待我们的仆人用小碟子上了热"酥点"，里面是蜜饯馅，这些小碟子在就餐过程中像盘子一样不停地变换。这些酥点特别好吃。海绵蛋糕，黄色，切成小方块，同时分给了每个人；又上了一种稀粥，或"茶"，由杏仁制成，并有浓烈的杏仁味，盛在茶杯里放在我们面前。味道很棒。

但是，我们的盛宴还没有结束：我们还有美味佳肴。上来的第一道菜是苹果炖莲藕；之后我们又吃了蜜饯。

主人至此一直在房间的空闲处吩咐仆人，因此他看到了我们用餐的全过程，此时他绕着坐在桌子旁边的客人走了一圈。他对每个客人都寒暄了几句。我们一行中有位先生整个人的精神和容貌比起实际年龄要老弱，主人和他说话时十分客气地问道，"请问阁下贵庚？"同时比画着自己的年龄是 67 岁②。但是当他继续挨个问候

———————

① 主要从日本和锡兰进口。
② 67 岁是中国人的算法，按照我们的算法只有 66 岁零 3 个月。

时，我们发现他有个习惯，有点让人不快，根据我们的礼节观念，在餐桌上或餐桌附近有点不合时宜：他像粗俗的水手或美国人一样唾沫星子乱喷。

似乎到了该上正餐的时间，之前的一切似乎一直被视为配餐：开开胃而已，就像拜伦勋爵在晚餐前吞吃了三打牡蛎，然后抱怨说他发现自己的胃口并没有增加，如果有任何效果，却是没了胃口。也许我们的胃口确实也是如此。这时，煮羊肉、炖鹅、炖鸡、炖鸭全都切好，或者更确切地说，撕碎后端了上来。但是，这些菜肴都没有怎么吃，所以几乎马上就撤走了。同时，每人给了一份腌黄瓜片，无疑是为了增加食欲，正像吃橄榄可以增加喝红葡萄酒的酒量一样。此时端来了馒头，非常像面粉做的饺子。我们被告知，如果不蒸，而是烙的话，就是一个个小烙饼，而现在这些都是蒸出来的。这道菜的最后上了一碟腌白菜，放在我们面前。这是唯一一道绝对难吃的菜，肯定是。

接下来的一道菜包括一碟白菜，但是与刚才提到的那种白菜形式不同，腌制得很奇特，而且这个要好吃许多。然后，我们吃了鱼鳔塞虾，这道菜烹制精良，味道鲜美。然后上来的似乎是粉丝汤，其实是切成极小的羊肠炖的汤。之后我们喝了鱼羹，由白河中发现的一种奇特的透明小鱼烹制而成，喝鱼羹时，给我们每个人都上了米饭，表明晚宴已经结束。真是美妙的一顿晚餐。

餐桌上能吃的东西都被拿走了，我们面前摆了烧酒杯。代理领事此刻举杯祝主人身体健康。喝酒要"杯满喝干"，我们这些蛮夷客人的赏光使热情好客的老先生显得很开心。他确实看上去很高兴，情不自禁亲自手持酒壶，挨个给我们每个又把酒"满上"，但是，唉……! 这烧酒并不好喝。

甜点在隔壁房间摆放齐备，我们因此被邀请过去用点心。那间房子既没有炉子，也没有壁炉。夜间的温度下降到 13.5℉。因此，不要猜我们是否觉得有点冷，其实，我们瑟瑟发抖。果品和之前餐桌上一模一样摆好，此外还上了山荆子酱。只有在山荆子酱旁边放有叉子。给每人一杯甜米水。此时拿出了方头雪茄。刚才带我们到此屋的主人正吞云吐雾，似乎很享受这支"烟草"。他和懂汉语的人东拉西扯随便聊聊，似乎对有些话题的探讨兴致颇高。

在清晨五点半，领事暗示是我们告辞的时候了，所有的人立刻起身。我们每个人都一一和主人行礼道别，但是主人并不满足于此，他一直陪我们到了"衙门"的大门口，他已经吩咐让几个仆人点好灯。主人走路时，我们看到有两个仆人托举着他的后襟，到了大门口，他再次和我们一一道别，躬身，握手，最后，随着我们大家离去，我们后退，他再次躬身，并按中国人的习俗，双手抱拳作揖。

元旦过后很久才是中国新年。2 月 10 日是今年的中国新年，相当于我们的元旦。显然，过年前至少好几周的时间，人们都在为庆祝新年做各种准备工作。大街上挤满了各种东西的货摊，各种便宜的印制品大量摆出来兜售。印在这些印制品的主题对我们来说难以理解，但是我们可以推测它们承载着即将到来的节日的欢乐和庆祝，抑或包括世俗画及礼仪规范的漫画，其性质有点类似于英国"情人节卡"的主题。店铺里许多货品的价格此时有大幅降低。中国有一个习俗，一个十分值得称道的习俗，即这个季节要还清所有的欠债，如果欠钱还不清，据说他们有时宁愿自杀而不愿新年伊始就名誉扫地。人们走亲访友，多有宴请欢饮。有几天时间商店关门歇业，生意不做。过年后重新开张，店铺和家里的房屋都要打扫干净，大扫除很大程度上是出于需要，因为对人的评判肯定不会以个人卫生和家里干净与否为标准。然而，进行大扫除有一个象征意义，这样做的目的是为了表明，过去一年间发生的各种不如意、各种口角不和、各种忧伤不快之事，现在都被打扫干净而被遗忘。但是，大扫除并不是中国人过年的唯一庆祝活动。打扫完家宅和店铺，中国人会难得洗个热水澡；放一些炮仗，点上几炷香，在神龛前敬拜自己最敬奉的神像；在祖宗牌位前摆上供奉。做完这些，重新投入日常生活，目的非常值得称赞：赚钱，老实说，如果能赚，就是要赚钱。

2月9日下午两三点钟的时候，全城炮声连天，告诉我们人们已经开始祭献灶神，祈求诸神宽恕即将过去的一年里的各种罪过。之后不久，我们到大街上散步，发现大街上几乎空无一人，地上几乎铺满了刚才放炮时留下的纸屑。

第二天早上（也就是中国新年的开始），除了极少数例外，户门不开，店铺紧闭。开门的店铺是那些卖搪瓷、玉器和瓷器的。他们的利润巨大，关门的损失难以承受，即使要拜"神"祭祖和祖先，也开门。几乎家家户户的大门上都贴上了红纸条，上面写着汉字。这些都表达美好的愿望和对新年的祝贺。有些人家门上贴着粗略的绘画，这在之前已经提到过，但这并不常见。

大街上有各种大小，形状各异的灯笼售卖。有些是纸糊的，有些由海藻中所提取的透明的明胶制成，全部涂成最浓艳的色彩，设计形状怪诞至极。这些灯笼所采用的所有外形设计中，青蛙形的灯笼尤其受钟爱。有的灯笼代表巨大的金鱼，长着奇形怪状的尾巴，这在广州等其他地方也很常见，初夏之时在天津也见到过。其他形状的灯笼有飞禽、有蝗虫，一些像巨大的螳螂，还有形类巨大的螃蟹。

有灯笼就需要使用蜡烛，而不是油。我们据此发现在中国北方普遍使用的一种"蘸蜡"，当然，在户外需要灯光时总是使用。这些蜡烛的外层巧妙地涂了一层似乎是蜡和动物油脂的混合物。蜡烛的里面全是蜡，中心是一根原棉捻成的灯芯，或在有些情况下用灯芯草，蜡皮不像里面的蜡，不容易熔化，能保证里面的蜡充分燃烧，有效防止蜡烛"滴泪"；而在英国，"牛脂蘸蜡"的滴泪则让人十分讨厌。在家境好点的人家或条件较好的店铺，照明都用这种蜡烛，图案华丽的灯笼有时也用，而家境稍穷的人家、条件较差的店铺则改用各种形制的灯笼。这些灯笼中只用油和灯芯草，大街上可以买到这种灯芯。

在佛教寺庙的"祭坛"上供奉着用上述方法制备的蜡烛，朱红色，饰以龙和其他各种奇怪的图案，其景象壮观，始终如一，可比肩罗马天主教和高教会的教堂里巨型蜡锥。请注意，朱红颜色意味着喜庆，因此这种颜色的蜡烛也用于婚庆和普通节日。

除了这些已经列举的货品，过年时街头摆出来卖的各种东西、机关设计虽然巧妙，但制作有些粗糙。这些巧妙设计的人物形象用纸板剪出，画得像阿拉伯人、欧洲人和中国人。它们能够通过隐藏的机关装置做各种动作，装置的顶部有个突出的小风轮，风吹风轮转，整个人物就开始不停地转动起来。

在一条最拥挤的街道一侧有个小摊头，周围密密麻麻挤满了人。摊主似乎丝毫不理睬自己周围发生的情况，灵巧手指左拧右转，用各种不同颜色的面团捏出各种造型人物，只用这种单一的材料就一个接一个地让栩栩如生的人物"横空出世"，其速度之快、手法之精妙引来"围观者"的阵阵欢笑。我们走近时，他正在捏造一个锡克骑兵，这个人物正在做两件事：一个人吹着小号，腋窝底下夹着一只鸡走开。这个形象一举"成功"，因此马上有了买主，一个小铜板成交。没过几分钟，他又"甩出"了一个皇家工程师，看看他的眼睛、胡须、身上的纽扣、裤子上的条纹，这个卓著的科学团体中的一位工程师就被表现了出来，不管是人物形象还是身上的制服，每一处细枝末节都做得非常精准，而且捏制的速度让人叹为观止。

过了一会儿，我们继续溜达，并有幸经过一家人家，他们正在按照习俗祭祀祖先的遗骸。他们为此搭建了一个小神龛，里面有两尊神像，大概代表了孔夫子和其他某位圣人，也许是孟子。这些神像显然与民族哲学相关，因为整个地方没有任何佛教的踪迹。神龛周围竖有旌旗和纸做的饰物装扮，神龛上精心祭献了几堆苹果和蜜饯，在其中央，正对着看上去是主神像的前面有一个香炉，里面插着几束点着的香，是依次敬拜的人插的，在场的家人有一大群。人们烧着成堆的锡纸。我们留意到他们都很守秩序，每个人敬拜时严肃至极。同时也觉察到那儿没有女性在场。

在神龛周围，沿着封闭通道，在不远处的墙上摆放着祖先的牌位，供他们祭拜。粗略估计似乎有超过 200 个牌位，代表有这么多的祖先，不是这层就是那层关系。我们希望，所有这些人的生活都值得现在祭拜他们的这些后人的尊重和崇拜。

我们了解到，现在神龛里祭献的水果将成为宴席上的食品，这种情况在中国和其他一些可能会提到的国家一样，都是公开展示后的惯例。

直到本月 18 日，生意似乎才基本恢复正常，所有的店铺又开门营业了。这些店铺中此时挂满了许多灯笼，颜色和形状与之前提到的类似。在其他一些店铺中，有大量的儿童玩具：尽管中国人以聪明才智见长，必须承认，这些玩具不管是制造工艺还是优雅别致方面都远不及贝拿勒斯①的同类产品。

中国人依然继续相互拜年，大街上熟人见面，相互鞠躬，身体

---

① 印度东北部城市瓦腊纳西（Varanasi）的旧称。——译者注

下躬很深，指尖几乎触地，因为他们鞠躬是从髋部开始的。走进一些店铺，我们注意到墙上有个小龛，里面供奉的显然是一众"家神"。这些神像前面齐整地摆放着糕点、蜜饯糖果等。店铺的主人看到了我们被神龛里的东西所吸引，他努力比画，给我们解释这一切的含义。他双手合十，做出祭拜的样子，抬头往上看，口中反复念叨着"天"，这就明确表达了他的祈愿，即这些敬献是讨好上天的。

我们被告知过了元宵节年才算过完。元宵节定在阴历的正月十五，今年是 2 月 24 日。而我们期盼的元宵节并没有过，我们被告知因为城里有许多外国人。

之前已经提到过，中国人把洗澡看作是过年的庆祝活动，我可以说，不仅在过年时，其他一些时候，他们也经常光顾澡堂，整个天津散落着相当数量的澡堂，我曾经到过其中一个，在此我费点笔墨做一简单描述。

走进一个直接开在街道的狭窄通道，穿过一个小院子，就到了一个稍微宽敞的建筑内。沿着这个建筑的墙上有几个炉子向外开着，有点像石灰窑或砖窑，炉子旁边坐着几个中国人加燃料，据我们了解，这是为了对里面的洗澡水进行加热。进入大楼，我们发现里面全是蒸汽，尽管有几盏灯照明，视力模糊不清。从不到 18℉的室外走进去，里面的温度让我们感觉压抑，而且这里弥漫着臭气，极其恶心。

澡堂里有二十多个各种年龄的男性，从孩童到老大爷都有，正洗到不同阶段，身上穿得有多有少，有的全身赤裸。有些人正在擦干身体，其他人在穿衣服；有些人在理发师手里，正在十分熟练地编辫子，其他人则在喝茶，这里的茶里总是既没有糖也没有牛奶，里面茶叶的确不多。大澡堂的一端是个小间，里面热气氤氲，在雾气腾腾中依稀可以看出有几个人一丝不挂，有些蹲在浅水池里洗浴，而其他人正卖着力气，忙着洗自己的衣服。在大澡堂的另一端，有个类似的小间，同样也是云遮雾罩，里面有个相当深的大澡池，池子里有几个人，水深齐腰，正在打水嬉闹。

这里的浴资好像是十五个铜板，一美元相当于 1 000 个铜板。这种中国设施是很可以在英国大规模采用的，只是一些做法要有所改变，要比这里看到的更讲究体面和洁净度，因为我们被告知，澡池里的水一天只换一次。

在天津以及中国北方，房屋建造设计普遍极其简单。房屋常见的风格是四方形布局，里面一隔为二，形成两个隔间，临街的一间做生意，因为几乎每个人都要做点买卖。房子两侧或中间摆上柜台，视情况而定。柜台后面，店铺里的人或坐在椅子上，或站着，有的招呼顾客，有的用算盘（这个工具总是在用）计算他们赚多赚少，有的记账，有的抽着长柄、铜制小烟斗，有的一起聊天，兴致很高。

有些店铺的整个门面在白天会被移除，例如那些货物一直要摆在外面的店铺，如糖果店、古董铺、种子商、粮行、五金器具店、估衣铺等。但是，这些店铺在日落打烊时会被认真关紧锁好。整个门面插上木板堵上，其方式与英国的商店在大窗子前面的凹槽中滑入遮板一样。随后整个门面被仔细锁好，之后店铺的人很少出现在街头：提早打烊其实在全中国普遍存在。

但是其他的房子有装饰性的门面，这样店铺的人就不会庸俗地向外张望。门面的墙上有一个大窗子，似乎所有的窗格子都是统一设计，确实非常复杂，但是同时又非常整洁，非常赏心悦目。

没有玻璃的窗户看上去肯定十分奇怪，不过我现在描述的窗子几乎都没有。纸是普遍被使用的替代品，而且效果还不错。前面提到的窗格子上糊两层或更多层半透明的土纸，据说在寒冷的冬季，这种纸要比透亮的玻璃让屋子温暖得多，且同时其通光性极佳。店铺的人如果好奇，也不能透过窗子看到马路上发生的情况，不过与打探邻居的事务相比，中国人通常似乎更热衷于自己事务。顺便说一句，这一特征在许多更接近我们西方国家追求完美人性的人耳朵里听来，一定是非常奇怪的。但是，不管是出于对展示的喜好，还是对观察"稍纵即逝事件"的意愿，有些"天朝"子民有几个窗格子用了一些比纸透明度更高的材料。在南方，一种大个牡蛎壳被磨得非常薄，或将牛角制成薄片，以作此用；有些人也用玻璃，而在北方，玻璃是除了已经提到的纸之外的所被采用的唯一材料。

　　建筑的里间通常没有太多家具；在远端，离门最远的地方是家族男性成员睡觉的地方，很有民族特色的"炕"，这对北方的中国人来说是生活舒心不可缺少的东西，就像真正的老式四柱床、窗帘、羽毛铺盖、枕头等等对于直率、诚实、开心、暴跳如雷的约翰牛① 来说一样。

　　cang（炕）与"cangue（枷）"② 风马牛不相及，犯人游街示众有时要带着枷。炕是由砖和灰泥搭建的一个平台，高出地面一英尺半左右，占满了两堵墙的全部空间，从后面的墙到炕沿大概有六英尺，即一个人身高的长度。炕上摆放着各种被子和其他一些床上用品，根据主人的家境而有所不同，如褥子、棉被（在印度被称作 Rezais），以及各种品质不一的兽皮。枕头有时像竹条编织成的很长的窄凳子，有时上面盖着一种光滑的防水土制材料，有时里面

———————

① 约翰牛是英国的拟人化形象，源于 1727 年由苏格兰作家约翰·阿布斯诺特所出版的讽刺小说《约翰牛的生平》（The History of John Bull），小说主人公约翰牛是一个头戴高帽、足蹬长靴、手持雨伞的矮胖绅士，为人愚笨而且粗暴冷酷、桀骜不驯、欺凌弱小。——译者注

② 因为炕的读音与 cangue 接近，所以作者做了解释说明。——译者注

显然填塞着棉花，就像普通的靠垫。

这就是炕的外观，但是与其他许多物件一样，它外观看似简单，内部构造却十分复杂。在这个奇特的睡觉地方的前面一侧，旁边开有一个小门，就像炉子或壁炉的门一样。我们把手放在炕上：炕相当暖和。我们此时确定在炕的里面，靠近炕沿处确实有个炉子，从炉子接了一根烟管，水平延伸到另一侧，然后又转回来，以此往复，向后再向前，直到这个烤炉一样的卧榻下面盘满，整个炕都能温暖，一家人不是钻在炕里面，而是像烙饼一样坐在炕上，即使是最冷的天气也能保暖。当然，烟道的最后一弯接在烟囱上，把烟排掉。

在屋子两侧以及两间屋子的隔墙的后面摆放着几个橱柜，柜锁的周围镶嵌着光亮的圆形大铜板，其四边和四角是方形铜板。屋子两侧有两张或更多擦拭得很亮的桌子，有的上面是中国的书房用品，有的上面摆放着各种瓷器。靠墙整整齐齐摆放着几张高背木质手扶椅。地上铺了石板，甚至只是泥地，看起来潮湿阴冷，但中国人并不需要地毯，他们鞋底感觉很厚，感受不到对我们来说必不可少的地毯的舒适。屋子中央放着一个火炉，里面木炭熊熊燃烧，释放如此大量的碳化气体到房间，如果按照西方卫生革新者的思路，这必然会在天亮之前让这家人全都横尸家中，但是此种情况并未有过。炉子上有个茶壶正在咝咝"歌唱"。我们被邀请坐下。一个留着辫子的仆人在我们面前摆了几个半透明的小杯子，如果是瓷器爱好者，这小杯子会让他恨不得把第十诫① 撕得粉碎。炉子上咝咝作响的茶壶传了过来，依然哼着"轻柔的曲子"。小杯子里斟满了中国特有的清茶：没茶的日子或许寒意浓；虽然既没有糖也没有牛

① 参见第99页注①——编者注

奶，我们依然能体会到主人的热情好客。招呼我们的人通常坐在我们正对面，双手交叉拢在长袖里，长袖成了他的手套或皮手筒。如果我们一行中有人会说汉语，他就会攀谈。如果不幸我们中没人有此能力，"主人"就和身旁人聊天，可能是儿子、兄弟或仆人，谈论的话题无疑是那些"没有教化的蛮夷"的稀奇古怪的习惯，而此时此刻这些蛮夷却富有教养。

中国人为了保暖对衣服的依赖比生火更多一点。因此，他们用于屋内取暖的设置在我们看来似乎极其简陋、极不完善。一把木炭，或几个煤球是他们取暖所需要的全部。煤球不大，鹅蛋大小，由煤渣加水制成。因此，在冬日里，除非坐在炕上，或紧挨着火炉，不然除了中国人，任何人都不会觉得温暖舒适。

在中国，城镇与城镇之间如此相像，一个城镇的描述差不多适用于所有的城镇。人们十分因循守旧，以至于他们迄今拒绝对房屋和城镇进行改善的潮流，就像他们抵制服饰的时尚创新一样，他们现在的服装和孔子时期的没有什么两样。而在西欧，进行改善的思潮不仅有可能美化我们的城市，而且大大改善了城市的健康状况。

在天津的街头漫步，游客会对这里的喧嚣、活力和人们的怡然自得感触很深。街道如此拥挤，不被推挤着往前走完全不可能。"天朝"人也不愿给外国人让路。在挤满大街的人流里，中国人自己又是如何各显神通穿行于人潮，完成自己的差事的呢？一个外国人有许多机会目睹诸多有关中国的谜团，而这只是其中之一。街上的人群主要是男性，有几个老妇人脚缠裹成马蹄形，颤颤巍巍。苦力肩上挑一根竹杠，两边挑着重物，步履匆匆。有人用同样的方式挑着水桶，水桶里水浑浊不清，上面放一簇草或交叉两根小米秸秆，这样可以防止水从桶里晃出。其他运水的人推着一个大独轮车，上面放六个或八个全部装满水的水桶，推车的人累得气喘吁吁，汗流浃背。隔三岔五就有两人抬轿经过，有时里面有人，有时空着。还可见有人骑着毛发粗浓杂乱的鞑靼小马，有人骑着骡子，有人骑着驴。这些牲口的脖子上都系着一串铃铛，合着走路的节奏发出"叮当叮当"的响声。这里有一种车，有车篷的是拉人的，而没有车篷的是用作一般用途的，拉车的有公牛、骡子、小马或驴，这些牲口似乎在干拖拉的活时没什么区别，把不同的牲口搭在一起干活绝非少见，驾车的人随意甩着一根很长的鞭子驱赶牲口，很像好望角用来赶"先导马"工具一样。带着全套家当的剃头人、流动的铁匠、烤烧饼的、厨师、卖棒棒糖的、水果贩子、蔬菜贩子，等等，加上游动的补锅匠和鞋匠，每个人都高声大嗓，喊破了嗓子叫卖，夸自己的产品质量有多好，价格有多么便宜。

乞丐到处游荡乞讨，会瞅着机会把那些可能并非主动给他们的东西"收入囊中"，乞讨的人有长有幼，有胖有瘦，有的衣不蔽体，有的包裹得严严实实，有盲人，也有视力正常的，也有聋哑人，或假装有此等缺陷，或使尽浑身解数卖艺的。偶尔在境况好点的店铺门口可以看到卖艺的，唱歌时五音不全，伴奏的乐器介乎吉他和班卓琴之间。这些卖艺的人中有的是盲人，必须承认，他们的衣着整洁、本身收拾得干干净净，据此判断他们总的来讲得到同胞们很好的照顾，事实上，他们得到的照顾确实很好，以至于我们有理由相信，如果不是在有些情况下故意让他们失明，他们的不幸遭遇在他们的直系亲属看来并非一无是处，得不到补偿。

天津大街上，数量极大的一类乞丐在一年里最冷的时候（温度在 12—14℉）赤身裸体，身上的全部衣着不过是围在腰间几块破布，一直垂到小腿。这些人留给我们的印象是，他们都很年轻、强壮、健康，长得"油腔滑调"。我们不禁要问，他们自暴自弃，这么衣不蔽体，怎么能忍受这么冷的天气呢？天气冷得这么厉害，即使借助皮衣和各种保暖的衣服，我们自己都很难勉强保持不会被冻着。他们衣不蔽体，但是从面容看，健康丝毫没有受到伤害。事实上，在这么多向我们乞讨的人中，他们这类人最不值得施惠，因为他们身体健康，没有一个人不能自食其力。他们把身体长期暴露于各种因素，这个习惯时间一长，是不是他们抵御世界上此地气温和空气中其他条件的巨大变化的能力更强大了呢？毫无疑问，八九不离十肯定是这样的，因为这个假设可能有据可查：许多我们认为穿着很少的人种竟然身强体壮。事实上，我们的祖先曾几何时也未用太多的布料，而我怀疑，古时的女士文了身，身披兽皮，身体稍有遮蔽，难道她们的身体就不如偏爱养生水和裙撑的后代吗？

我的这种想法最近得到了奇巧的印证，我在读《雅典娜》[1]杂志（1860 年 10 月 13 日）时注意到，其中有位作者在讨论近年来新西兰居民人口下降的可能原因时，做了如下表述：

"毛利人把他们的衰落在一定程度上归咎于给他们引进了新的食物和衣物，以及随之而来的习惯上的改变，这是不是有点奇谈怪论。他们断言，在之前的岁月中，他们的风俗是衣不蔽体四处走动，日常劳作时几乎一丝不挂，他们的皮肤变厚，对冷热的作用不再敏感。"因此，在中国这一地方，几乎赤裸身体的乞丐也可能是这种情况，否则我们很难解释他们为什么看上去肌肉发达，强壮有力。

在《流浪汉和乞丐》一书提到了这类乞丐，写得奇妙，该书作者不是别人，正是马丁·路德[2]，发表时间为 1528 年。据此我们知道乞丐在大冷天半裸着身子乞讨的做法历史十分悠久，而且不限

---

① 文艺杂志，1882—1921 年在英国伦敦出版。——译者注

② 马丁·路德（Matin Luther, 1483—1546），16 世纪欧洲宗教改革倡导者。——译者注

于中国，因为作者告诉我们："街头那些愁眉苦脸的家伙们，冬季一到，都习惯性地扔掉他们的大部分服装，站在公共交通要道瑟瑟发抖，尽管有新任警察的温和规定，毫无疑问，他们的表现与旧时那些赤身乞讨的先辈们一样一丝不挂。"

还有一类乞丐，他们的自残行为让我们想到曾在欧洲一度被称为鞭笞派教徒的一类人，但是在中国要注意有这种差异，即"肉体的屈辱"与宗教动机毫不相干。1月的一天，天气很冷，我碰到了一个刚才所描述的乞丐蹲在冰冷的地上。他冲着围观者和路人以十分洪亮的声音大吼大叫，隔不了几分钟就用手里拿在一起的两块平板用力拍打自己赤裸的胸腔。毫无疑问，这一切有很大的欺骗性，因为拍打时产生的声音太大，与拍打用力程度远不相符，虽然拍打也绝非儿戏。之后不久，我又遇到另一个乞丐，他凭借有点相同的手段祈求施舍。不过他不是用木板，而是用很重的碎砖拍打。就他的情况而言，拍打造成了伤害，轻重不论，因为胸部表面可以看出连续打击留下的痕迹。左胸肌肉最发达的地方明显增大，这是因为习惯性的拍打使其自然增厚，其性质就像印度轿夫和中国普通苦力肩膀上所发生的明显变化。

在天津，以行乞为生者为数众多，根据我们推算多达七千人。他们中许多人失明，事实上，不仅在这里，在中国我所参观过的其他所有的地方，据我观察，底层平民中有很大比例的人或轻或重都患有眼疾。

如前所述，有人曾经断言，父母故意弄瞎自己的孩子绝非罕见，我们有充分的理由相信，这种情况实际上非常普遍，但是即使这种可怕的做法也只占我们所遇盲人的一部分。化脓性眼炎在这里盛行，普遍程度可怕。毫无疑问，传播的部分原因是人们的极其肮脏的生活习惯，他们挤在狭小、通风很差的房子里，很少换衣服，他们就算不是完全不用水清洗身体，也是极少这么做，这就是最底层平民的情况。

天花也很普遍，对眼睛造成极其严重的伤害，患者脸上留下的疤痕看上去很可怕。如别处所述，中国并没有实施免疫，而是用种痘代替。其结果是，除了周期性、以流行病的形式暴发之外，天花祸害人为传播。但这些不是导致中国北方人失明的全部情况。治疗眼疾最受欢迎的方法包括刮净眼睑内表面，这个手术无师自通，做这个手术的人使其成为一个特别行当。手术带来的结果是眼睑内翻，从而睫毛更容易接触到眼球本身，这样就导致眼病，过不了多久，视力就会被破坏。

一月下旬，我访问了乞丐居住的一间破旧的小木屋。前一夜，气温下降到了 14℉，上午 9 点也只有 21.5℉。乞丐们聚集的房子里面，高 10 英尺，宽 10 英尺多一点，长 20 英尺多一点。35 个男子完全赤裸，在这个破旧的房间里蜷缩在一起，用体温相互取暖，每个人的空间只有 57 立方英尺。那些卫生改革者对此有何高见呢？

里面的空气污浊不堪，令人极度恶心，我们在里面连几秒钟都待不下去。这些待在一起的乞丐大多数强大、健壮，一副健康的容貌。他们在这个小屋里待了多久？他们从哪里来？我们无法确定。关于他们的情况，只有一件事给我们做了解释。即在这个可怕的地方待一天要付 5 个铜板。1 000 个铜板相当于一美元，收费极少已是显而易见，但是与之相比，英国伦敦乞丐最最差的寄宿处不是天堂胜似天堂。

在中国，如果一个人不管是因为堕落所致还是命运不济，一旦沦落为乞丐，要翻身不是不可能，但据说难于上青天。不过干苦力的人根本不缺，生活成本少之又少，除非遭遇在所有人身上都有可能的意外，如疾病或其他不幸，如果自愿选择，很少有人会沦落到乞讨为生的境地。和其他地方一样，这里的乞丐也拉帮结派，他们听命于从中选出的帮主，并自愿遵从适用于他们这个集体的一些条条框框。他们这类人像他们欧洲的难兄难弟一样厌恶体力劳作。据说，一有机会，他们定会主动出击，通过暴力手段，把别人不会自愿施舍的钱财据为己有，因此可以预料，有很大比例的犯罪分子来自于这些人。

世界上我所到过的地方，没有一个地方像中国一样贱视人的生命。至于乞丐，他们被看作社会的赘疣，因此，他们死得越快，社会似乎就越高兴。

赌博似乎在中国是一个公认的"习俗"。在天津，赌博用的签子是流动糖果贩子和小吃摊主手头的必备工具。不管是成年男子还是男孩，当客户走近美食摊点时，他们不会像我们一样径直买东西，摊主都会十分理所当然地给他们一节粗大的空竹筒，里面有好多细长的竹简，竹简下端标有数量不同的小点，竹筒被猛晃几下，一次抽取三根竹简，这一过程重复三次，在每次抽签之前都会押一个铜板。赢的人就得到其押注的双倍的钱款，如果赌输，他会淡然地转身走开，回去继续做自己的事情，不管多饿，也不会再来光顾这个摊点，直到下一个饭点。事实上，他认为赌输是理所当然的事，自认倒霉，认为这种事情他无法控制。

在天津的一条主要街道上，有个牌坊值得一提。它是木质结构，两侧的柱子及坊顶都饰有中国常见的人物和灵兽形象，牌坊显然曾经一度色彩鲜艳，上面还有铭文的痕迹。因为树牌坊是为了敬颂妻子的贞洁，所以铭文的遗迹可以认为是旌表其妻子个人纯贞的颂词。但是必须承认，当一个人的德行被认为值得树牌坊时，人们对"天朝"妇女的普遍德行会有一点点怀疑，至少对此有所暗示。

有一天，我在天津不经意间碰到了类似《潘趣与朱迪》[1] 的木偶戏，这对我来说不是一点点的惊喜。表演时同样有吱吱作响的声音，在英国国内我们听起来如此熟悉，同样有荒诞不经的手势，与英国家乡有同样的农舍场景，只是这里"导演"不像西方模仿者，既没有鼓，也没有排笛。我们无法理解表演场景的精确含义，但是我们不禁自问，这种很受欢迎的街头表演是从欧洲引入到中国，还是从中国引入到欧洲？很可能是从中国引入到欧洲的，因为中国人通常不会轻易接受"蛮夷"的习俗以及野蛮人的娱乐方式。

有一件事其后果比此事及之前所述其他诸事后果严重好多，这方面中国领先英国好多年，不辞辛劳造访大清帝国的任何人都很容易觉察一些明证，这就是枪炮，英国似乎已经搞清楚了其原理，只是时间不久。

在划为租界用地的附近，我沿着河岸步行穿过一个村庄，偶然看到两门舰炮，显然是后膛炮，据说已有超过五百年的历史了，因此"天朝"的子民在这方面远远领先于威廉·阿姆斯特朗爵士[2]。我们被告知，类似的火炮仍用于航行在中国北方海上和河道里的船上。有的火炮在《伦敦新闻画报》刊登了图片并有描述。对其中一门大炮我们进行了测量：火炮的口径为一英寸半，炮管长六尺，为了加固，炮管上箍了几个金属环，火炮赖以旋转的炮座完好无损。后堂装火药的空间大概长十五英寸，其盖件有缺失，但是炮管在这里有两个孔，一边一个，据此推断，后堂的盖件由穿过炮管的横杆固定，然后通过其他凸起的扣件锁死，每个固定件形成一个锁扣；

―――――――

[1] 英国的传统滑稽木偶剧，该剧从 17 世纪风靡至今。——译者注
[2] 威廉·阿姆斯特朗（William Armstrong, 1810—1900），英国实业家、科学家、发明家和慈善家。在克里米亚战争期间，发明了阿姆斯特朗炮，并将其专利无偿转让给了英国政府。——译者注

从炮管入口向内倾斜的方式判断，同样明显的是，在上述孔口的前部，炮闩很容易在下方滑动并得以固定。

在我现在的这些叙述中，我力图向读者展示中国城市及其居民鲜为人知的一些特征，因此我怎么能漏掉旅居天津时有幸见到的唯一一位大夫，不对他进行一点详尽的介绍呢？

这位大夫的住所坐落于主要商业街一个隐蔽及相对安静的角落。住处是由蓝色棉布搭的篷屋，有白边，上面写着汉字，详细讲述了这位名医妙手回春的高明医术。篷屋由四根立柱撑起，这样可以保密，外边看不见里面的情况，这并没有多少意义，因为中国人天性不是一个谦逊的民族，即使从外在表现看，教化也没有让他们有多少改观，正如一些西方国家也是如此。于是患者毫无顾忌地来这里找医生，因为那些病得无法走路的人似乎都不去寻医看病。在这里，病人会主诉身体的各种疾患，此时周围可能有一些街头可见的游手好闲者听到病人对自己病情的主诉。中国医师体检及其药方同样有点神秘。许多装满金色药丸的小瓶子、几块黑色的膏药和数粒龋齿残根散落在桌上。

然而，民间有一个治疗方法很受欢迎，经常不用请求任何大夫自己就可以应用。因此，在炎热的季节，我经常有机会注意到，在许许多多当地人的脖子和上半身有一连串淡蓝色小斑块。我们很快确定这些斑块是因为挤捏肌肤所致，我们还了解到这被认为是治疗头痛的传统方法，而在夏季月份的酷暑中似乎很容易得头痛，民间有个信念，这些斑块的数量和清晰度与该治疗方法的疗效成正比。[1]

中国人整个民族不仅对戏剧情有独钟，他们对变戏法和杂耍表

---

[1] 此处当指扭痧法留下的痕迹。——编者注

演也是同样痴迷，变戏法的和从事杂耍的人走街串巷，游走于大城小市。我见过这些人，除了他们表演中的新奇技法之外，也被表演者的精湛技艺所折服。

我只能对其中一些表演做一些详述，因为在我有机会观看的各种表演中，很不幸我没有对整个表演做充分记录。这些表演总是在露天进行，表演者根本没有像椅子或桌子一样的道具。如果需要一个台子放道具，表演者就会从自己的家当中东拼西凑临时搭一个台子，这比此时给他桌椅板凳对他更有好处。我会对几个变戏法表演做一简述。

第一个戏法：变戏法的手里拿一个小球。捣鼓了一阵之后把球放在头顶的头冠中，手平放在头冠上，他用另一只手潇洒地在头上敲了一下，就在敲头的瞬间，小球好像从嘴里掉出，小球掉下时发出清脆"铛"一声，然后在地上滚动。

第二个戏法：他把一根粗绳折成两折，一位"观众"将其用小刀切断。变戏法的用手指捏着绳头，把另外两端叫两个围观者拿着，一人一头。他装模作样在断头处念念有词，把魔法棒在上头晃了晃，然后把手松开，绳子又被接了起来！

第三个戏法：他拿起似乎是一小截木棍，还没有一根火柴梗长，他把一头插入一个鼻孔，用一块木板假装锤击木棍，每一次敲击都会听到清晰的击打声，最后木棍消失，显然进入了鼻孔。捣鼓几下之后，木棍被取了出来，但不是从它被打入的那个鼻孔而是从另一侧鼻孔取出。他马上又取出一根，和原来那根一模一样，是从刚才木棍进入的鼻孔取出的，然后又从另一侧取出一根，这样往复取了一阵子。但是这还没有完，他把下眼睑下翻，一根类似的木棍好像从眼睛外角弹出，然后指向两鼻中间、鼻梁和两眼之间，就这样，我数了一下，取出的木棍不是插入的一根，而是十根。

　　第四个戏法：他拿了数根针，一一放进嘴里，然后似乎吞了一个直径约一英寸的空心铜球，里面有个拨浪鼓。他沿着观众围成的圆圈走了一圈，走动时晃动着身子，拨浪鼓的吧嗒吧嗒声好像从他的胸部发出。他身体扭来扭去，只是为了表现，并无优雅可言，他从口中喷出一个线团，放在手里，慢慢解开，向外拉直，针穿在线上，每隔6到8英寸有一枚。

　　第五个戏法：地面铺了一块布，他盘腿而坐，面前摆放着三个空碗，之后在碗和他自己之间和两碗之间放了一个形状和外观像橄榄一样的东西。捣鼓一阵之后，他依次把碗口朝下放好，球形的东西还在他面前。他用拇指和另一个指头把橄榄一样的球拿起来，对着它吹了一口气，然后把抓着球的手掌翻到下面，用另一只手里拿的魔法棒在这个手背上戳了一下，此时手里的球不见了。然后他依次对其他两个球施以同样的手法，但是似乎并没有碰到任何一个球，他用一直拿在手里的魔法棒依次把碗翻过来，而每个碗下面不多不少都有一个球。

　　第六个戏法：他拿了三顶尖头的帽子，这些帽子中国人经常戴，他把帽子放在人群所围的圆圈的不同地方，其中一顶帽子下面放了一只沙鸡翅膀，在第二顶帽子下面放了似乎是同一种鸟的一部分皮毛，第三顶下面放了似乎另一种鸟的尾巴。然后，他拿出一块常见的毯子，在我们面前晃了晃，在各个方向转了转，显然是让我们相信这只不过是一块毯子。此时他开始拿毯子在每顶帽子上依次捣鼓，然后把刚才放在帽子底下的东西扔掉。他晃了晃毯子，先朝一面，然后换成另一面，最后踩了一下毯子。然后从第一顶帽子开始捣鼓，接着另一顶，在每一顶上都依次捣鼓一下，最后把毯子盖在最后一顶帽子上拿起。此刻他把前面两顶帽子拿起来，每一顶帽子底下连蹦带跳出来一只鸽子，两只鸽子一见面，惊讶地看了看对方。这时他把毯子从最后一顶帽子拿开，除那顶帽子，又多出三只盘子，每只盘子里都有几块水果，有个大点的盘子里面有一堆水果；他又一次拿着毯子回来，他晃着毯子走向鸽子逃出来的其中一顶帽子。他再次把帽子扣在地上，用毯子盖好，和之前一样捣鼓了几下，然后从下面拽出一个装满水的盆子。

所有这些表演都是在街头露天进行的，但我显然无法对它们做出解释。

还有一次，我有机会观看与这些描述相同的一些表演，同时也有一些表演与我们在英国经常见到的风格相同。表演者连绷带缠（当然不是手术包扎）把一个牛皮杯子绑在额头上。他不停地把两个大球抛向空中，大概几码的高度，先抛一个，再抛另一个，并用额头上的杯子接着落下的大球，用手从杯子里把球拿出，再抛到空中，调整自己的位置接住下落的球。

在郊区一些好点的店铺里全是丝绸和各种土布，有些店铺里有各种类别和品质的毛皮，还有一些有陶罐、珐琅器和各种"古玩"，这里渐渐把古董称为古玩。破碎的瓷器、珐琅器和罐子售价奇高。我们到天津没多久，这些东西的价格就一路飙升，一个最多5英镑的珐琅花瓶经常被叫到50或60英镑。即使价格奇高，它们还是被买光了，这也应验了一句古谚，"千金易散尽"，说的就是这类人。

说到珐琅器，曾经有一次我们观赏了在天津所能找到的最上乘的器件，我们不仅对其精致优雅图案仰慕不已，也对珐琅本身的艳丽色彩赞赏有加，当时有位先生给我们讲解了珐琅的制作过程，不妨在这里谈谈。根据他的讲述，珐琅的制作过程似乎是这样的，器皿首先用金属雕刻成型，粉碎的石英和氧化铅，锡或钴、再加些碳酸钾混合后填塞在器皿胚的缝隙中，根据想要的图案，混合物经人工涂开。整个器皿然后被放入恒温炉中进行烘烤。初始颜色据说不是很鲜艳，而是经年后变得越来越亮丽。因此，与那些出新产品相比，一两百年及以上的器皿更有价值。

上述店铺中出售的一些货品制作精美绝伦。其中制作最精美的是一个水晶的小香水瓶子，其瓶口还没有鹅毛管大，而瓶子里面画了一幅风景画，极其工整。在这家店里我也看到了一个形制非常雅致的瓷花瓶，但其奇特之处是它的上半部分绕着下面的底座旋转。很难理解这些器件是如何制成的。

我渴望参观鸦片烟店，这也很自然，我早日抓住了一次机会，圆了自己的这个愿望。这种地方初来乍到者很容易识别，因为有简单的标识，即贴在门或墙壁上的几个菱形或圆形棕色纸贴：不同的烟店，纸的形状以及张贴的地方并不相同。我们进屋时，有四个人坐在一张桌子旁玩牌赌钱，一边欠起身子，一边客气地向我们打招呼。另有两个人斜倚在炕上，其中一人满脸通红，眼圈红了。两人之间放着一支烟杆，鸦片准备好，放在海扇壳里，灯也亮着。屋子不超过十二英尺见方大小，里面住着这六个人和两个仆人。

在去北京的路上，离天津不远的地方有一个既脏乱又拥挤的村庄。虽然军队进军北京的途中，经过这个村子时并没有发现有烟店，而现在村子里发现至少有三家烟店。这里是我们摘取的初步成果之一，天津是第一个向外国船只开埠的港口。这三家烟店是为供人消费"药物"而开设的，该"药物"由条约签订后抵达的第一艘船只引入。

还有一次，我走进一家此等烟店。在专供吸烟的房间，一个人躺在炕上，在鸦片的麻醉作用下，死睡过去。还有另一个人头枕在竹箪枕头上，正忙着把一块鸦片弄湿，其量显然不到一吩①，他一

————

① 英美药衡单位，一吩等于 1.296 克。——译者注

边弄湿鸦片，一边把鸦片放到灯焰上烧。就这样显然等到他满意后，把一点鸦片放进烟斗，然后把烟斗靠近为此点着的小灯的灯焰，他深深地吸了一口烟，屏住气让烟在肺里呆几秒钟后从鼻孔里放出。第一次准备的鸦片很快抽完，他依法炮制，继续又弄了一份。但是，就在我们站在旁边的几分钟里，由于第一口烟的作用下，他的眼睛已经充满了血丝并显得沉重起来。

深入探讨吸食鸦片所带来的诸多弊端，这并非我意。在此处，我费尽几页笔墨，主要目的是根据我个人的认识，把我对这些所见所闻的事实和情况的印象尽可能准确地传达给读者。那么我这样说就足够了：我目睹了沾染了这种恶习的受害者所遭受的深重苦难和极度贫困；但是如同纵酒的恶果在英国颇受争议一样，鸦片所造成的结果在程度上并没有超过纵酒，而且影响的人群范围也不大。

鸦片的制造似乎现在是在陕西省进行加工，其边界离北直隶① 不远。那里制备的一些鸦片已经出现在市场上，虽然品质无疑比印度进口的逊色好多，据说价格也相应地便宜，因此要不了多久，这可能严重影响在印度种植罂粟的获益。

在天津有几家本土的公司，它们在中国这个地区的地位或多或少与福南梅森百货② 在英国或者说甚至在整个大英帝国的地位相仿。

这种商店中主要的一家位于北大街，真的值得一去。我喜欢中国这个地区的所有商店，白天整个店面被移开，这样店铺里面直接与街道相通。店铺的地上放满了篮子、罐子和瓷器。商店被两个柜

① 北直隶相当于北京市、天津市、河北省大部和河南省、山东省的小部分地区。清初，改北直隶为直隶省。——译者注
② 福南梅森百货（Fortnum & Mason），伦敦历史最悠久的老牌百货商场，始建于1707年，是英国王室成员与上流社会贵族们常去的购物场所。——编者注

台分开，靠着三面墙都是货架，架子上摆满了琳琅满目、最为珍贵的美味佳肴。屋顶上悬挂着一个填充姆鱼玩具，擦得很亮，并用朱红色、黄色和亮蓝色人工涂染得色彩艳丽，从姆鱼的两个鼻孔里引出两条铁丝，几英尺长，每根铁丝的另一端顶着一个大红色的丝线球，在从敞开的门面吹进的风中摇曳，前后晃动像蝴蝶的触角，也像"龙"身上附肢。

干硬如木板、大小不一的鲨鱼鳍有的挂在天花板上，有的放在货架上，还有一些其他的食材吊挂在屋顶，这些食材具体是什么不可能猜出。较值钱的东西放在柳条编造的篮筐里，廉价点的用纸包起来。

各种各样的鱼干是这家店货品的主要货物，占据了货架的很大一部分，如若根据这些鱼干外表判断，有些肯定是很好。店铺的一端有个卖胡麻油的柜台。有一种口很大的大瓦罐，灌口用明显是像泥子的东西密封，一个叠一个沿墙堆放：这些瓦罐里装的是扬子江流域运来的酒，人们十分推崇这种酒。地上有几个坛子，里面是腌制的鱼鳔。在其他货品上面堆放的是咸萝卜，萝卜块茎被切开，以便更容易浸泡盐水，而萝卜顶上的叶子打成结。这些货品旁边是好几个坛子，里面的东西看上去很奇怪，黑乎乎，有很浓的甜味；具体是什么东西我们不得而知，在我们看来这东西脏兮兮，让人作呕，但是那些吃这东西的人却十分珍视。

其中一个柜台上摆满了各种果脯和其他食材，其中有我们认识的生姜。有许多果冻，其中一种颜色很淡，我们得知是由海草① 制成，地上到处是各种干透的海藻，堆放在大篮筐里；其他的篮筐里

① 被称为 *Gigartina tenax* 的墨角藻，煮过后可以制作一种果冻，用以制造灯笼、油漆和食品：可能就是这种藻吗？

放着晒干的明胶条。还有一种美食，我们立刻认出，是山荆子，或者更恰当地说是山楂果冻，呈鲜艳的红色，本身在市场上很常见，山楂果冻有一点点酸味，很爽口，深受外国人欢迎。在这个柜台经常可见到外国人。成捆成捆绑在一起的墨鱼干、腌制的贝类（软体动物）、虾米干和干海参占了其他食材的很大一部分，至少我们认识的食材是这样。此外，我们的确要特别提一种透明的小鱼，似乎大受欢迎，其整体看来有点像孟买的小型龙头鱼。

其他一些我们能够辨识的食材中，最主要的有两种：一种是白糖，颗粒很细；一种是像豆腐一样的胶冻，由豆粉和藕粉制成，藕粉从莲根中提取制得。但是，有非常多的食材，我们无法对其实质评头论足，不过我们见到的一切使我们不虚此行，店里人对我们客气有加。

我现在所接触的这个民族有百样物品可以说明他们的风俗习惯，其中就有与他们奇特宗教信仰有关的建筑，而这些建筑肯定不是其中最无趣的。

根据他们给各种寺院取的名字看，中国人似乎特别乐于选择那些所能够想到的最炫耀的名字。而且他们把"寺/庙"一词用于那些即使与人们的普遍信仰风马牛不相及的建筑。因此，他们堂而皇之称考场为贡院①。然后，就是一些宗教建筑的名称，有孔庙、城隍庙、阎王庙、龙王庙、海光寺等等。

总体而言，这些寺庙之间大多数没有实质性的差异，所有的寺庙都有一个大院落，里面林林总总有些小建筑，这些不同的建筑里供奉着大大小小的各色人物塑像和画像。然而，我不得不遗憾地说，据大家讲，主持这些寺院里的僧侣并不总是洁身自好，让人称

———
① 作者好像把"庙、寺、院"都解释为寺庙。——译者注

颂；如果我们可以相信人们的议论的话，他们的寺院也并非专事敬奉那些无灵泥巴塑成的人物。

对一两个这样的寺庙进行简短的描述足以管窥其全貌。海光寺在中国妇孺皆知，1858 年的《天津条约》在此签订，此次事件之后，人们就简称其为"签约寺"。它坐落于城外，位于广阔的原野上。如前所述，寺院介于城墙和为了防御外敌入侵而修建的堑壕之间。初夏之时，需要占用该寺院驻扎军队，这样在酷暑临近时，军队就不会像整个冬天那样拥挤在一起。为了方便驻军，里面的许多神像被拆除。但是大殿依然保留，里面的主神为一尊菩萨塑像，头顶有华盖，前面悬挂着一层薄绸帘，若隐若现，菩萨周围有诸多小塑像，可能代表了次要的神祇。靠着大殿四周的墙站立着姿态各异的各种"天"神，每尊神像的表情各有不同：有的温和慈善，其他的则面目凶煞。屋顶上高高低低、远远近近悬挂着各种旗幡、锣、钟和鼓等什物。高处的祭台上插着许多香和烛台，要不是中间摆放着孔子的灵牌的话，看上去有点像在罗马天主教教堂经常所见的情景。这一切笼罩在从窗户透进来的昏暗的光线中，宗教气氛浓厚，和北方其他地方一样，这里的窗户糊着半透明的、很脏的纸。

有一种风格完全不同的寺庙是城隍庙①，里面的雕像表现了恶人有恶报的因果报应的佛教观念。寺庙本身位于天津市的西北角附近，就在城墙边上。城隍庙由几座零散的建筑构成，整个寺院有墙包围，前面开着巨大的门，在门的两侧各有一个巨大石雕，意在代表狗②，但是它们形象怪诞夸张，从这点看，完全是怪物模样。

---

① 英国人把城隍庙翻译为 Temple of Horrors，可能是受到英国伦敦杜莎夫人蜡像馆恐怖馆（The Chamber of Horrors）的影响。——译者注

② 应指石狮子。——译者注

进入大院之后，我发现每个建筑里面都有各种不同的泥塑，各个都巧夺天工，很明显是佛教人物。有个殿堂展示了人死后接受审判和未来的情景。其中有些甚为奇怪，我不妨回想一些细节，并非无趣。

有一间屋子的一端塑了一个炉子，火焰部分用泥巴浮雕显示，一部分借助绘画而成。火焰中有人体四肢的各个部分，还有一个人的整个身体，犹如小鬼刚把他扔进火里，小鬼站在前面，摆出神气十足的样子，似乎在说："瞧，这是我一个人干的。"火炉顶上另有两个小鬼，似乎在推转一个平置的轮子，轮子中央升起一个螺旋状的东西，实际上是涂成黑色的线圈，设计有点别出心裁，线圈似乎卷进了挂在墙上的一幅画卷里。画卷中绘有各色生灵，从而明确表明这一切旨在说明灵魂转世轮回的道理。

我当时注意到画卷上代表的几个人物形象。其中有几只狮鹫①和几条龙，有几个满族人和底层的民众，老幼皆有；还有几匹马，几头公牛，几只鹿，几头驴，一只鹤，一只常见的家禽，一只蝎子，一条蛇，一只乌龟，一个陀螺形贝壳，各种鱼类，螃蟹，蝴蝶，蜻蜓，甲虫和螳螂。

在另一个房间里的所见让我想起了《米尔扎的异象》②中所描写的景象。有一座桥横跨激流之上，那些迷失者的尸体被湍流卷冲带走，好像是为了强化他们恐怖的境遇，有些人被蛇缠住。桥本

---

① 应指佛教中大鹏金翅鸟，或叫迦楼罗鸟（梵语 garuda），又作妙翅鸟、项瘿鸟。为印度教毗湿奴神所跨乘。——译者注

② 英国作家约瑟夫·艾迪生（Joseph Addison，1672—1719）的寓言作品，《米尔扎的异象》（*Vision of Mirza*）发表于 1711 年 9 月 1 日他自己创办的杂志《旁观者》（*Spectator*）。作品围绕"岁月潮（Tide of time）"，"人生桥（Bridge of Life）"和"忧愁谷（Valley of Misery）"的主题探索了神圣的真理。——译者注

身造型典雅，中间有一大拱，两端分别有较小的拱。其次，桥身相对较高，与老柳树图案盘子中所见的桥相似，这种盘子最近一段时间通常在苏格兰可以看到。有个人身单力薄、瘦弱可怜，却与魔鬼展开了英勇搏斗，恶魔站在桥头，拒止所有来者从桥上通过。从桥的另一头下来数人，一脸至福的表情，他们要么在朋友的协助下，要么通过自己的努力奋斗获得了通行的权利。

在表现了这些情景的同一个殿堂中，另有其他三样东西特别引起了我的注意。第一样是一个十字架，看上去有位受害者被捆绑在上面；第二样东西是头神牛，但是没有像婆罗门牛那样隆起的瘤峰；第三样东西是悬挂在屋顶上的一个钩子，钩子穿过背部吊着一个人。

当时我只明白这些东西的部分意义，此后不久，当我开始循迹中国宗教与起源于西方宗教之间的联系时，其意义越来越清晰。因此，十字架显然可以溯源到神圣的基督教，在基督教中，艺术、科学和文明已达到目前至善至美的程度。公牛没有瘤峰，表明其与埃及数千年践行的伊西斯①和奥西里斯②的迷信仪式有关。第三个代表了印度教法会恐怖的礼拜仪式"普迦法会"，这种仪式印度人依然或者直到最近还在举行。其他塑像代表了妇女所受的各种酷刑和惩罚，有的性质实在可怕，最好就不对其进行描述。这一切中，登峰造极的做法是把一批人扔下悬崖，就像之前日本人把基督徒从悬崖赶下海一样。③仅有一点区别，即在这里，他们在跌落的过程中，似乎被恶意专门放置的尖刺刺穿。我所目睹的这一切中，

---

① 伊西斯（Isis），埃及神话中司生育和繁殖的女神。——译者注
② 奥西里斯（Osiris），埃及神话中的冥王。——译者注
③ 这里指的是1638年日本"岛原之乱"中基督徒被逼迫跳海之事。——译者注

　　根本看不出妇女会被允许享受死后轮回转世的特权，一切所呈现的是，对她们的惩戒都是针对她们自己本身的身体。也许中国人以及其他一些东方民族不承认女人有灵魂。

　　有一次，在凛冽的冬季，我们沿白河的左岸即法国的一侧逆流而上，在郊区散步，走了很远。途径一个非常古老的佛教寺庙，我和同伴决定进去看看。我们刚迈进外面的大门，就惊奇地看到四个主事僧人迅速朝我们走来。他们走近我们时举止文雅大方，给我们鞠了躬，并按照本地的习俗双手抱拳作揖，之后他们有说有笑，大家继续前行。他们推开其中一个建筑的门，邀请我们进去，进屋之后，我们发现他们把我们带到了他们的住处。我们现在所在的房屋很大，里面的家具寥寥无几，地是砖铺的，像中国这个地方的其他房子一样，窗户是纸糊的。几把椅子和几张桌子就是所有的家当，有一张书桌。屋子的一端是炕，即一个砖砌的台子，既可以坐人，也可以睡觉，一举两得。炕下面来回盘着烟道，在一处生有壁炉，这样在沉闷的冬季可以让热量在炕上容易散开。我们新交的这四位"天朝"的朋友热情好客。屋子中央有个火炉，我们一进屋，他们中的一位就把一个茶壶放在上面。茶壶里泡着茶，很快热好，他们请我们一起喝茶。即便我们有意婉谢这份热情，却连机会都没有。茶一热好，其中一个主事在我们面前匆匆摆好茶杯，另一个斟上清茶，还有一个打开一个柜子，给我们拿来几片馒头。

　　我不会对招待我们的人粗暴无礼，不像一位颇受欢迎的作家那样，他最近证明自己在对待一些苏格兰高地的人时颇为粗鲁。他们虽然贫穷但是热情好客。既然我接受了他们的热情招待，我就不会对他们的粗茶淡饭说三道四，也不会嘲笑他们给我们喝茶吃东西所寄托的一片好心肠。这几位佛门弟子给我们吃的东西有一点值得称道，这是他们能拿得出手的最好的东西了。在我们看来，即便茶不能非常令人满意，馒头却比后勤部提供给我们军队的好很多。我和我的同伴开始聊我们惬意的冒险之行，我们惊奇地看到招待我们这些人直盯着我们，一脸惊异，一言不发。他们随后带我们参观了寺庙，寺庙里的画像和塑像数量不多也不少，大雄宝殿里供奉着三世佛塑身，代表过去、现在、未来。寺庙的不同地方有一些其他的画像，主像前有焚烧后剩下的香头。这些僧侣们在他们的"神"前一如平常谈笑风生，他们的举止给我们的印象是他们对这些塑像不够尊重。在佛教徒中，有寺庙和尼姑庵之分，就像在西方的信徒——即罗马天主教徒中——有修道院和修女院之别一样。我已经对寺庙做了简单介绍，也会对尼姑庵补充几句。

在炎热的季节，我们有必要更进一步增加提供给部队的住宿。我们为此征用了一些建筑，其中有一座尼姑庵。我和工兵团的军官们参观了尼姑庵，我有幸遇见了两个尼姑，她们头发被剃光，穿着完全是男人模样，而她们的脚是自然大小和形状，这在中国的这一地方太不寻常了。她们穿着与男人通常穿的一样的鞋袜，整体打扮如此男性化，以至于我陪同的这位朋友此前犯了个严重的错误，把尼姑误认为和尚。

尼姑庵与我们所见到的其他寺院之间唯一的区别是里面有几尊女性神像。据我们观察，她们自己的住所里供奉的神像源自印度神话，有不少于46个手臂。有个尼姑看上去特别聪慧，单凭她的行事举止判断，给我们的印象是，她并非自愿隐世绝尘。而另一个则端庄娴静，与世无争，她的相貌是那种清心寡欲之流，弃绝世间万物，潜心坐禅打静，恪守戒律。

我们没想到天津会有这么多穆斯林，他们占据了天津人口中相当大的一部分。不像我们所能历数的其他一些教派，在异国他乡对自己的宗教信仰遮遮掩掩，相反地，他们在公众场合对自己的宗教信仰并无顾忌，每个穆斯林都向世人大胆宣告自己的身份。他们在家家户户门口都会悬挂的大灯笼上用汉字醒目地写上表明他们属于不吃猪肉的回民的字样。这样，不管是白天还是夜里，世人只要抬眼看看，就都会知道这家人是穆斯林。有一次，我访问大清真寺。它坐落于天津的西郊，外面看多多少少是中式风格。这座清真寺完全没有其他地方的清真寺所特有的尖塔和穹隆，其饰物总体看来几乎完全是中式风格，但是在其内部，它有着别处的清真寺的全部特征。用阿拉伯语铭文装饰的墙壁，阿訇蹲在铺在地上的垫子上，一如既往专注于研习《古兰经》，经卷用阿拉伯语印制。需要朗读时，这些人会读得很流利。在建造清真寺时，要考虑到信众做礼拜时面朝西方。从这里的阿訇处我们了解到，仅天津城中就有一万信众，还有三座清真寺散落于大街小巷，尽管没有一座规模比我们准许进入的这座更大。阿訇和这座清真寺的信众们总体面貌与普通的汉族人没有什么区别，其特征符合当地居民的全部特点，像他们一样，穆斯林们也留辫子，大多数人头上不戴东西，但是主事的阿訇以及我们进去时碰巧在里面的人中，有几个戴着蓝色的六角帽，这显然是他们在阿拉伯半岛、波斯和印度的祖先衣着打扮的遗俗。

在天津，我有机会参观的最有趣的公共机构之一是育婴堂，承蒙代理领事孟甘① 先生的陪同，我得以入内。育婴堂坐落于市郊，靠近天津的东门。其建筑显然很坚固结实，通往大门的石阶两边分别有一尊石狮子，除此之外没有什么装饰。门上有块牌子，上面题

① 孟甘（James Mongan，？—1880），英国领事官。初为翻译，1860 年英国在天津设立领事馆，孟甘被任命为首任代理领事，1861 年底实任驻天津领事。——编者注

写了"育婴堂"三个字,告知人们此处为其所在。从牌匾下进入,通过一条长廊,穿过一个院子,我们碰到了与育婴堂相关的几个人,他们认出领事后马上提议带我们去参观所有的地方。我们到访之时,好像每个分区有 20 个左右的小孩,同保育员住在一起,这里接收的弃婴大约共计有 80 个之多。有一点可能要说说,缠足裹脚的风俗在中国的这个地区如此普遍,育婴堂里这些不幸的女童们也正在吃这个苦头。这里没有专门划出一部分作为收治病人的医院。孩子们在自己的房舍或在院子得到当地大夫的救治。但是育婴堂有一个专区,为一类儿童和成人而设,他们的悲惨境遇会让所有的参观者为之恻隐。住在这里的有盲聋哑儿童、痴呆病患者,男女都有,他们和保育员生活在一起。我们被告知,一般来讲,孩子年满 14 岁后就不再留在这里,因为这里专门为这些不幸的生灵所设,所以如果必要,他们可以在这里待上一辈子。从这个专区探访之后返回,我们见到了育婴堂的监理,他十分客气地邀请我们到他的住处。在好像是接待大厅的门上有一块牌匾,类似于前述大门上的那块,根据蒙根先生的翻译,上面的题字意思是:"吾等诚祈施恩褓褓。"厅堂两边的墙板上记录着育婴堂的规章以及主要的善款捐助者名册,这让我们想到了在英国慈善机构经常见到的情形。育婴堂的监理官职不高,属于未入流。此外,他为人友好和善,一走进他的寓所,他就请我们就座,并按照中国人的习惯,我们一落座,茶马上沏好。我们所在的房间里,墙上挂饰几幅卷轴,每个卷轴题写一两句警句格言,其中只有两句翻译给我们听,其含义似乎有些晦涩难懂。一幅卷轴给我们翻译成了英语,上面写着"金波潋滟霞光闪"。而另一幅,同样被翻译成英语,其大意为:"观山林者知人性"。这种感悟,其含义绝非昭彰易懂,除非它所表达的意思确实与德庇时在他有关中国的珍贵作品中所表达意思相同,即"隐学山

瀑间，返璞归真时"。①　这种感悟，如果经年生活在城市，或过着
抛头露面的生活，生活中有诸多烦恼，人与人之间针锋相对，就很
难体会其真意。

屋子里家具整洁，显得品味不凡。桌案上摆放着几个花瓶，壁
龛里有几盆不同种类的花木，被修剪得低矮，毫无疑问是为了不被
冻死而搬进屋内，因为现在正是冬天。

从平易近人的主人这里我们得知这个机构的成立时间可以追溯
到大约 70 年前，是乾隆五十九年建成的，乾隆是当朝皇帝咸丰的
曾祖父。修建的善款部分是御批的官银，部分是捐赠和化缘而来。
但是，到了后来，资金似乎有些捉襟见肘，不尽人意，该机构几乎
完全靠天津市盐商的善举支持。

在一些情况下，带到这里来的孩子同属一类，类似于英国孤儿
院所收留的孩子，因为收留时是孤儿，故特取名孤儿院。在其他一
些情况下，婴儿是被父母送来的，因为父母太穷，无法养活。在这
种情况下，一旦父亲的经济状况有所改善，或者父母关系重归于
好，小孩往往会被抱回去。

通常情况下，收留的申请数量在很大程度上依赖于庄稼的收成
情况。因此，庄稼丰收，收成不错时，申请的人就少。但是，如果
情况相反，可以预料，申请的人就更多。我们还获悉，育婴堂的有
些孩子还被那些没有子女的人领养，而且一直待到年满十四岁的似
乎相对不多。那些即使一直留这么久的会被送走，男的入行学艺，
每人可以得到十两金子的善款；女的结婚嫁人，每人可以得到十五
两金子的嫁妆，相当于大约五英镑。但是有一点值得讲明，女孩子

---

① 德庇时著：《中国人：中国及其居民概述》（*The Chinese：a General Description of China and Its Inhabitants*）第二卷第 152 页。

总是有个体面的生活，绝不会让她们堕落到花街柳巷，身败名裂。

我不惜笔墨对育婴堂做了这番描述，因为如果对中国没有亲身了解，很少有人会想到在中国还会存在这样的机构。另外，值得欣慰的是，我可以讲在我们造访之时，育婴堂里面的孩子看上去非常健康，虽然个人卫生明显完全被保育员所忽视。他们之间没有一丁点的吵闹，而在英国，即使数量只有这里的四分之一，孩子间就会吵吵闹闹，与这里相关的一切安排都安安静静，井然有序。

这不是中国人在天津维持的唯一一家慈善机构。与育婴堂类似，另有一家收留盲人的，还有一家收留老人的。这两家我都未能进去，但是有人告诉我，与育婴堂相比，它们的经营乏善可陈。我参观过一家和这些不同的机构。我发现这个机构本身很有趣，而且一番查看也值得，这是一所本地的学堂。有一天，我正在经过市郊一条狭窄的街道，我听到英国家乡从少儿学校中传来的、大家都熟悉的嗡嗡声，这引起了我的注意。当我转身要走进时，我发现学堂的主人站在外面的大门口，正在东张西望，无疑在看过往的行人及其举动。我停住脚步，准备进去，他领会我的意图之后，嘴里念叨着"请！请！"鞠了好几个躬，并抱拳作揖；然后他打开房门，里面是他的学生，他把我让进门。房间很小，黑暗，封闭。大约有十几个男孩，年龄相仿，坐在不同桌子旁的长凳上。他们在叽叽喳喳念着书，书已经被翻得残缺不全，里面的象形汉字我不懂。这些小学生似乎并不需要"先生"太大的帮助。不管怎样，他似乎显然是这种态度，因为过了一两分钟，我离开了这里，他陪我走到门口，鞠躬，连说"请！请"，和以前一样抱拳作揖，然后站到了他原来站的地方观察过往的行人。

天津的地形，兼述周边的农业和园艺——庄稼轮作——水果——蔬菜——油的制备等等

    在这一章，我打算对中国北方农业经营方面的几个问题进行简明扼要的描述，同时自然而然顺便谈谈与之相关的一些自然生产过程以及这个地区的气候情况。为了使记述尽可能密切相关，我会从到达这里之后的整个一年里所写的日记中选出与这些问题相关的随笔。

    我们于 12 月 17 日在大沽登岸，时值冬日，寒气逼人，岸上的土地已经冻硬，第一次踩上去时，那声音听上去有点古怪。空气清新爽人，给我的第一印象是，随后的几个月里我们都会有怡人的气候。

    第二天一早我们就向天津进发。我们所走的路穿过一大片平原，荒凉凄楚，有迹象显示，一旦到了炎热季节，这里比一片沼泽好不到哪里去。与这条路交叉、通往四面八方的道路比地面要高出几英尺，这就表明，在一年的时间里，有些时段这个区域或多或少是泽国水乡。

我们走了几英里路，地面有些起伏，尽管根本称不上是高地或山丘：只不过道路两边目之所及都是一马平川，而起起伏伏只是有一点点变化，确实仅此而已。逐渐地，最近有过耕作迹象的田地有所增多。起初，前述提及的一湾湾沼泽将田地隔开，慢慢地这种间隔减少，直到最后，在大约十二英里长的路程中，耕地很明显几乎延伸到每一寸土地上。乡间田野时不时可见灌溉沟渠纵横，因为霜降还不是很严重，所以我有幸观察了如何从这些沟渠中汲水，引到高处，从而浇灌耕田的整个过程。

在这里，引水灌溉的方式与下孟加拉① 的基本无异。小水渠的两边各站一个人，每只手中捏一根绳子，绳子的中间绑在一个篮筐上。为了汲水，他们不断晃动篮筐，把篮筐浸入水中，篮筐里装满水，被拽到与地面一样高，到了地头事先指定的地方，手轻轻一抖，篮筐倒地，里面的水就流出，水到渠成，从这里就沿着小水沟，或者"水道"流到需要去的地方。这与印度和埃及的做法完全一样。

这里树木零零落落：远处偶尔一绺光秃秃的树枝映入眼帘，过了一小会，我开始穿过苹果园，苹果树种得工整，受到精心管护。我在大沽尝过这附近种的苹果和梨，发现苹果松软，带点英国苹果的味道，梨则水嫩，味道一般。

路边矗立着几棵树，尽管光秃秃的，叶子全都掉光，但可以一眼认得出来它们是榆树和柳树，其他还有杨树，树木大大小小，有的只有几英尺高，有的则已成材。

至于鸟类，我曾经在北直隶海湾② 见过成群的海鸥，此时也能

———

① 南亚的一个地区，现分属印度和孟加拉国。——译者注

② 即渤海湾。——译者注

看到它们在田野上空盘旋觅食。海鸥并不是唯一能够看到的眼熟的鸟类。像在英国家乡一样，乌鸦、寒鸦、云雀和麻雀到处翻飞。有一只啄木鸟自得其乐，因为这里没有"空心的山毛榉树"让它"啄"，只得在一棵古老的柳树的树干上单调地练习着自己的这一癖好。大群大群的针尾沙鸡在裸露的原野上飞速掠过，叽叽喳喳，喧闹嘈杂，其数量远远超过了在印度苏迪安纳（Soodianah）和菲罗兹布尔① 行进途中所见到的数量。

这一天冷得刺骨，下午起了大风，一阵又一阵，在东边卷起了大量沙尘，沿路两侧的水塘和水道覆以薄冰（气温为 30℉）。我要赶的路很长，差不多要三十五英里，因此到达天津时，饥寒交迫，疲惫不堪。

天津周边的农村地带是我所见过最平坦的，印度平原也没有这么平坦。走上好几英里，道路两边似乎连一英尺高的起伏也没有。几个小村庄相隔很远，零零落落，村子坐落的地势稍高，无疑是为了防止初夏下雨时被淹没。要不是村子周围长着几棵不大不小的树，这里就光秃秃一片了。我到访之时，庄稼已被悉数收割入仓。由于寒冷和霜冻，草木凋零，已荡然无存。所见为数不多的几棵树光秃秃的，因此乡村的情景甚为凄惶，很不好看。

这里的土壤是冲积层，非常肥沃，里面有黏土和云母砂，种种迹象表明土壤泡过水。有些地方的土地很大面积被盐霜覆盖，据说成分是氯化钠，为了制盐，人们建了一些晒盐池，与天津比，这些晒盐池离白河河口更近一点。在天津城往海边一点，在白河的另一侧堆放着一排排盐堆，并用草席盖好。

土壤中看不到一块石头，也找不到一个鹅卵石，据说异常肥

---

① 印度旁遮普邦西部城市。近巴基斯坦边境，萨特莱杰河左岸。——译者注

沃，庄稼极易种植。这里要比像上海和广州附近的南方地区干燥很多。在南方，用以灌溉的沟渠和水道纵横交错，状如网络，而在这里，沟渠和水道就少之又少。尽管我到之时是旱季，为数不多的几条沟渠中河床干涸，很容易辨识。要耕作的田地一般呈长方形，比周围地面略高一点，每块地有一点点垄埂，防止从地面沟渠里汲取上来用作灌溉的水流走。

我说过这里的田野中没有高低起伏，这里必须理解为没有自然的高低变化。而在天津近郊，即方圆两英里内，平地不再连续。奇怪的是，这里可见一些大小和性质各不相同的土丘，不过那只是这个大城市从前的居民的坟堆。

在这个地区，死人永远不被掩埋，这是我们的解读。尸体被放在巨大的棺材中，在大多数情况下，要从门上抬出来，放在地上。随后，灵柩覆以席子，或以砖砌成墓，或盖以茅草，或用泥土掩埋，有深有浅。死者越有钱，堆在尸体上的堆土则越大，堆土通常呈锥形或圆顶状。如若是贫民，不仅棺材用很下等的木材，而且堆土很浅。在许多情况下，风吹雨淋，坟堆的土被吹刮冲走，各个阶层的尸体都会暴露在外。因此，我们走过这些大型的墓地时，经常能闻到腐尸的臭味。

天津是一个非常古老的城市，有史以来，这里的丧葬形式亘古未变。因此，不难理解，这里的土壤中富含动物腐尸。有一点还无法下定论，即上述情形是否足以解释这一地区极其恶劣的健康状况，因为这里的土壤有可能在最近被翻腾过。我们知道以下情况属实，在中国南方，如果土壤被翻腾过，对周边地区健康的影响十分恶劣。而且有人一直在讲，在部队进军北京之前，他们扎营于一块坟地的围墙之外，期间，在一处新翻土地的附近驻扎的士兵中，似乎出现了几例亚洲霍乱病例，但是当部队搬到更宜驻军之地后，就没有再发生霍乱病例。

在一年的这个季节，确实很难想象比天津周围的景致更荒凉的情景了。看似无垠的平原，一片土黄色，干枯荒芜，见不到一丁点的绿意点缀。每隔一段距离，我们就看到有一些破败的茅舍集聚一处，茅舍由土坯和泥巴建成，它们所处的地势比周围的乡间高出一点点，茅舍附近有几棵光秃秃的树，这是能够见到的唯一的自然之物。冬天阳光明媚的日子里，地平线上的海市蜃楼让人想到这里有水，尽管在现实中，只要有水则都是深冻。农业完全停歇，随着霜冻加剧，空气中的水汽消失殆尽，凛冽的北风仿佛漩涡一般将此冲积平原极其细微的灰尘刮起，因为没有几次下雪会把地面覆盖，雪从来不够厚，不会有堆雪。

除非迫不得已，否则人们足不出户。因此，户外见到的人寥寥无几。到了严寒的深冬，平原上见不到牛群或羊群的踪影，甚至连野生动物也罕见。整个冬季野兔确实不少，还可以碰到几只狐狸，而这些显然是仅有的不畏寒冷的四足动物。鸟类就更为稀罕，除了前述提到的那些比较多的鸟类之外，还有一类数量比较多的好像是一种鸦或雪鸦。初寒之时，野鸭和大雁成群飞过，迁往温暖的南方，但是到了隆冬，它们全没了踪影，只有在市场可以见到，它们和野鸡一起显然是从大老远的地方运送过来的。

元旦这天，我信步走过一段路程，来到乡下一个村庄，庄稼人正忙着在地坑中掩埋类似于我们在英国看到的萝卜（或青萝卜），萝卜根无疑是为了春天食用而准备的。在同一个村子里，我看到一种泥巴堆成的高台。我爬到顶上，发现它是一个地窖，在顶部有入口，有一把梯子可以进入地窖里面。出于好奇，我到了地窖下面。到了窖底，我发现地窖里面隐蔽，与地面温度相比更加暖和。为了让整个空气自由流通，有专门制备的架子，上面堆放着一排排他们所称的北京大白菜①，为冬春两季备用。腐烂的菜叶堆放在窖口，为了保鲜，剥掉腐烂的菜叶，从数量可见主人用心良苦。这种蔬菜整体看最像生菜，但是不管是质地、总体特征，还是味道，它的叶子都像萝卜叶子。它没有明显的"菜心"，但是叶子向上紧紧地包在一起有六到八英寸高，这样长成的菜包得紧、色白，备受当地人推崇。北京卷心菜也是外国人餐桌上的常见食材，煮着吃味道绝佳。它也可以切成再细不过的丝，配上合适的酱料调好后是冬天最可口的冷菜。当地还有其他的保存方法：人们有时会把它放在深坑里，只需用席子覆盖即可；有的会把它紧挨着堆放在深而窄陶罐中，然后以同样的方式盖好，这样可以整个冬天保持鲜好。人们把它浸在盐水中腌制成酸泡菜，街头经常有售，虽然酸泡菜的外观很不好看，但是据说仍然备受中国人的高度推崇。

几年前，福钧先生②曾尝试把这种植物引入英国，他亲自收集它的种子，然后小心翼翼带回英国。但是在英国潮湿的气候中长成的嫩苗，在各个方面都不像其亲本：叶子不像亲本一样聚拢包心，从土里一钻出来就开始散开生长。烹煮之后，其味道根本没有中国的那种味道。可以看到，这也只是植物因气候、温度和土壤的影响而发生的变化。

严冬依然没有结束，冻成铁板一样的鹿肉在市场上出售，据说来自满洲。市场上还有野鸡和其他一些更小的野味，来自更近的地方，也冻得硬邦邦的，几乎从霜冻开始就有卖。冻鱼很多，事实上，把任何食品暴露在空气中不结冰是不可能的，即便时间很短。

---

① 作者原文用的词是 cabbage（卷心菜），但从上下文看，实际指的是中国特有的大白菜（Chinese cabbage），故译为"白菜"或"大白菜"。后文同。——编者注

② 福钧（Robert Fortune, 1812—1880），又译"福琼"，英国植物学家，曾四次来华调查并采集植物标本。——译者注

不过，中国人冰冻有些鱼类时，在方式上显然费了一些心思。冰冻鱼时，他们显然是把一根弹簧挂在鱼的背鳍上，把鱼提起然后又浸入水中。用这种方式，鱼体表面很快就覆上一层厚厚的冰，因为肌肉冻僵，不能再活动，鱼的形状、甚至是其姿态就被固化在透明的冰块中。因为鱼在冰冻的过程中还活着，有人声称，一到和煦的春天，冰冻逐渐消融，鱼又会起死回生，只是这种说法可信度如何，我不好说。

在一些村庄的近旁，偶然有一块绿色植被，熬过了无处不在的干燥和严寒，而其他一切植物和蔬菜都被摧毁，只有这为数不多的几处例外。不过有一样东西，极其巧妙，十分有效地给这几块蔬菜遮挡了寒冷的北风。据我观察，这种遮风的东西普遍用在村子里一个个小屋周围，这样可以一举两得，既可以保暖，还可以确保每个家庭有绝对的隐私。这种遮风防寒的东西就是用高粱的秸秆编织成的栅栏，既厚又密，总是远远超过六英尺高，是寒风的完美屏障。不过，因为南风没有什么伤害，所以南边留了一个口子，这样可以照到和煦的阳光并收纳热量，除了风口，即使在最寒冷的天气，也有*丝丝暖意*。

天气渐暖，1月25日，出现了准备农耕的迹象。在整个深冬，雪橇都被用来运送人和普通货品，而在这一天，人们开始用它来运送粪便。

在城里的不同区域和郊区，有些地方专门用来化粪。初冬时节，粪便堆成一堆又一堆，大大小小。不用说，对于那种从来没有来过中国的人，这些地方不忍目睹，臭不可闻，难以想象。在这之前，粪堆每天都有增加，而此时，也是第一次，这些粪堆被挖开，然后这种让人非常讨厌而又极其有用的化合物被装到雪橇上，一雪橇又一雪橇。雪橇后面有个杠子，一个人夹在腿中间，推着雪橇在河的冰面上前行，把粪便送到田间施肥，派上用场。

截止至1月底，我们一直吃大老远从美国加利福尼亚州运来的土豆，土豆先运到香港，然后转运到天津。这么一来，自然而然，土豆既稀缺又昂贵。餐桌上就用各种其他蔬菜替代，其中主角是"地瓜"，而且不止一种；还有菠菜和胡萝卜，在这里比较丰富。就在此时，一批最优秀的土豆突然上市，是从满洲运来的。我们非常喜欢土豆，但自然有些纳闷，土豆怎么会到满洲，我们对此非常惊讶，而让我们更为惊奇的是，我们得知在日本的一些地区，人们发现了土生土长的，即野生的土豆植株及其块茎。如果情况属实，当然也没有理由对此质疑，那套土豆只在美国土生土长的说法从今以后就纯属无稽之谈。我对福钧先生的权威说法深信不疑，在日本有些地方，人们发现显然是天然的带块茎的土豆植株。

天津这样的地方，驻军是不可能的，而且其总体风貌和风景无法与我们英国故土相比。在那里，即"老英格兰"，不管冬天有多冷，植被永远不会被完全破坏，即便是最严寒的时候，地上总是草色青青。在避风的角落、在能够沐浴阳光的河岸上，一簇雏菊、一小枝千里光，偶然有一株蒲公英，以及一棵小小的婆婆纳，都会有花绽放。落叶树木的确看上去光秃秃，一片凄寒之象。但是在公园里、观赏园里点缀着无数常青树，即使在冬季，虽说算不上绿意盎然，也不乏勃勃生机。在联合王国几乎没有一马平川的地区，在多数地方，一会重峦叠嶂，一会沟壑成群，一会灌木丛生，一会树木成林，一会又田地成片，时不时可见溪流纵横，让这里的土地肥美。

此情此景与天津天壤之别。天津两侧都是广辽的平原，绵延至地平线，冬日里一片荒凉。在天津，一切都是光秃秃，显得很单调，在几乎没有什么生机的平原上尘土飞扬。此时，农耕活动停歇，数月时间里，少有动物或人出现，遭受横扫平原的阵阵寒风的侵袭。

整个 2 月，平原的景象依然如旧，像整个漫长冬日一样凄惶。直到 3 月 1 日，农耕作业才可以算作开始。这一天，在离城不远处，可以看到有人用齿耙仅把土壤表面挖破。因为挖掘不超过一两英寸的深度，土地被捶打成一道道浅凹，这时也没有用粪便追肥，土壤看上去是冲积而成，比较肥沃，小麦就种在这些未经精心整理的浅凹中。

到了 3 月 6 日，温度已经变得十分温和宜人，尽管夜间的温度还是降到了 23℉，上午 9 点是 31℉。穿过市郊的田野，大部分仍然没有犁过。在少数几块地里，人们，尤其是男孩们，正忙着用竹耙子收集散落的秸秆和枯草，严冬过后，秸秆和枯草可能已经与根脱离。他们用的耙子由几片弯曲的竹片扎成，竹片排成扇形，绑上一个手柄。在几块地上，每隔一段距离就有一堆粪肥，和英国看到的情况一模一样，很显然是为了休耕时撒在地面，以便耕地时混合在土壤中。树还没有萌芽的迹象，唯一的例外是一棵巨大的杨树，至少 80 英尺高，其最上面的树芽显然已经开始长大，而且有些已经绽开。

到了 3 月 11 日，温度已经上升到 40℉，上午 9 时，一大群农民在播种比谷子还小的糜子。灌溉也在准备中。犁地时用一种粗糙的犁，用公牛和驴拉犁，它们经常一起使唤，有时用一匹骡子，也有人拉犁。

到了 13 日，地里干活的人进一步增加。有一块条形地块处于一个洼地，似乎是之前曾经用来灌溉的沟渠。在这里，人们一边耕作，一边播种小麦，两者同时进行。

中国这个地区的土壤松软肥沃，不需要耕翻到英国那样的深度。因为这里的地里很大程度上没有蕨类杂草等的草根，就用不着像英国使用的那种强大的犁了。只要是犁就可以了，形状的确有点像我们所用的犁，但是犁架很轻，犁铧的形状与苏格兰高地上割草坪用的并无二致，犁铧如此固定，使其在土壤中像平躺在它的扁平面上，其入土深度大约四英寸，显然这是它需要深入土中的最大限度。当犁在牵拉下前行时，翻耕起来的土被固定在其上的几块木板抛在旁边变为脊垄。在犁上还放有一个箱子，里面装着种子，这个箱子和苏格兰偏僻乡村用来播种萝卜的箱子十分相似，中国人就这样将犁地和播种同步，完美地做到一举两得。

在整个近郊，隔很长一段距离会有一丛树林，万一在树林中见到一群白嘴鸦，这情景很有趣，会让我们想到前述曾经所提及的英国家乡的景象。3月14日，这些白嘴鸦正忙着搭巢筑穴，尽管搭建巢穴的树木光秃秃。我看着这些白嘴鸦，情不自禁地想，"天朝"的白嘴鸦是否与苏格兰的一样，开始筑巢时有一定的规律。据说，在苏格兰，乌鸦不约而同在3月的第一个星期日开始筑巢，这让一些道貌岸然的"乌鸦"无地自容，因为根据基督教的教规，这一天戒绝干任何功利性的活计。

从10月开始一直到3月15日，这个地区没有下过一滴雨。绵绵细雨从14日夜里一直下到第二天一大早。不管是下雨前还是下雨时都没有刮风。听到屋顶上噼里啪啦的声音，就知道下雨了。天气突然变得和煦宜人，而我甚至已经感到午后晒太阳有些毒辣。

天津周边的田野和广辽的平原上，依然看不到明显的植被，一切如死寂的冬天一样寸草无生，两边的荒地连成一片，一直延伸到地平线。身体欠安者会触景生情，倍感凄楚。感受深切者莫过于那些抱病者，不管病情严重与否，但是身体受限，一连好几个月难以动弹，日复一日，凝望这种荒芜情景时的感受。

　　早春时节——如果不是 2 月的话，就是 3 月——我们有机会观察了一种催育洋葱的方法，可以肯定，这种方法效果极佳，但是不够精致。冬天，洋葱的球茎被放入装有少许水的敞口容器中，这些容器被放在之前所描述的澡堂里，这里潮湿的环境加上高温利于洋葱生长，它们迅速成长，长出苍白无色的叶子。虽然我不怀疑中国人把这些叶子看作美味佳肴，而考虑到它们催育的地方和方式，我绝不会吝惜。双瓣水仙以同样的方式鳞茎催育发芽，之后它们只要放在水中，就会迅速开花，就像英国的风信子鳞茎一样。随着春天和煦天气的首次光临，大街上到处有盛开的水仙花兜售。

　　到了 3 月中旬，田野里人头攒动，密密麻麻，进行农耕活动，所有的人都忙着干农活。我骑马走过，几乎没人会抬头看我这个陌生人，这与爱尔兰或英格兰的农民形成鲜明对比，甚为奇怪。有些人正在事先平整的苗床上埋种红葱头。其他一些人在翻地，这些松软的地显然在前一年秋天种植过白菜。翻地时只用一种有点形似锄头的工具，其上有柄，通过一个弯曲的接口连接，看上去像"天鹅"的曲颈，使农具的边刃呈大约 45°角。翻地的人用这种非常实用的农具把土朝自己刨翻，翻过的土壤既干净又松软，看上去更像是精心打理的花园，而不像我们在英国家乡经常所见的农田。一般情况下，田里的劳动者和农民通常穿靛蓝色的衣服，布料通常是土布。可见美国的斜纹粗布被广泛用来做长衬裤和短上衣（衬衫），这是这些人的全部夏装。见于中国人的想法何其保守，我们自然会下这样的结论：这种颜色和"款式"就是这些农民历来的装扮（数千年来可能一成未变），就像现在他们使用的农具一样，与我们的时代还没有开创之前中国已经使用的农具没有多少差异。

在埋种红葱时，他们先把粪肥在地里撒开，在要耕种的整个农田四周筑一道堤坝，如此一来，地被分割成一小块一小块，大约长18英尺，宽4英尺。这些小地块之间铺挖了水沟，这样很容易用河里或水渠的水进行灌溉，而这个地区用于灌溉的水渠为数众多，纵横交错。如前所述，这些地块都用锄头翻过土，小麦一行一行播种，十分规整，然后拿园艺用的锄耙翻土盖上小麦种子，锄耙挖的不深，耙齿只是水平触及地面，这样可以有效地把一些令人讨厌的杂物带走，把没有平整好的土地平整好。在给地块灌溉的沟渠两侧，人们种上大豆，他们手持一种尖棒钻个孔，每个孔中放两粒种子，两孔之间相距10—12英寸。种子是常见的扁平豆，在英国可以见到，只是没有那么大。有些是棕色的，而其他的虽然干透，但依然保留一抹绿色。埋种红葱的土地面积确实大得惊人，数英里的田里似乎都正在种这种蔬菜。但是在地里忙着干活的所有人中，我只有一次看到过一个女人。女人体弱，脚又缠裹过，人为致畸，可憎可鄙，她们就完全不适合干重体力活。因此，除非万不得已，她们不会干活。此后好多次，我仔细观察妇女是否真有从事户外劳动的，看到她们干活还真不过两三次。但是，有一次，我看到她们汲取灌溉用水，这种劳动对她们来说十分艰难。有一种取水方法，之前已经有过描述：一个篮筐以特有的方法系在两根绳索之间，绳子两端各有一人拉拽。汲水的两种方法中，这种方法显然最省力，因此只有这种方式才让女人干。另一种方法是用水桶打水，水桶用绳子或木棍被固定在一个高杆的一端，高杆起到杠杆的作用，中心有个支点支撑，另一端则悬以重物，当水桶装满水之后，重物足以使其保持平衡，水桶放入灌溉井，再被吊来，周而复始，水就源源不断地被打上来用以灌溉。水桶的形状做得有点像倒金字塔或锥体，装满水吊上来之后，一碰地面就倒，里面的水就被倒出。之前提到的这种灌溉井有几口，散布于田里的不同地方，这些井都不深，其实最多不超过 8—10 英尺，井内砌砖，小心保护。由于从土壤中浸渍的大量盐分，取自这些井里的水不会用于烹饪，一般而言，与取自这些井里的水相比，运河里的水或河水实际上似乎更适合于农业灌溉。毫无疑问，原因是这些水中实际上含有较少的硝酸钾和氯化钠混合物，表面检查似乎可以证明土壤中饱含这种特定的化合物。

必须指出，我在描述的仍然是 3 月 15 日田野里的状况。在这一天的日记中，我记述道，显然是前一年秋天播种的小麦，熬过了数九寒冬的考验，现在新叶开始泛绿。因此，有几小块地里的颜色有了微弱的变化。但是，除此之外，广袤无垠的平原依然像之前一样干旱、裸露。空气中已经可以感受到温暖和春天的气息。天空中出现了一些卷积云，空气中的湿气含量明显增加，这时的天气情况类似于苏格兰阳春三月的好天气。到了 16 日，天气反复温暖唤醒了一些虫子。此时，有一半的虫子从漫长的冬眠中苏醒过来，开始活动起来。

观察到植被的第一次齐整萌发是 18 日。这一天，有几种稚嫩的野生植物从地里冒了尖，高度不过半英寸，而且只在潮湿和阳光充足的地方有。虽然树枝上还见不到树叶的影子，但榆钱初绽，呈黑褐色。田野里的荒芜让人极度渴求绿茵一片，不过田里发生的事让我痴迷，害得我几乎每天都要去兜兜转转。劳作者的面貌：他们三人一组，五人一群一起干活；他们所用的工具虽说稀奇古怪，但是全都好用；他们种植或播种各种奇特的庄稼；在播种之前，他们清除地里的杂物，平整土地，精耕细作；在广袤的田野上，到处都可以汲水，方法简单巧妙。对这方方面面进行观察都很有意思，因为这一切对我来说都是新鲜的，因此我像着了魔一样被深深吸引。然而，比这更让我感兴趣的是关注季节的渐变，并寻觅那些可能出现的新产品，而这些产品的性质和特征对我来说就是一本即将解封的天书。

如前所述，一些鸟类在春季已经开始向北迁徙，其中可见翱翔的天鹅。没多久有些迁徙的鸟类上市贩卖，而且大大出乎我们意料的是，有一天晚上，有一只天鹅像一只巨大的鹅，全身扎紧，被烤熟后端上了我们的餐桌。吃天鹅，我们闻所未闻。而相反，我们都知道天鹅肉按照摩西律法被列为违禁食品（《申命记》，第十四章，第16节）①。然而我们记得，根据摩西律法有关犹太人饮食禁忌的规定，他们绝不可能享用罐焖野兔，猪肉香肠和其他各种食品，而现在人们绝不会认为它们不好吃。因此，我们找不到任何正当理由或托词不把盘子递过去要一份烤天鹅肉尝尝鲜。我们吃了，认为天鹅肉鲜美好吃。翌日，我们请求把天鹅肉端来冷吃。在天鹅迁移结束之前，如果能再美餐一顿这种违禁美味，更会谢天谢地。

3月20日，我有机会骑马经过一小块地，而在本月1日，我看到人们在这块地里种了小麦。在播种后的20天时间里，麦苗长得很快，长度足以盖住整个地面，看到这种情况，立马让人想到植物的生长速度有多么快。

中国各地的鸟类稀少经常是人们的谈资。具体到我们现在驻扎的这个地区，留鸟和本地鸟的种类好像为数不多，其他的鸟类都是随着季节变换，从北往南或从南往北迁徙的路上稍作停留。在冬季，除了市场上的一些死鸟之外，连一羽水鸟也见不到。市场上充斥着大量的鸭、水鸭和鹅，刚才也说过，有一阵子还有天鹅贩卖。

---

① 摩西律法是对《摩西五经》的另一种称呼，又称为"律法书"。《摩西五经》是《圣经》的第一部分，内容包括希伯来习惯、宗教戒律及国王敕令，是公元前六世纪以前唯一一部希伯来法律汇编。《摩西五经》包括《创世记》《出埃及记》《利未记》《民数记》《申命记》五部分，它是犹太国家的法律规范，至高无上。——译者注

然而在 3 月 24 日，出现了一只小灰燕鸥在河上盘旋飞翔，寻觅食物。这只小鸟的到访给这里添了几分情趣，让人欣慰，因为这里没有鸟类，景象孤寂，这种荒凉感比其他任何国家都有过之而无不及，只有在中国逗留一段时间才能充分体会。

25 日，一大群天鹅向北飞去。我骑马穿过田野，看到一只深色的珩鸟，翅尖白色，这是我第一次看到珩鸟。我走近时，珩鸟飞起，由于距离太远无法看清其细部特征。此时河岸上草叶新长，让一直晦暗阴郁的褐色泛起了一丝绿意。

到了 28 日，乡村的景象已经春意盎然。这时，在乡间骑马郊游，走了好久，瞧见娇嫩的小麦和其他庄稼的绿叶开始从地里伸展出来，一路看来，甚为惬意。在北岸的河堤上，偶见一片孤零零叶子钻出地面。除了之前提到的一些树木之外，树枝上还见不到绿叶的踪影。这一天，我沿河岸骑行，很高兴看到一些熟悉的灰海鸥，在河道两岸潮水退去后裸露的松软的泥土中觅食。它们的总体外貌和叫声与英国的灰海鸥十分相像。正当我目不转睛观察、欣赏它们优美的一举一动时，一只反嘴鹬不期而至，飞落在这些海鸟中，虽然我近在咫尺，但是反嘴鹬并不理会，一落地就左蹦右跳，开始寻觅食物，喙深深地扎进淤泥中，搜寻它要吃的昆虫和贝类。

在这个地区和其他一些地区，中国的鸟类有一个特质可能引人注目，即虽然它们都是本地的鸟类，但是它们野性极强，据说当欧洲人靠近时，又比较温顺。之所以如此，它们理所当然知道在中国人手中它们将一命呜呼，但是它们很不了解如果有英国猎人走近，它们十有八九一命呜呼。这一点，它们迟早会觉察。

冰雪消融，河里本身的景象突然发生了变化。一如从前，大小船只来来往往、熙熙攘攘的人群如雨后春笋般涌现到河面上。而与此同时，挤满大村小镇、大街小巷的人群却没有明显的减少。在深冬没有被冰雪摧毁的舢板船一下子都冒了出来，三五成群停靠在临时的专用码头，这些码头就建在城边，间隔不远就有一处。涨潮时码头被淹没，退潮时露出水面。码头的出入口和河之间有个路堤，把码头既省事又巧妙地隔开，路堤同时也成了旅客出入的小径。

在3月的最后一天，我在天津城郊骑马溜达，有幸观察到一点，十分有趣。我常常被告知，去年秋天军队向北京行进的过程中，他们时常路过丰硕的葡萄园。我也被告知，在整个直隶省，天津的葡萄因品质优良而著称。在冬天，甜美的葡萄作为点心经常被端上餐桌。但是迄今为止，不管是骑马抑或是徒步，这么多次，我连一棵葡萄藤都未能见到，因此很自然想知道这些葡萄是怎么种的？在哪里种的？谜团这一次解开了。我看到有一小块地，用稻谷的秸秆扎成的篱笆围起来，篱笆现在已经老旧，有几处都已残破，有一些人正忙着把葡萄藤从土里挖出，有些葡萄藤完全出土，平躺在地上，只有根还留在土里。还有一些正被人从圆形土丘中挖出，这些土丘像这个地区佛教的坟堆。我恍然大悟，这其实是为了保护葡萄藤度过严冬，它们被精心盘起来，放入专门为此挖的洞穴中，为了不让根部附近的藤蔓受损，根部埋在土里，土层足够厚，使葡萄藤免受霜冻。既是这样，难怪葡萄藤在冬季没了影踪。

在这一天，那些最近播种和种植庄稼的地里，青苗首次长出地面。可见新长的嫩芽破土而出，虽然有的芽尖还没有展开，但是已经是一地绿茵，有的芽尖还带着哺育它的种子。榆钱此时已经盛开，像我故乡英国一样，呈暗红色，一簇簇挂满枝头。

正对着我的房舍门有一棵树，总体看像苹果树。数周以来，日复一日，我一直在观察。有人常常告知我，这个地区春回大地，花草树木会一夜萌发，所以我有这样的期许，盼望前一夜还是光秃秃的树干树枝，每天清晨一睁眼，就可以看到花满枝头的美景。但是，每天都未能如愿，见不到这种突如其来的变化。随着 3 月渐逝，门前的那棵和其他的树一样，一叶未发。田里的青苗和青草还未成茵，绿意不够浓烈，事实上，与家乡英国相比，这里的景象裸露荒凉，不招人喜欢。

然而随着 4 月的到来，草木的生长突然发生了变化。我刚才所提门口的那棵树上，树叶芽苞初绽，虽然正在舒展开来，但是嫩绿的叶子还是半卷着身子。现在，这棵树可以明确判断是一棵苹果树，这个事实让我更加好奇，期盼苹果树开花的情景。在 4 月 1 日愚人节这一天，整个冬天被遗忘的各种蔷薇也点了腮红，星星点点，我们知道这里迟早会长出芽苞。毋庸多说，这种身如"荆棘"的灌木一有盎然生机，就得施以最为精到的修护，要剪去枯死的枝条，如果之前疏于看管，今后需要最精细的看护。

根据随后发生的变化可以看出，从这天开始，草木的生长变化极为迅速。4 月 2 日，有些桃树，修剪得极其低矮，但很漂亮，被称为"玫瑰花品种"，栽在花盆里带来叫卖。这个品种得其芳名，是因为其花瓣是复层，所以远观似玫瑰。不同株的花色不同，因此一株白色，一株别样的粉红色，"桃红"则源于此种色泽。两株桃树上花团簇拥，如此之多，几乎包裹了整个树枝，而树枝明显苍老古朴，布满树疤，盘曲虬转。

仔细查看，我立刻明白让这些树变得古朴苍老，低矮不高的方式。第一步似乎是把一棵直径一英寸半的桃树树干锯断，留下离花盆大约八到十英寸的树桩。从这个树桩上端，新枝很快长出，就像柳条从剃了头的柳树顶上长出一样，在英格兰的一些地区，这成了一道独特的景观。这些嫩梢似乎在之后被斜向劈开，至直径约一半的深度，然后在切口处弯曲成中意的角度，用草绳固定于强扭的位置。而一些多余的嫩梢看上去已被剪掉，只留下制造商认为可能对造型有用的枝梢，桃树盆栽的造型定要出奇，或是赏心悦目，开花时要别出心裁。有些最新长出的枝梢如此柔嫩，不要刀劈也很容易弯曲，这些嫩梢像其他的枝梢一样弯曲造型后用草绳固定。盆栽的效果是要有盆景的感觉，但是其开花时的花量要比天然的桃树都多好多。

4 月 3 日，柳叶舒展开来，柳絮倒垂枝头，与之前提到的类似，有一棵剃了头的柳树桩，树桩顶离地至少六十英尺，虽然还没有长出叶子，但是顶端的树枝上飘垂着长长的深棕色的柳絮，其颜色与光秃秃的树干上树皮的银白色相得益彰。晚风吹来很冷，温度计显示 51℉。柳絮在我们头上摇曳飘飞，似乎在表明心迹，它们与其说迎着和煦的气候而生，不如说在春寒料峭中挣扎。直到 4 月 9 日，可以看到田野里花朵初绽，这时夜间的最低温度为 47℉，早上 9 时的温度是 59℉。漫步田间，我又惊又喜，看到一株熟悉的小荠菜，一半开着花，一半已经可见其心形种子包被，这表明如果稍早找寻发现的话，在几天前已经盛开。但是这株小荠菜逃过了我的视线，因为它长在一个小水道旁边柳树丛的下面，小水道从开阔的田里挖的灌溉井延伸出来。田间的植被长势这时候看已经十分旺盛。一些冬小麦和那些播种还不到五个星期的麦子，微风吹过，已经波浪起伏。为了收割种子而在大约同期种植的萝卜和芜菁此时也开了花。最近挖出的葡萄藤在一些最意想不到的地方不期而遇，同时可见专门为它们编织的竹条网栅。挖地、种植、播种和灌溉，一幅热火朝天的忙碌景象。因此，如果对务农感兴趣，到田间漫步走走，真是乐趣无穷，心满意足。

我无意中发现一个苗圃和催育的温室，此后还光顾过一次，不管是此行所见还是将来再去，观察里面的花花草草给我带来极大的满足感。在此，我只需提及几个细节，这在初春的季节与其外观密切相关。

　　在整个漫长的冬季，大量各类灌木保存于地下室，显然最近搬到了露天。地下室很像前述用于贮藏白菜的地窖，顶上覆盖了一层稻草和泥巴，厚度足以抵御冬天无处不在的严寒。

　　搬到外面的许多植物要经过矮化，这与之前的描述绝无两样。只是有一点不同，在这里，树枝之间的空隙之间填了黏性很强的黏质泥，这种黏土是这里土壤主要成分。泥巴除了可以减少输送到树枝的树液外，还可以让树枝更容易弯曲。

　　温室是一座很长的建筑，还算坚固结实，因为我们要考虑到在中国这个地区的房屋通常松垮脆弱，临时凑合。就像一位爱尔兰名士的房子一样："一切都是旧时的，"而这座温室用"泥巴和（高粱的）秸秆"建成，像那位名士的房子一样，"屋顶有个洞，炊烟袅袅"，但这个温室顶上的"洞"变成了烟囱，整个建筑量身定制，非常符合其用途。其正面朝南，但似乎有个奇怪的事实，墙上连一块玻璃窗格都没有。

　　如前所述，这个地区不像我们英国，玻璃不会用于制作窗户，而油纸在这里几乎是统一的替代品。为此，油纸被固定在温室正面的木框内，整个纸上都有油，所以呈半透明状。温室里面有摆放植物的架子，架子摆满了整个泥泞的地面，架子之间隔有通道，也不靠墙，通道足以让一个人在各个方向上自由通行。每个花架上摆放着许多盆栽的茉莉，花蕾正欲绽开，尽管透过替代玻璃用油纸做成的正面进来的光线微弱，但是茉莉的叶子显得清新嫩绿。温室内用中国普通炉子保持恒温，因此并没有温度计来调节温度，根据感觉判断，似乎大约在 75℉，而当天上午的温度是 53℉。

　　在大运河北侧，靠近河岸有几块水果园和花卉园子一字排开，相隔不远，除了谷子秸秆竖起的栅栏外，没有其他任何更加实实在在的围墙。当天是 4 月 10 日，星期天，根据我这一天的观察，桃花烂漫繁茂，满树都是，远远看去一片粉嫩。同一块果园中另有两种果树，纯白色的花，同样繁茂浓密，覆盖整棵树，后来我仔细观察，确认是樱桃树。这些花园附近，沿河蔓延超过两英里，一块一块全是葡萄园，但就在一个月前还见不到一棵葡萄藤，它们当时还沉睡在地里。到了 4 月 18 日，我注意到，它们都被葡萄架撑起，而且迅速抽叶。榆树和柳树已是满树挂绿。在果园，桃树、梨树、苹果树和樱桃树都是繁花似锦，花园里有几株美丽的荷包牡丹。天气和煦温暖，春意盎然。我站在一个花园旁边，从花园开始广袤的耕田一直延伸的地平线，在大多数地方，生长的庄稼此时已经明显盖住了地面，而在其他一些地方，劳动者都在忙碌，有的耕田，有的播种。运河里挤满了帆船和当地的各种船只，有的扬帆破浪，其他的在桅顶绑上绳索，岸上的纤夫沿一个小道行走，拉拽着船逆风逆水而行。事实上，整个场面热闹混杂，充满生机，朝气蓬勃。

4 月 20 日，我骑马溜达，走得有点远，穿过一大片农村，在天津市和大运河的南边，与相反方向或大运河左岸的田野相比，这里的耕田少很多。有一块块开垦的种地，中间有大片大片的土地依然干旱和荒芜。总之，这里的植被远远没有天津北边好，这里的土壤很明显贫瘠不毛，与另一边广袤的平原土地肥沃，物产丰富形成强烈的反差。这里的土地总体来说贫瘠，有些地方极度荒芜，这种现象在以后要比眼前这个时候更加显而易见。找到其中的缘由也并不难。因为前述提及生产盐的原因，天津以南的土地严重盐碱化，只是有些地方要比别的地方严重得多。在盐碱最多的地方，偶尔长出几株猪毛菜，但是当天气干燥时，其周围的土壤就会覆盖一层白色的盐霜，像霜一样。但是在平原上更广阔的地区，土壤盐渍变少，这些地就全都被耕种。

　　这次远足回来的路上，我游览了天津一大寺庙附近的花园。在这里我发现几株丁香，正赶上丁香怒放，花团簇拥，有蓝色和白色两种，甚是好看。在英国，一丛丁香赏心悦目，招人喜欢。看到这些丁香，诚如他乡遇故知，触景生情，过去的时光和情景涌上心头，现在早已遥远，但是记忆犹新，难以忘怀，记忆中可能有些浪漫的联想，抗拒把区区意外小事变为一定意义上旷日持久的"生活搏击"。书中往前几页，我曾经提到正对着我所居房舍门前的一棵苹果树叶子突然间冒了出来：4 月 21 日我注意到，苹果树开满了花，整棵树被粉红色和白色花朵完全笼罩，迷人好看，前一天还只是花蕾，一夜间盛开如斯，挂满了整个苹果树。

　　从此以后，植物外观的变化眼花缭乱，很难跟踪记录，田野间、马路边、水渠畔的花一波接一波。4 月 22 日下午，我骑马溜达了很远，一路上发现各种熟悉的英国家乡也有的植物，还有一些不太熟悉的鸟类。突然间，我注意到河岸上长了一株紫罗兰在风中摇曳，我下了马，仔细打量了一番初春英国人的最爱在中国的这株代表。在那古老的亲切的苏格兰，我孩提时在石楠花中摘过，在荒野中摘过，在河岸上摘过，多么漂亮，毛茸茸的，芬芳沁人，而现在这一株，只有颜色和整体外观表明与它们亲缘之外，在许多方面都有不同。沿着平原，可见一种芒柄花，一片一片；到处可见紫云英，绿草如厚厚的毯子，铺在田野上，花茎有三四英寸高，花朵粉中泛白，又带点蓝色。有一小株早长的车叶草，不过一两英寸高，我经过时间或可见悬于其上的黄色花药。我确定是一群群的林鹬在地里跳跃，我试图接近时，它们一跃而起，冲上空中。还有几种鹡鸰沿着运河岸边逍遥自在地雀跃，有灰色的，也有白色的。然而，草木的变化不光在田里有迹可循，集市绝对是观察这种变化的好去处。4 月 23 日，长相奇特的蘑菇上市了，过了好长时间之后，我们发现至少在精心烹制后其味道非常正宗，"回味无穷"。

4月24日，午后阳光炙热，有点让人透不过气来：根据我当天的日记，田间春播的普通蚕豆长出地面已经两三英寸，四季豆也齐头并进，豌豆开始长出卷须了。玉米也超过了两英寸高，而在其他地区这种作物还正在播种之中。有一点无疑要说说，虽然我的随笔中没有提到这些作物的播种日期，但是我确实注意到了它们已经破土而出。这可能难以避免，因为我记得去地里参观隔三岔五去一次，人有本能的好奇心，让我不愿日复一日走老路。桃树上已经挂了果子，有一颗小桑树，转眼间结满了桑葚，满树的绿叶，不过苹果树和梨树仍然开满了花。花园里冒出几株百合，瓜类也开始破土而出，麦子和豆类都长得很高，微风吹过，麦田里麦浪阵阵，豆地里波澜起伏。而至于树木，柳树和榆树是中国这个地区最常见的树种，此时绿叶新裁，柳絮如雪，榆钱满树。生菜一定是几天以前就长出来了，因为4月29日有几棵已经上市，虽然还小，但做成沙拉味道绝佳。在田间地头，一株株黄瓜此时已经长出地面很高，还有一些瓜类也一样，一些谷类作物已经有出芽的迹象。

"快乐的5月"的第一天，我发现了一株匍匐十字花科植物，白色的花瓣显得丰满。它长在潮湿阴暗处，附近发现有一株野芝麻，也已经开了花，就在此处绿草如茵，长势繁茂，其中有一株莎草花头凸现，花色单调，形状独特。这块地里总的来说被各种不同的作物覆盖，其中大多数已经长得相当高。在一些地方，大片大片的土地此时还是光秃秃的，而且面积确实不小，为它们准备的种子还没有播种，而在其他的地块里，粮食作物长势遥遥领先，离成熟收割更近。我在7日注意到，实际上一些小麦和燕麦已经抽穗，虽然秸秆长的不是很高，还不到一英尺半的高度：这些地块的作物是在3月1日和10日之间播种的，从播种到现在不超过两个多月：9

日，地里的豆类植物已经开花。在村子庄附近，有几块白豌豆也零零落落开了花。我只好事后说说，白豌豆可是一道味美可口的小菜，虽然凡是在这个地区播种的，显然生长良好，但是种植面积非常稀少。同样奇怪的是，不像印度有些地方，这里的当地人似乎并没有连续种植。但是在这里，我可以讲讲一年中这里和印度在我前述庄稼播种时节上的不同。在印度，还远不到 5 月的时候，豆类和豌豆类早就因为天热而枯萎，小麦经常也过不了 4 月中旬，即使在旁遮普邦①也一样。而在印度，冬季比较温和，可以种植一些所谓的耐寒性作物，与此形成鲜明对比的有谷子、水稻，瓜类等，是暖季和雨季作物。

很明显，之前提及有些作物看上去矮小，其原因是迟迟不下雨，而当地人当时望眼欲穿，焦急地期盼下雨。因此，当 5 月 10 日下了一点小雨，人们都感谢"龙王"显灵，恩泽天下。他们的感恩方式无疑有些嘈杂喧闹，这也符合他们所信仰神话的独特审美。有一班人使出浑身力气，敲锣击鼓，摇铃打钹、用足力气吹着刺耳的唢呐，在锣鼓喧天的吵闹声中，是人们为滋润大地的落雨而进行的祭拜："请，请，上香"。初春之际，苗圃里和园林中种植的植物大量摆上街头销售，很不幸，我对此没有记录。除了一些极其艳丽之外，其他的既不漂亮也无生趣。这些花草植物上市的具体日期在我的笔记中偏偏没有记录，我的住所装饰简单，几乎没有，为了装饰，我买了相当数量的这种盆栽花卉植物，在此不妨一一介绍。最早的花卉中有几种玫瑰，有一种在英国人们熟知其中文名称，开花早，红花，很雅致，虽然秋季没有鲜花盛开，但是整个夏天时不时会开花，一直装扮我的住所。开花第二多，但是比这种玫瑰好看得

---

① 印度原邦名，1966 年后分为两部分，南部称哈里亚纳邦，北部仍称旁遮普邦。——译者注

多的是"七姐妹"，花呈淡淡的奶油色，据福钧先生所说，这种花在英格兰越来越为人们所熟知，之所以称为"七姐妹"，是因为每根花茎上有七朵花。还有常见的红色天竺葵，在英国妇孺皆知，在这里同样无处不在。还有茉莉花，有白色和黄色。百合、鸢尾、玉竹和阔叶景天等，虽然它们还没有开花，但大量出售。大大小小的石榴树，大量出售，密密麻麻布满了鲜花，花朵大小与树株相得益彰，甚为奇特。大量出售的还有带着花和果实的苹果树和橘树，大大小小都有，甚至还有极不寻常的长相怪异的佛手，售价极低，让我们纳闷，他们怎么雇得起培育这些植物的园丁们，因为大多数花草植物都不是当地品种，冬天需要在前述的温室中精心养护。

在初夏时不时上市出售的这些植物的特性有巨大差异，仔细观察颇有乐趣。它们只是为了卖给外国人还是在当地人找到买家，我说不清楚，但是如果将它们一一详述，有时它们又被分门别类放在一起，让人觉得莫名的奇怪。

除了那些已经提到的盆栽，还有李子、桃子和夹竹桃。有两种金银花，一种与英国国内的极其相似，在英国，人们把他们放在门外，整个夏天用来装点门面。为了遮挡极其毒辣的太阳，人们会搭建临时的草席走廊，放在门口的金银花枝条伸展开来，缠绕在搭建走廊的支柱上。除了桃子和石榴，所有这些植物都处于自然生长状态。而桃子和石榴则或多或少被矮化，或经过人工手段的处理。然而，在这一地区，人们为怪异造型，把攀扎弯曲的技法发挥极致的盆景是崖柏。通过修枝剪条，弯曲扭转，完全破坏了其自然生长的美感和对称性，把崖柏变成各种动物和怪物的形象。在中国南方，水蜡树是最常用的盆景植物，只是南方人让水蜡树顺其自然生长，在类似于前述提及的苗圃中栽盆培养。

最早在街头兜售的植物之一是一种具有很强观赏性的芍药属植

物，它被中国人叫作"牡丹"。早在 3 月，类似毛茛的叶子就覆盖了相当大的一块地，我们当时一直困惑不解，确定不了它是什么植物。不过没过多久，美丽的朵朵大花绽放后，花株就被挖出栽入花盆，因为中国人似乎喜欢以这种方式搬运已经大量开花的牡丹。这些牡丹都是"千层"牡丹，但是呈不同色调的粉红色和红色。它们赏心悦目，部分买来摆放在大厅和门口作装饰，而另一部分买来供少女和妇女们插在头发里，用做打扮。

不难理解，小葡萄藤是人们最喜欢购买的植物之一，因此它们很好卖。

因为开花漂亮而受人推崇的植物有康乃馨和美国石竹。拿来兜售的还有蜀葵和草芙蓉，以及野生曼陀罗。有时同一个篮子里还放有四季豆小豆苗、茄子（黑色）的野生苗和瓜苗等。把各色植物放在一起甚是奇特，但是这还没有把所有集市上兜售的植物都包括进去。有的放在盆子里，似乎十分珍稀，极为漂亮。这些植物中有一种野生的蓼属植物，长在沿河的沼泽地里，能长到五六英尺，由于花茎顶上垂下许多粉红色小花，使其一举夺魁，成为此时最为赏心悦目的植物。其他稍有逊色者包括几种田里野生野长的蒿草，虽然并不好看，但是它们散发着丝丝馨香馥郁，浓郁时如英国老家野生艾菊，淡淡如更受欢迎的"青蒿"，但凡访问过苏格兰高地的人都很熟悉，而"青蒿"在那里特别受人欢迎。

还有一种植物在古老的苏格兰高地最招人喜欢，在这里我也发现被放在花盆里，放在街上卖售，即薄荷。这里偶尔也可见苦薄荷，不过罕见得多。但是除了这些，还可以经常看到一种甜菜，在花盆里精心栽培。这也并非全部，因为还有一些花盆，里面栽种着洋葱，种的整整齐齐，一丝不苟，也拿来卖，好像它们甚为值钱，嫩绿的叶子散发出最为迷人气味。

鲜花初绽、蔬菜长出、水果结果、所有的庄稼出苗，之后它们长势都很好，逐渐成熟，直到 5 月 13 日，它们都突遇大考。在此之前，整个夏季比通常干燥，但是农产品的收成前景很看好。然而这一天来了一场暴风雨，这场暴风雨我在其他合适之处会有描述。到了第二天，风暴过后，许多叶子，还有不少植物的娇嫩的枝叶都卷曲了起来，一幅枯萎像。小麦大多都抽穗了，不仅有长麦芒的，还有一些更为常见的品种，但是所有麦秆长得矮短不高，谷物的头长得很小，整个景象与英国大相径庭，在英国的同样庄稼地则是长势旺盛，颗粒饱满。

夏季最早上市的水果是樱桃，个头非常小而且非常坚硬酸涩。其色泽鲜亮，红中带粉，和英国的类似，但是在其他方面没有一点和我们英国的相似。市场上它们的量也不多，摊点只有些许售卖，除了孩子，愿意买的人似乎不多。

在月初，如前所述，蘑菇已经上市，已经好几天，每顿晚餐中都有蘑菇，甚为可口。26 日，餐桌上有了四季豆，说明在周边四季豆正快速成熟。第二天，我骑马在田里走了走，看到农民们都忙着给洋葱、胡萝卜和大蒜等周围的土除草、松土，乡村大片土地都是这些作物，郁郁葱葱，据此可以判断这些是当地人的主要食物。

四季豆花期正盛。如前所述，麦子都已抽穗，有些地方正在播种高粱①，而有些地方高粱的幼苗已经长到两三英寸高；黄瓜和甜瓜的藤蔓爬上了用秸秆竖起的篱笆，秸秆相互交错，编织成通透网格；在其他一些地方，也有类似的栅栏或通透网格，支撑着扭扭曲

---

① 作者原文使用的词是 millet（小米），但后文写到这种作物在热带国家大量种植，且在欧洲用其秸秆来制糖，可见说的并非小米，而是源自非洲的热带作物高粱，因此本章内统改为"高粱"。——编者注

曲的茎秆，后来确认是毛茸茸、所谓的"甜薯"。这些栅栏做工精致，就黄瓜的栽培而言，可能给我们一些启示，在英国绝对值得借鉴采纳。

在其他的地块上，各种各样葫芦类作物和南瓜长势正猛。阔叶茄子占了几块地，面积相当大。所有的地里都在浇灌，从事这种劳动的人要勤勤恳恳干一整天的活，甚至大雨之后也不停歇，除非第二天雨下个不停。

黄瓜第一次在这个季节上了餐桌，与英格兰的、甚至与印度的相比都小，质量也逊色不少。不管是水果还是蔬菜，中国人显然钻研如何提高产量而不是改进品质。

不经意间我提到过早春时节在田间栽种牡丹的事。5 月 28 日，我得到例证，可以证明在有些情况下，作物一茬接一茬何等迅速。沿着市郊的农田走走，经过了一片之前栽种过这种观赏性极好的作物的田地，而现在这块地上什么都没有，正等着播种其他作物。

6 月份温和宜人。6 月 2 日录得温度最低为 61℉，上午 9 时为 68℉。前一天晚上下了一阵小雨。空气中的湿度刚好，南风轻拂，让人神清气爽。气温如此宜人，和其他几个人一道，我步行了不止 6 英里的路。我提这事意在说明，过不了多久，虽然天气变得极热，而直到此时与印度比，这里的气温相对比较温和。

直到此时，我才注意到天津南边和西边平原的情景，几乎满眼绿油油。耕种的土地被正在生长的作物盖的严严实实，但是还有许多地块，显然是太过贫瘠，无法耕种，这些土地则直到夏末依然旧样，棕色的土壤，干燥，寸草不生，就像整个漫长的冬天一样沉闷，不讨人喜欢。还有几块裸露的土地，上面一层白色的盐碱，里面孤零零长着几棵藜草和猪毛菜。而更大面积的土地此时长满了杂草和莎草，绿茵茵，软绵绵如地毯，农村终于有了夏天的景象。

到 6 月 3 日，大麦麦穗已经开始泛黄。可以看到一块块地里正在生长的小茴香，中国人做饭广泛使用小茴香。有些地方苗床上栽种着茴香，现在已有几英尺高，长得很快，准备开花了。芹菜虽然不过三四英寸高，覆盖了村庄附近相当大的一部分土地。这些没有长大的芹菜，当地人吃得很多，给外国人饭菜中也很多。然而，种芹菜的人似乎不懂像在英国使用的脱色技术和栽培技术，使其长得既大，味道更鲜美。在其他地块，大量幼嫩的胡萝卜长势旺盛，但是，当后来上了餐桌，我们有机会品尝时，发现它们远远没有在英国吃惯的好吃。不过莴苣另当别论，田里有大量种植，论长相远不及英国的好，但是上了餐桌，配上必要的调味汁，可是上佳的沙拉。[①]

对天津周边栽种的各种作物的草草描述可以窥见它们是果园和农田作物奇特的大杂烩，有的在英国可以见到，而有的主要在一些热带国家大量种植，例如高粱。然而在这里，园艺和那些更恰当地被认为属于农场实务之间没有区别，或几乎没有区别。因此，虽然用犁大面积播种诸如小麦、大麦和高粱之类的作物，但是在栽种此前提到的多汁作物的土地时并不用犁，这时主要使用的工具则是手锄和小铲。因此，如前所述，这里的大部分农耕事务实际上在我们英国只能算作园艺的活。

此后亦可看到，我会对相继出现的蔬菜做一番评论，借此机会我会把它们的品质和我们英国所见到的相似产品进行比较，我相信，不管何种蔬菜，相当明显可以看出英格兰的相应产品都要占优。我这样比较有一个目的，即尽可能正确地传达我当时的印象，

———————

① 莴苣根据食用部位，分为叶用莴苣（即生菜）和茎用莴苣（即莴笋），中国栽种较多的是莴笋，作者此处是将其当作生菜了。——编者注

这样做是为了说明，在有些方面中国园子里的产品和农产品远远不如我们自己美丽家园的产品。

绝大多数身居外国的人有个怪异的倾向，他们对到访国的产品，而且对其人民、其习俗、其语言及其制度会不吝赞美，甚至言过其实，而对自己祖国的所见所闻则大加贬斥蔑视。

对中国这一地区的描述大部分均属此类：气候被描述为极其宜人；土壤被描述为地球上最为肥沃之列；而蔬菜和水果如此可口甘美，在家乡没有能与其相媲美的。而个人经验告诉我，在这些方面，对这个地区见诸文字的描述，每一个方面的优势都是言过其实，而这里的居民认为整个省在中国是最不毛的地区。

果园里，杏子和桃子已经部分挂果。苗圃中熟悉的植物有正在开花的蜀葵和木槿，还有许多石榴怒放，颜色鲜红，独一无二，而其他的花则色彩暗淡。我在这里要讲这种情况，在夏季很晚的时候，爽口但有点酸唧唧的石榴上市，和现在花的颜色一样，石榴的颜色有两个不同的品种：一种深红色，而另一种淡黄色，接近稻草的颜色。

花园里栽种着一片片夜来香。花床上黄色和红色的玫瑰斑斑驳驳，正如前面描述过沿街兜售时提到的那般。其他还有黄色的万寿菊，与这印度人在那条圣河最脏的水中斋戒沐浴并拜神时祭献给"恒河女神"① 的荆棘一模一样。

虽然这个时节天津周边的水果还未成熟，但是 6 月 3 日市场上出现了一些成熟的杏子，这清楚地表明，天津市近旁的一些果园里的果子没有远一点果园里的果子熟得早。这些杏子有点硬邦邦，汁

---

① 原文为 Gunga Gee，感谢范慕尤博士告知，这是孟加拉语中"恒河女神"一词的拉丁字母转写。——编者注

水不是特别多。但是，因为我们在冬天的大部分时间里晚餐时一直只能吃到梨和苹果，偶尔有几个葡萄，在冬季的大部分时间里有栗子，核桃一直有，所以人们对新上市的杏子赞赏有加，或许完全言不由衷。

凤仙花不超过四到六英寸高，枝头上挑着一朵花，6月5日满大街有大量出售，价格如此便宜，我们外国人以两个先令一百的价买了许多。后来我有很多机会看到他们在花园里是怎么种的。它们种在花床上，种子间隔大约6英寸埋在土里，这样幼苗在随后移栽时在根上很容易带上足够的泥土，使它们在栽种后的生长不受影响。

包括凤仙花在内，还有一些其他的脆弱植物从土壤中移栽的方式值得一提。由于这里松软的土壤中混合着黏性很强的黏土，地表面迅速变干，要把娇嫩的植株从土里移除而不使其严重损伤，不是不可能，只是难度极大。为了避免造成损伤，园丁从花床着手，他们把花苗或蔬菜苗连根挖出。不管是在花园还是在田里，只要耕作，就有小水渠相互交错，相隔不远，而且几乎每个方向都有，就像前面描述的那样。根据情况，不管是井水还是河水，都可以自由地流到花床上，为此花床被培高。地面可以迅速变湿，完全变成水坑，而在这种状态下，田间的劳动者或园丁可以随手把要移栽的植物拔出，而从土里拔出时，他们小心按紧根周围的泥土。

到6月7日，温度最低已到69℉，上午9时为82℉，白天达到98℉，空气湿度只有35%。在此之前，我们发现蔬菜已经逐渐上市，而现在，蔬菜大量涌入。天气很快变热，植物长得也很快。如此之快，6月9日，我在日记上写道，麦田已变黄，表明庄稼已经可以收割了。黄瓜、各种不同的瓜类、四季豆、芸豆、豌豆、芹菜、莴苣和白菜（叶子味道像芜菁）等大量上市。高粱还不到六英寸高，葫芦科蔬菜成了我们餐桌上最常见的菜，同时也是我们最喜欢的蔬菜。

6 月 12 日，我和同伴骑马漫步，比平常走的路更远，来到一块庄稼地边，地里种的是扁豆，这让我纳闷，我们该不该相信这些日子"阿拉伯瑞福来（*Revalenta Arabica*）①"的广告呢？不论男女，对许多人来说这种植物已经被证明有不可估量的安慰效果，而其带来的利润如此之大，用商人的话讲，堪称"摇钱树"。扁豆对印度人来说更熟悉的名称是"massoordhal"，在印度大量种植，确实可以做成很甜的餐点，和多年来在苏格兰人们熟知的"格拉斯哥麦片粥"一模一样。

大约 6 月 15 日，大株盛开的海棠被搬出来出售，而且这一天康乃馨和夜来香的花全都开了。康乃馨长得矮短，在草丛里这里一棵，那儿一株，偶尔可见于平原上的荒芜之处，这里的平原前面已经提到过，从天津向南绵延。三天后，大型的双层翠雀花上市，真的超级好看，观赏性极强。

20 日，大麦成熟，人们连根拔出，因为这里不用镰刀割大麦。气温已经升到与印度相当，当地人根据气温变化减了衣服，穿得少了，但是要比印度人在同一时节穿得多一点。大街上，人们通常赤裸到齐腰，有些苦力头上裹一块白布，搓揉布角绑在头上，境况好点的人头上不戴任何东西，为了遮挡毒辣的太阳，他们走路时举起扇子遮住脸。

对大家来说，他们消暑防暑的方法很让人惊讶，头的前面部分剃得精光，正午的烈日直照在上面，但是好像没有造成什么恶果。

———————

① 18 世纪的一种保健品，声称有非凡的强身健体的功效，其实是由小扁豆制成的。"阿拉伯瑞福来"为译者翻译。——译者注

在这方面，中国人和我们驻扎在这里的阿拉伯军人之间的对比就很明显，而并没有丁点荒谬之感。正如刚才所说，中国人头上根本什么都不戴，而阿拉伯驻军在他们头上缠裹了好几码的布头，作为头巾。

在远离村镇的地里干活时，人们有时完全光着膀子。看着这些人赤身裸体强悍地抡着锄头干活，是一种新奇的景象。而且他们不光是在地里不穿衣服，船工无论是在河上还是运河里，通常干活时赤条条并不少见，他们似乎也不在乎周围有多么拥挤，经过的人是谁，是男是女，他们都无所谓。此时看着这些赤身裸体的中国人，我从来没有像现在这样为他们感到害臊，因为这里有妇女，他们极其需要端庄有礼。

大量的苤蓝现在已经熟透。这些奇特的块茎已经长到可接受的大小，并可以上餐桌了。沿着白河左岸逆水骑行，经过了一块地，地里种着几株土豆，我有些惊讶。土豆这种蔬菜似乎在这个区域还没有普遍种植，虽然靠近蒙古和西藏的一些地方已经是常规种植了。因此，这几株土豆或许是为了引进土豆而正在进行实验的结果。

豆类作物完全成熟，6 月 27 日，我在日记里写到它们已收割。大麦已经大部分被拔掉，此时人们正在专门准备的打麦场打大麦，打麦场离庄稼地不远。

这些打麦场在某些方面就像我们在《圣经》中所能读到的那些打麦场一样，它们就是一块空地，划出来专门派此用场。地面光滑平整，一来经过打压，二来上面涂了一层软泥，软泥很快形成一层壳。粮食作物在这里打碾脱粒。庄稼铺在打谷场，被碌碡一遍一遍碾压，石头碌碡大约两英尺半长，一端直径十英寸，而另一端则小点。有时碌碡由一个人在后面用脚推着转动，就像英国家乡我们经常看到有人用类似的方法滚动前面的木桶一样。在其他情况下，把骡子、驴子，或是饥瘦的公牛轭在碌碡上"碾压"大麦。对这些动物来说很不幸，中国人尊崇孔子而不是摩西，结果是这些在打麦场上劳碌的牲口，不管是牛还是驴，嘴巴都用口套罩着。有时用连枷打庄稼，但不是很常见，而打碾脱粒更常用的唯一的农具是碌碡。

瓜、西葫芦和各种其他不同种类的葫芦科蔬菜上市了，有一种球形的大茄子，比印度常见的那种要大得多，现在也大量上市，也在餐桌上经常吃到。长在地里的植株本身就有观赏性，高度不低于三、四英尺，叶大，呈心形，花也大，甚至有点艳丽。球形茄子直径不小于 6 英寸，深紫色，色泽光亮，悬挂在深绿色的叶子下面，形成鲜明对比。苞米已经长得足够饱满，让我们有机会在餐桌上品尝到嫩绿的苞米棒，先洗洗，然后涂上黄油，撒点盐和胡椒等调味。只要种苞米的地方，都是普遍很受人喜爱。而且天津大街小巷的每个角落，每个犄角旮旯，只要有足够空间，都有小吃店，经过清洗的苞米在大街上到处都有卖。

6 月 28 日，苹果被当作甜点上了餐桌，当然还没有完全熟透，但是也快了。去年的和当年的葡萄也一并摆上，当年的葡萄没有完全成熟，但是已经可以吃了。我将在下文中描述本地人用来保存水果的方法，而在这里，我只是说明甜点既有去年的水果，也有当年的水果。

7 月 3 日，我有机会看到之前种了麦子和大麦的所有田地都光秃秃了，这些庄稼已经被运走。苞米现在有三英尺高，高粱超过了两英尺。在有些地方，大片大片的瓜类、黄瓜和南瓜地绿油油。如前所述，在平坦的田间，每隔很长一段距离就有竖有网格状的篱笆，上面爬满了扭结在一起的山药的藤蔓，远处望去，就像赛马前竖起的一道道障碍栏杆。葡萄藤现在呈深绿色，叶子繁茂，完全遮挡了所依托的竹架子和修剪过的藤枝。

17 日至 24 日之间气温达到 7 月的最高。这些天白天温度计显示最高为 108℉，并且整体上平均温度为 96℉。在我们英国人中出现了惊人的死亡率。极端暑热让人极度疲惫，使得我们筋疲力尽，很难打起精神从事一些绝对必要的劳作。幸运的是，这种状态没有持续很久。24 日，风起云涌，一阵暴风骤雨后，温度开始缓和。

8 月初始，气温十分宜人，因此下午骑行 7 英里多的路非常愉悦。最低气温纪录为 62℉，上午 9 点为 77℉，温度计的读数是 71℉，阴天多云，大雨将至，一阵西北风微微吹来，让人神清气爽。如此看来，尽管前几天我们经历了酷热难耐的恶劣天气，而现在的天气不仅可以忍受，而且很舒心。这里的气候变化既快又明显。正是这种气候的特殊性使我们能够熬过整个夏天，因为像最近如此酷热的天气如果再持续两三个星期的话，毋庸多说，可以断言，到那时，我们的人将因病死亡而所剩无几。然而，这些论断只是不经意间在此提及。我现在的目的是让读者了解中国这个地区的耕地情况及这里所生产的庄稼的性质，对此有个印象。毫无疑问，虽然这里的庄稼因地制宜，但是在很大程度上受到气候的影响而有所改变。因此，我对这里气候的评述与这里特别关注的地形地貌这一主题并非风马牛不相及。

8 月 1 日，我碰到了在中国这个地区所见到的第一块棉花地。地确实不大，里面的棉花植株也不是很茂盛。但是植株上满是黄花，花冠开口周围有橙色条纹，看上去极其赏心悦目。很不幸，像目前这种紧急事态，看到可以种植棉花的地方非常重要。毫无疑问，在这里棉花可能会大量种植。

我们骑马走过一块圈起来的地，地里海棠长势繁茂，自然而然，我们认为种海棠肯定有什么特定目的，如果确实如此，我们也无法确定究竟出于什么目的种植这种不同寻常的作物。这些海棠有高有矮，花期正盛，上面是粉红色花海，而下面的灌木雅致好看，叶子亮绿美丽，形成鲜明对比。在另一块圈起来的地里，我们看到长着几棵枣树，树枝上挂满了大量仍未成熟的枣子。大片大片的田里种了高粱，现在迅速进入了花期。显然，这种谷物是中国这一地区的主食。然而，毫无疑问，这里的土壤比较干燥，因此高粱的长势不如我在印度所见的那样旺盛。

　　一段时间以来，我一直认为甘蔗要么在天津周边种植，要么在离天津不远的地方种植。看上去像是一节节的甘蔗杆上市售卖，不管是小男孩还是大人都喜欢咀嚼，和印度情况一模一样。然而，进一步了解后发现这不是甘蔗，而是正在生长的高粱秆，高粱秆中确实含有大比例的糖分，如果我没有记错的话，在欧洲曾经尝试用高粱秆制造糖。

　　值得一提的是这里没有稻田。谷物虽然在中国几乎所有地方广泛食用，但是这个地区并没有种植，这里的土壤可能不够肥沃，而且灌溉不够广泛。北直隶省消费的大部分大米都是从长江中下游地区通过运河运来的，正如在其他地方更具体地描述的那样，在距离天津西北端七英里处，在白河河岸上有接收和保存大米的大型公共粮仓。8月初市场上的水果已经很丰富。大街上各种瓜类大量卖售。好几种苹果、桃子、李子、青梅和葡萄要多少有多少。

　　我们给自己的餐桌上了一种甜点，之前我们没有见过：就是莲蓬，形状特别，整体看，其形状非常像浇花喷壶上面带孔的喷头。坚果取出、剥皮后吃起来味道与榛子绝对没有两样，而且显然很受当地人推崇。在没有新鲜蔬菜的月份中，当地人似乎很喜欢莲藕，就像现在他们喜欢莲蓬一样。

　　到了8月中旬，高粱长到5英尺以上。有些地方的瓜类和早玉米已经收割，人们平整好土地，为种植其他作物做准备。此时下了场大雨，温度也变得明显适宜一些。

我的笔记中有关天津田地的记录此时中断了一小短时间。我的健康让我相当痛苦，所以我必须做一次短途的海上旅行，这可能在别的地方有所提及。因此，直到9月7日我才重新在周边的田野中徒步、骑行。这时，我很高兴陪同福钧先生，他是最有造诣的植物学家之一，是当代中国植物方面最权威的专家。因为并没有想到会在这个地区驻留，所以遗憾的是，我忘了带那些书籍，可以让我能够确定之前并不认识的植物的名称。因此，后面将要提到一些植物的名称，现在就依靠福钧先生告诉我了。

这一次，我们访问了几个之前已经提到的苗圃，福钧先生发现了一些老相识，一些熟悉的植物，因此欣喜若狂。他从一种植物走向另一种植物时，就滔滔不绝向我讲述它们的习性、当地产品的质量、产品种类及其相对价值等，每种灌木、每种花的几种汉语称呼他都信口拈来，让当地的园丁惊叹不已。在这里，我们发现了之前已经提到的正在生长并开花的茉莉花和桂花。如前所述，这两种花的花蕾被用来制作一些花茶，让茶有它们的芳香。它们也被广泛地用作女士的头饰，也被富有人家冬天的时候置于房内添香。人们为此收集相当数量的花蕾放在桌子上敞口的碟子中。福钧先生提到，除了茉莉花和桂花，珠兰是第三种被广泛用于制备花茶的花，只是我们这次访问的苗圃中没有发现。在苗圃的边缘，靠近秸秆围栏旁边我们看到一株野生的西红柿，显然无人养护，再一看就是杂草丛中勉强活着，上面的西红柿既小又无生机。在它附近，我们还看到一株灯笼果，显然同样无人看管。其果实比印度所见到的橙色明显更深。后来我还有几次见到灯笼果，尽管其果实味道鲜美，有一点点酸，显然不受中国人待见。

秋海棠迅速进入花期，有几株实际上绽放开了，让我想起在西姆拉（Simla）①的喜马拉雅驻地及其附近所见到的几株不同种类的秋海棠，其修长而美丽的花秆从片岩和页岩的裂缝中亭亭而出，被覆土中渗出的水打湿。在这些苗圃中还见到苹婆属植物、紫葳属植物和一些玉兰植株，但是数量不多。

有一种树，它的名字是福钧先生告诉我的，上面结着类似番茄的奇怪的果实，这种果子新鲜的时候在香港被认为是美味，去年这种果子精心制成果脯后在这一地区的市场有卖，乍一看绝对像晒干的苹果干。这就是柿子树。

在这个苗圃中，我已经观察到了嫁接树木的方式，操作方法极其简单。选定为砧木树干横着锯断，在一侧斜着锯掉树皮，甚至锯掉一些木质。接芽也用同样的方法备好，然后把两个平面贴在一起，接头处可能用一块脏兮兮的破布或一些小草固定，涂上一些泥巴，再用一根绳子把整个嫁接处绑好，这样整个过程就大功告成。然而，中国人似乎还没有发现更为讲究的"芽接"技术。这种嫁接方式有一点奇特之处值得一提。在这个苗圃，我看到这种嫁接方法成功地用于柏树和杜松之间的嫁接。两个树枝仍然长在树上，并没有从各自的树干上砍下来，树枝侧面的皮已经被剥掉，两个平坦的表面然后被放在一起，用前面提及的方式绑好。两个树枝合二为一，两种树在接合的地方长得青翠。

但是，最受福钧先生赞赏的植物似乎是一种"连翘属"植物。他至少已经把其中一种引入英国，这次又碰到一种，寻思到目前为止还没有人对此做过描述。但是奇怪的是，大多数有价值的灌木都是从中国南方带来的，似乎果真如此。墙里开花墙外香，这与先知

---

① 印度北部城市。——译者注

或者许多虽然比凡夫俗子强但比不上先知的普通人的境遇在本国得不到赏识一样。

这些灌木数量大，品种多，我们绝无可能一一仔细考证。相当大的无花果树栽在花盆里生长，树上没有果子，甚至在夏天更早的时节，有一些无花果上市售卖，品相似乎并不出众，据此我们推断这种水果不受重视，因而很少在这里种植。

不仅在这些苗圃，而且在寺庙周围的一些围地中，除了这些已经提到的观赏性灌木之外，我们还发现其他一些或多或少大量栽种的灌木。极具观赏性的紫薇在这里极受欢迎，尽管在印度并没有如此大量种植。显而易见，绣球花在中国这一地区也受欢迎。牡荆在这里比较常见。旋花植物和山茶花甚为雅致，用以装饰围栏。像在印度一样，印度的散沫花芬芳弥散在晚上的空气中。夹竹桃绝不罕见。当我经过邻近的村庄时，偶尔看到过一棵藤蔓，还有一棵看起来像金合欢树，只是没有花，也不可能识别它的种属。茶花此时已经含苞欲放，显然被主人看作是稀世珍宝，还有一些我们看到的杜鹃花也是如此。我一定会记住提一提我们在苗圃里碰到的一株精心养护的"黄杨木"。

到了今年这个时候，在距离天津以北四英里的一些当地村庄附近，间隔很远的距离，有一块块荞麦，花期正盛，荞麦不超过18英寸高，荞麦地一片白花，遮掩了其绿中带黄的叶子。其他地里种着各种葱类，开着白花，远望过去，煞是好看。当人靠近时，就能闻到大蒜和洋葱刺鼻的气味，我们觉得极其难闻，可是中国人对此非常喜欢。

在离河流和运河更近的地方，大块大块的地一直被黄麻覆盖。黄麻属于锦葵目，种植后如果灌溉充分，会长到10英尺以上的高度，否则不会超过一英尺左右，并且在各个方面表现为长得不好。

为了获得黄麻皮，从而提取纤维，黄麻被浸在水中，通常在运河或专门的泡池中。过一段时间后，黄麻皮就像柳树皮一样很容易剥下来，而在英国，柳枝被送到编织篮子人手里之前要经过类似的处理过程。黄麻的粗皮从茎秆上剥下，包装好之后售卖，茎秆被精心干燥，然后一大堆一大堆放在一起当柴火烧掉。事实上，如果不是麻黄茎秆和脱了谷子的谷秆，很难想象在漫长的寒冷的日子和枯燥乏味的夜晚，当地人拿什么生火取暖。从北京附近得到的煤炭不仅质量很差，而且价格昂贵，相对来说极少有本地人能够用得起煤炭。在中国这一地区几乎不养牛，因此古伯察所描述的用来做燃料的"牛粪渣"是得不到的。事实上，要是没有刚刚提到那些柴火的话，这些居民将生不了火。

众所周知，所谓的酱油是中国制造的产品。然而，关于它的成分有一些非常奇怪的说法。事实上，许多英国人非常隐晦地认为蟑螂是酱油的主要成分，或许这种情况就是酱油在英国餐桌上不受欢迎的一个原因。然而，酱油不全是由蟑螂制作而成的，虽然在制作过程中可能偶然会有迷失方向的蟑螂钻进大桶小罐，就像在英国，苍蝇、甲虫，甚至讨厌的虫子会钻到大桶中一样。酱油是大豆制成的，大豆是扁豆属，在这里大量种植，其豆荚短小、粗糙、毛茸茸的，叶子像菜豆的叶子，因此一眼就能认出。

有一次偶然碰到一块芝麻地。这时候芝麻大多数都有籽了，有些仍然开着像洋地黄一样的花，这让我想到芝麻在印度广泛种植，而且种植的目的和这里也一样，即为了精良的芝麻油。不管是印度还是中国，麻油在烹饪中用得很多。本书的读者毫无疑问会记得，据说在长老① 时期，芝麻是为了榨油而种植的。

———————

① 指《圣经》中的亚伯拉罕、他的儿子以撒和孙子雅各。——译者注

9月9日，我第一次看到几株正在开花的烟草植物。它们都种在花园里，因为数量极少，显然只供观赏，不作其他用途。我们确实可以推定这里的土壤种植烟草太干。

中国这个地区吸食这么多的鸦片，这个地方却似乎不种罂粟，可能看起来很奇怪。毫无疑问，是这里的土壤不适宜种植。然而，在中国有些地方（例如陕西省和扬子江上游地区）不仅种植罂粟，而且如前所述，现在大量制造鸦片，数量大到对印度市场造成了非常严重的干扰。

这一次，福钧先生向我介绍了在这个附近生长的最常见的树木之一，即槐树，从这种树中可以获取应该是"靛青"的颜料，人们认为这是几年前发现的。槐树属于豆科，其高度从二十到二十五英尺或三十英尺不等，其树枝向四周伸展，而有一种槐树槐枝从树冠中央一起下垂，雅观大方。根据我才华横溢的同伴福钧的介绍，虽然这种树本身不会产生绿色染料，但它的花芽有这种特性，如果干燥后泡在水中，把此前已经染成靛蓝的布浸泡其中，就会染成漂亮的绿色，因为不会褪色，所以更加珍贵。在和福钧讨论这个话题和另一件事，即从中国发现的鼠李获得的、所谓永久性的绿色染料时，他还提到，该属的另外两种植物实际上可以产生两种不同的颜色：一种是蓝紫色，另一种是黄色，把这两种颜色混合后就可以获得前面提到的绿色。

到9月14日，一些田地已经清理干净，重新施肥，正在播种小麦。因此，我能记录小麦春播的确切日期，而现在我又可以开心地记录这种所谓的秋天作物最早下种的日期。

被一些北京人和另一些人叫作"山东白菜"的植物现在大约长到一半大小。绿萝卜长势也很好，芜菁叶子已经长得相当大，虽然块茎尚未长出。葡萄园周围向日葵高高耸起，硕大的花盘黄灿灿，分外惊艳，人们种向日葵是为了葵花籽，葵花籽很受当地人的尊崇，据说吃起来非常可口。田间芹菜很多，茴香籽开始成熟，但是只有在附近的两个地方见到过茴香。地里依然可以见到几株玉米，显然是晚种的，玉米棒呈黄色，虽然没有成熟，但是已经上市销售了。因为 9 月初下过几场大雨，沟渠和坑洼处全是积水。有些地方漂了一层绿色的浮萍，随风飘动，在其他泥泞之处还会滋生新的浮萍。水生植物一簇簇十分丰富，看起来很像英国家乡类似的地方所见到的情景。大树仍旧绿油油。天气和煦，激起了人们出游的兴致，整天要么长途骑行，要么长途跋涉，人们在户外活动，在乡间漫步时开始遇到鹧鸪和鹌鹑。

如果在此我提及 9 月 16 日餐桌上我们有了新挖的土豆也许会被认为不合时宜。我们被告知这些土豆来自满洲，其味道和英国家乡这种最为有用的植物块茎初次上市时同样鲜美，让人交口称赞，而且在其他各个方面品质也最上乘。我还在其他地方指出以下事实，土豆在附近只见过不多几株。虽说有些困难，但是似乎没有理由认为土豆在这里可能不能种植。

同时，石榴出现在街头，看起来没有完全熟透，但是品质上乘，这些都产自苗圃。如前所述，苗圃中它们在盆中栽培，在严寒的冬天，这些盆栽被搬到室内，在温室中得以保存。

到 9 月 18 日为止，气候变得极其惬意，为了说明这个概念，我观察到这天上午记录的最低气温是 58.5℉，9 点的温度为 68℉。空气湿度是 75%，东北风，微风习习，天空晴朗，几乎无云。

鉴于我在中国这个地区的居住即将结束，我骑行穿过田地，走的路比平常更远，注意到几种之前笔记中没有记录名字的植物。然而即使现在，也只能认为我观察到了中国该地区全部植物种群里很小的一部分。在未耕种的地里，藜属植物长势繁茂，或多或少，取决于这个地方的湿度。其中有一种是例外，呈银色的灌木状，显然选择在最干燥河岸上生长。举个例子，通常称为鸡冠花的植物即属此目。花园的围栏里偶然可以看到鸡冠花和一种低等的甜菜，它们已经开始渐露秋容。

在河道近旁，有大量英国常见的植物，许多地方完全被菟丝子覆盖，长长的白色卷须左缠右绕，缠满了菟丝子每一根茎和枝条，但是并没有伸展缠到其他植物上。在灌溉沟渠附近的一些沼泽地长了一些菖蒲、香蒲和香茅，而更多的只和芦竹挤在一起生长。在一些荒地上长了一种芦苇，其茎秆很长，弯弯扭扭，只要够近，附近有什么东西就缠绕在上面。即使近观，这种植物看起来像一种马利筋，而根据花和茎秆上裂口中渗出的乳汁液，立刻让人看出其本质。我在这里还要提另一种长在荒地上的植物，因为它的英文名字Statice Fortunii（勿忘福钧）是为了纪念福钧先生（我们曾多次十分愉快地结伴散步）这位天才绅士，这种植物叫补血草，属于海石竹属，在英国是一种美丽的野花，花头圆形，粉红色，在英格兰高地迷人的溪流沙岸上，很不起眼，不大引人注意。

还有一种植物只会在此提到，在我此次愉悦骑行中看到的其他一些植物的名字会在下面的脚注中罗列。① 不能一笔带过的植物是苦苣菜，在这里大量生长，我们经过的一些沟渠或坑洼中经常可以看到苦苣的黄花。在初春，也就是万物复苏，植被破土而出之时，有人就急切找苦苣而大量上市，因为其长根有一点点苦，但是很爽口，不管是生的还是熟的，当地人都非常喜欢。

---

① 野豌豆，不止一种；黄芪；猪毛菜，生长在盐碱的沼泽地里；匍匐茎大戟，亮绿色和红色的那种，见于之前种植四季豆的田地；亚麻，乍一看，这种植物非常像小檗，和小檗一样，经常用做篱笆；千里光；蒲公英；最后是一种矢车菊，常见于苏格兰沼泽的森林里。篱笆中有一种茜草；沼泽地里有 pinnex 和车前草，花园中有大量黄花菜。

　　这时花园里有大量美丽的紫菀，赏心悦目，这些花色彩艳丽，让它们生长的花圃绚丽多彩。在一些地方，种着似乎是紫菀的幼苗，明显是为了在冬天搬进室内作为观赏品。在其他地方，菊花的植株已经长得很大，虽然还没有开花。还有一些地方种着大片大片的雁来红。

　　乡村的整个情景与前一年冬天有很大不同，我禁不住想介绍一些变化很大、比较突出的方面。此时，除了少数几块土地为了修养一些牧草而明显闲置和几块面积相对较小而盐碱太严重而几乎光秃秃之外，乡间数英里田地连成一片，形成广阔的耕地，地里多多少少完全地覆盖了正在生长的或已经成熟的庄稼。高粱长得如此高，如果沿着高粱地里狭窄小路上骑行，即使骑着高头大马，骑马的人被高粱包围，经常看不到远处的情景。因此，要避免失去方向而看不清路，骑行者前行时需要小心翼翼，注意庄稼的确切行进路径。

　　覆盖这些地的草在收割干燥后像干草，味道十分甜美，香味非常像英国的黄花茅。当这种草与另一种特定的草混合、经过必要的保存和处理后就可以产生用于制造垫子和一些草帽的稻草。薏苡或者通常被叫作"约伯的眼泪"① 的植物在这里没有中国南方多，但是显然足以让个别人从中得利，当其枝顶依然翠绿时，有人把它们收割上市兜售。

　　9月23日观察到第一批迁徙的鸟是大雁，它们开始了南迁之旅，毫无疑问准备躲避严寒、酷冷的冬天。就蔬菜而言，像一般的鸡蛋大小的萝卜现在上市；胡萝卜也大量上市，但是没有英国家乡的那么大，而且味道也差了好多。虽然我经常观察到该地区菜地里

---

① "约伯的眼泪"（Job's tears）是薏苡在英文中的俗称，约伯是《旧约》中的人物，虽然是好人，却总是被欺负，而薏苡的种子形状像泪滴，所以就有了这个俗名。——编者注

种植的胡萝卜，但我从其实际重要性考虑略而不谈。

我们主要沿着大运河的左岸到农村进行了一次远足，我有机会观察一些最近播种的麦田，麦苗现在已经长出，有几株玉米依然兀立于空旷的田野间。有一座多年前建造的旧塔，用于保护河流和防御对首都的进犯，登上塔顶，我能够看到乡间周围更为开阔的景象。毫无疑问，地里的大部分庄稼夏天的翠绿不再，青色泛黄，浓了秋色，现在，除了几块被多汁的蔬菜覆盖的田地，所有其他地块看上去一片"枯黄"①。

我经常讲到一种忽布，野生于附近的一些树篱中。有一次，福钧先生询问当地人忽布是否派什么用处，他得到的回答是否定的。我仔细观察了忽布的成熟过程，让我感到惊讶的是，忽布成熟时，它的头和英国家乡的十分相似，有一种特有的苦味。在这里，忽布在 8 月开花，并在 10 月初成熟。因此，需要考虑的是在几年的时间内忽布能否成为有利可图的贸易货品。在秋季，经常会遇见印度大麻，但是当地人并没有利用，可能它在这里并不具有在印度让它珍贵的性质，因为我们知道，不管是动物还是植物，受到一些条件影响，无论是气候条件还是地理条件，有些动植物具有极其讨厌的品质，而条件变了，这些品质就会或多或少完全消失。

举个例子讲，曼陀罗也是如此。天津附近偶尔会见到几株曼陀罗，要是在这里的曼陀罗的果实的毒性与印度的一样强的话，我们可以推定其数量会比现在发现的多很多。有一次我乘炮舰到了白河河口又折返回来，这让我有机会观察天津和大海之间沿岸 30 多英

---

① 原文为 "sear and yellow"，源于莎士比亚《麦克白》中 "I have lived long enough; my way of life Is fall'n into the sear, the yellow leaf."（我的生命已经日就枯萎，像一片凋谢的黄叶。朱生豪译）——译者注

里乡村的风貌。

在有些地里，劳动者在收割、更确切地说是在砍倒高粱。他们收割所使用的工具和我们的普通镰刀没什么两样，他们似乎可以用镰刀很快将庄稼割倒。大部分的谷子已经收割完了，剩下的一点似乎熟透了。树叶仍然保留着夏天的翠绿，但其他的一切都有了一抹秋色。有些沼泽中生长的芦苇已经收割了，那些仍然长着的芦苇，像田间的庄稼一样，似乎严阵以待，等待收割。有几块地里，庄稼不仅已经收割完了，而且已经用犁和播种机进行播种了明年的春田。不过更大面积的地被萝卜、白菜和苤蓝所覆盖，偶尔有红色的甜菜地，和周围的其他蔬菜形成鲜明对比。

虽然不完全与耕田种地和农业相关联，但是人们对中国北方当地人保存水果的话题兴趣浓厚，值得在此进行简单的说明。我在前面的记述中录记了一些田地和花园中各种产品生长的不同阶段：从下种到幼苗破土而出、到结果实、到成熟、到最终收割。因此，我认为我可以对农产品的保鲜方式做个简短的介绍。

首先我参观的储藏室是地里挖掘的一个长方形大坑，深不小于12英尺，宽不小于四十英尺，长不小于三百英尺。大坑上有个保护顶，几层芦苇上裹了泥巴，屋脊离地面 30 英尺，地面筑有堵高不超过 3—4 英尺的土堤，屋檐在土堤上明显突出，从而使封闭的贮藏室"密不透风"，除了门和屋顶上开的三四个很平常的通风口。这个大储藏室的地面本来是黏土，稍微有点倾斜，这样用来保护水果的冰融化后，水就会流到斜坡最底下专门准备的一个小容器中，通过一个排水口就可以从容器中很容易排出，这种方法与前述用于灌溉的汲水方式相同。

进入这个巨"坑"（其大体轮廓我刚才做了大概描述），我们发现地面上覆盖了一层厚厚的冰，各色水果，更具体讲有葡萄、桃子、苹果和梨，被装在结实的柳条篮子里，每一个篮子直径为2—2.5英尺，差不多相同的高度，里面铺着一层厚厚的垫子，篮子的盖子也由坚实的柳条编成，盖子和里面的水果之间隔了一层秸秆，然后拧紧，上面再放一块垫子。

在硕大的贮藏室的两侧各有一排木制标签，上面写着汉字，杂乱无章地插在贮藏室顶上的泥中。我们观察到，在这些标签之间，装着水果的篮子排成一排整齐摆放。每一层篮子上面都覆盖一层冰，然后在冰上再放一层篮子，篮子上面和底下都放一层秸秆和杂物，这样篮子上下都不会与冰直接接触。我们得知，一层水果一层冰交替放置，贮藏室放得满满当当，水果保存得很好，根据地窖主人的说法，就是在上个月，去年的水果才吃完。

还有一样东西很有趣，值得顺便说一说，就是麻油坊。我已经提到芝麻在这里广泛种植。10月5日，我有机会看到榨油的过程。油坊内部的陈设之前已经描述过，和磨面的磨坊没什么两样。

我可以非常简要地描述加工芝麻所要经过的一般步骤。收集的芝麻首先在水中浸泡到一定程度，然后倒入铸铁浅锅里，锅用高粱秸秆生火烧烤。芝麻从锅里取出之后放在石磨上磨细，由"驴力"推动，与之前提到用小麦磨面的情景一样。

在磨芝麻的过程中，石磨的周围会跌落黑色油状物，这些芝麻糊收集起来后倒入放置在火上的第二口浅铁锅中，然后猛烈敲打、搅拌，在捣拌和加热的双重作用下芝麻油升到表面。然后将油收集，之后再通过搅拌和锅里加热进一步提纯。油渣被仔细收在一起，被倒入手推车上的桶中，与其他堆肥混合后变为成极其刺鼻的物质，是很有价值肥料。

最纯的麻油供富有人家或最上等的餐馆做饭用，品质次一等的麻油用于寻常百姓家，而劣等麻油用来点灯，油灯用灯芯草做的捻子，勉强能够提供照明。

这里也用"地豆"（即落花生）生产花生油。虽然在我所有的远足中，我没有碰到过种植的落花生，但是这种长在土里的奇特的花生在市场上很常见。当地人很喜欢吃炒花生，而对一些欧洲人来说花生绝不是可口的小吃。

我最后一次穿过天津城是 10 月 8 日，这让我有机会观察到，水仙球茎不仅养在装了一些水的器皿中，而且其中有些水仙第一批叶子实际上已经长到不止半英寸高了。严冬将至，在数九寒天水仙应该在室内得到悉心照料，天津市室内温暖，水仙会自然生长，等到天气转暖，美丽的水仙花将会如期绽放，幽香弥漫，是春回大地最早的迹象。

这就是我根据随笔的记录对植被四季变化的概述。同时对一些或疏或密与之相关的话题在几处加了我的一些评论。10 月 9 日，天气极好，诸事也顺遂。前一夜的温度下降至 42℉。上午 9 时，干球温度计显示为 57℉，湿球温度计显示为 46℉。北风吹来，风力不大，可以忍受，天空晴朗。到了中午，太阳炙热，但还没有热到让人走路不舒服。午后不久，微风仍然没有停，空气干燥，足以让人感觉胸闷不适。

我觉得这将是我名正言顺在中国这个地方长途远足的最后一天，所以午后没多久我就出发，并沿着最靠近河流的地方漫步三英里，而这些地方因为离河近，所以最容易通过灌溉施肥，我决心边走边看，除了观察各种作物，还要观察一路走来碰到的其他与农业相关的各种事宜。

沿河有些更湿软的地里，还有城区附近偶尔出现的临时码头之间长着大片大片的芦苇。而现在芦苇都已经收割，运走，芦苇地呈棕色，荒芜，好像已经入冬，一片萧瑟。地里高粱一点都没了，只有一片片更大品种的谷物依然长在那里，金灿灿开始染了秋色。当靠近田地时，我看到许多秸秆，4—6英尺高，无疑是那些已经成熟的芦苇被收割后留在地里的一截秸秆。

沿着有些田垄，还有几乎每个花园周围，硕大的向日葵花盘高高地挑出篱笆，长在庄稼之上。葵花籽还没有熟透，但是如果仔细查看，已经十分饱满，密密麻麻挤在苞片中。有几块地耕作平整，准备播种，至于具体种什么是不可能确定的。其他类似的地里显然种了菠菜，这种冬天人们最喜欢的蔬菜已经长出了两片长方形的叶子，有1—2英尺高，而在不多几块地里，这种珍贵的蔬菜已经成熟，被铲掉，准备上市。

到此时为止，根据目前的情势判断，种植面积最大的是大白菜，寒冬将至，这些肯定是主要储备蔬菜。我来到一个村子，看到一个地窖，模样我在别处有过描述，似乎专门为贮藏大白菜而挖建。只是有两个在我看来像烟囱一样的管道直通屋顶，烟囱里面是高粱的秸秆，外面用泥巴裹成，因此人们会认为这极易起火，确定不了这些烟囱是用来排烟用还是通风用。我只能认为它们是用来排烟的，所以才放在屋顶上。

白萝卜很多，根非常小而头非常大。在有些地方，就外表和叶子的味道而言，都和芜菁一样，但其根长，在土里的有6—8英寸深。白萝卜根大部分白色，顶上有一圈绿皮，除此没有什么像红萝卜。在其他地方种的看上去是白萝卜，都没有一点块茎。叶子超过两英尺长，狭窄，深绿色，并且茎秆多汁。这种蔬菜总体外观我非常熟悉，因为我好多次看到它被做成泡菜和腌菜，当地人广泛食用。地里可见葱和韭菜，参差不齐。有些地里葱的幼苗刚刚破土而出；有些地里夏季枯萎的花秆依然残留，说明这里疏于打理；还有一些地里的葱正在挖出来准备送往市场。

葡萄藤挂在已经残破的架子上，看上去呈棕色，叶子已经有了一抹秋色，虽然一些翠绿的嫩芽依然在微风中摇曳，好像完全不知道用不了多久它们肯定被剪掉，抑或是被埋在草皮之下，待到春暖花开时再次焕发生机。四季豆差不多完全匍匐在地上，仍然有花继续绽放，而且每顿晚餐都可以吃到豆角。

有几块面积不大的地里种着一种伞形科植物，还没有成熟，不到8—10英寸高，气味特别刺鼻，让人讨厌，若此时问我是什么植物，这是一种芫荽，初秋之时，这种植物覆盖了几地。芹菜长在大大小小的菜圃里，参差不齐，各个阶段的都有，最小的有3—4英寸高，最高的长到了当地人的农作知识所能希冀其长到的高度，如果教会当地人在"沟渠"中种植芹菜的简单方法，而且像在英国一样对芹菜进行"漂白"①，这种味道鲜美的蔬菜在这个地区会长得很高。

在许多面积不大的长方形田地里种了冬麦，一垄一垄，已达到2—3英寸高，依然绿油油一片，甚为好看。这里还种了山药，其茎长而匍匐，叶子和茎看起来不再娇嫩，为其搭的栅状格子墙仍然矗立，只是有点歪斜。一些茄子植株显然有意保留，没有拔掉，为了让籽成熟。这些是早种的大圆茄子，而其他的茄子还是青绿繁茂，植株上明显长满了晚熟的茄子，呈椭圆形，比前面提到的大圆茄子小得多，但与早期的圆茄子一样呈亮蓝色。

在其他地里种了一年生辣椒，像秋季早些时日一样仍然翠绿，这些辣椒有的是长椒，有的是圆椒。长椒最初是绿色，接近成熟时变成红色，而圆椒最初是绿色，随后带点橙色。茄子和辣椒这两种

———

① 芹菜生长过程中不时向菜心培土，使大部分茎埋在土里，只有叶子和头露在外面，这样芹菜茎的颜色就会变淡。——译者注

茄科植物的老茎在一些地方被晒干，显然是做柴火用。众所周知，或许根据我们的实践经验，当我们把红辣椒撒在火上时，会对房间里的人产生什么样的影响？我在想燃烧干辣椒秆是否会产生类似的结果。有一小块地，大约不到 20 平方英尺，里面种了一种苦艾的作物，显然是为了药用而栽种，或者在整个冬天干燥后保存。另一块地比这块的面积还小，里面种了夏至草，显然同样是为了药用种植。我从一个村庄中心穿过，在一个小花园里的一些灌木中生长着几株蓖麻。

在一些阡陌小道的两侧长着几株鸢尾属植物，其花凋零许久了，但是叶子仍然翠绿，沿小道种是因为这里流水不断，可以一直保持湿润。有个地方很特别，这里有一个植物自然生长形成的栅栏，不管种多么娇贵的作物，显然是为了保护它们免受北方寒冬袭击。篱笆由柳枝组成，早春时节密集种植在一起，现在已长到不低于 10 英尺高，因此它们都被认为可以起到高粱秸秆栅栏的作用，如别处已经述及，在漫长的寒冬，通常用于保护作物免受凛冽北风的侵袭。

我见到过各个生长阶段、各种类型的萝卜，一些地正在平整，准备种更多的萝卜。这里最多的萝卜种类无疑是大个的绿萝卜，一半高出地面，一半长在地里，当地人极其喜欢这种萝卜。冬季，他们把萝卜根放在很深的地窖中保存，然后盖好，方式与苏格兰人为了春季食用而保存白萝卜和马铃薯的方式一模一样。我碰到的红萝卜少一点。第三种萝卜是纯白萝卜，这种萝卜只有一点点萝卜味。还有一种萝卜仍然很嫩，似乎完全没有可以食用的萝卜根，虽然其叶子展开，但是深绿色的叶子具有萝卜的所有特性。我在远足期间遇到的唯一的其他十字花科植物是荞蓝，我从来没有见过真正生长在菜圃中的荞蓝，我发现这种蔬菜总是长在纵横在田里的灌溉水渠的两侧，它的珍贵之处是其奇特的球茎，要让它长得厚实，充足的供水毫无疑问是必要的。

经过几个村庄，我碰到几个人正在磨高粱。谷子被放在石臼中，石臼是一块坚硬碳质大石头上凿挖的一个圆锥形深窝，石臼放在村子里像广场的地方，仿佛是供整个村庄使用。一个人用舂米杵将高粱捶打成粗面，舂米杵的头加长，使其与放置谷物石臼深度相当。舂打后得到的粗面因为里面混有谷糠，所以呈粉红色，显得湿润，更像糠麸混合粉，而不像人们通常用来烘烤面包的面粉。在其他两个地方，我看到更精细的谷物被磨成面粉，这在常见的磨坊完成，而不是在用风车或水车驱动的磨坊。在当地一间房子中，有两个或更多石磨放置在不同的地方。石磨的下扇被牢牢固定在几英尺高的磨台上，上扇可以绕着磨轴转，上扇上伸出一个横杆，可以轭上驴或骡子。上扇上放置一个圆锥形料斗，使里面的"料"能够以调节好的速度均匀通过这个倒金字塔式的顶点。谷物通过石磨上扇中心的磨眼进入石磨，其方式与以前或者现在依然使用的手推磨相同。这样，只要更替推磨的牲口，石磨可以夜以继日不停地磨面。在房子一个角落，最常见的是靠近门口的地方，有人把谷壳从面粉或更确切地说粗面中筛除。多个立柱搭成一个架子，架子上吊着一个筛子，用厚重的木质结构固定，筛子下面有一个接收谷物容器，筛糠的人半立半坐，两肘撑在一根专门悬挂的横杠上，筛面的人脚踩一个曲柄，曲柄上有两根绳子分别绑在筛子的两头，这样他将曲柄压向一侧时，筛子也就向这边移动，曲柄压向另一侧时，筛子也就向另一侧移动，面粉每次筛向一侧时都会冲撞筛子边上的横梁，这个简单的过程就可以提高面粉通过筛孔的速度。筛面是当地人的活，要用非常大的力气，筛面时连续不断咔嗒、咔嗒的声音乍听起来就像普通磨坊传出的声音一样，就如我们在苏格兰幽静的峡谷中漫步时碰到的磨坊。

在回来的路上，我经过了一块孤零零的大豆地，地里的大豆完全成熟，而其他地里的大豆都已收割完毕。

虽然与农田或务农没有直接关系，我注意到，这天晚上正当太阳接近地平线时，一群燕子突然从头顶掠过。正如在其他地方所述，自从本月2日以来，我没有看到燕子，或者在此之前他们肯定已经迁徙到别处去了。此时出现燕子显然引起了我的注意，他们的飞行没有规律，好像飘忽不定，时不时可以听到单只燕子的呢喃之声，的确是这种叫声先吸引了我的注意力。它们在远处消失时，我看到它们似乎大体飞往西南方向。

回到家时，另一群迁徙的鸟儿叽叽喳喳迅速飞过我的头顶，长长地向东水平一字排开。这些鸟是沙鸡，很容易辨认，在寒冷的天气，这个地区非常多。

关于10月和11月期间田野里的情景在气象报告中有适时的评述，敬请读者参阅。

对天津及其周边所见动物和动物毛皮来源的述评

在下面的评述中，我不敢妄自尊大，只不过对天津及其周边常见的一些动物作大致、粗浅的描述。

如前所述，很遗憾我没有带任何参考书，因为在我离开英国时，没有想到必须在中国逗留这么长的时间，这在后来才发现。这一点我认为有必要重申，因为这样可以更清楚地说明我眼下的打算，我只想对中国这一地区的动物进行简要介绍，并无自命不凡，要对其进行科学记述。

为了能够根据一定分类方法把我所看到的各种动物都囊括其中，从而更能确保同类动物被归集在一起，我打算遵循大多数有关动物博物学方面的专著中所罗列的纲目进行介绍。虽然描述起来方便，这个想法有一个很大的缺点，如果遵循这个次序，那么在我的评述中，我必须一开始就把一些最厌恶的动物呈现给读者。其中第一类这样的动物是所谓的蠕虫，即体内的寄生虫，它们寄生于我们的身体，从人类肠道内的液体中汲取营养，其中绦虫显然最为常见，其卵毫无疑问是从河水中摄入，因为如前所述，人们向河中不断倾倒最令人厌恶的污染物。大量类似的污物满大街到处都有。猪四处觅食，找到什么吃什么，猪肉通常被人们食用，因此毫无疑问，绦虫这种令人恶心的生物因为人们吃猪肉而进入人体内，并在体内发育。在我们的士兵中，绦虫的发病率如此之高，而冬天尤为如此，这引起了我们的特别关注。还有一种寄生虫，即大蛔虫，在这里也很常见，但比绦虫少。

在距离天津大约十英里的许多湖泊和沼泽中有大量水蛭，在春秋两季，官员们去这些地方打猎野禽。奇怪的是，这些环节动物大有用处，但是并没有被当地人利用。当得知水蛭在欧洲被用于手术时，一些人表示惊讶。我碰到的甲壳类动物数量很少，而且相比之下并不重要。河里可以捕捞到大量的小虾和大虾，但味道与在英国捕捞的相比要逊色好多。像鱼一样，那些海虾的味道要比河虾鲜美好多。在整个夏天和秋天，天津有一种螃蟹非常丰富。这种螃蟹相对瘦小，蟹壳两侧横向各有一个凸起，长到一定长度就形成明显的刺，真是天造地设，可以造成严重的伤害。这些螃蟹来自北直隶湾，在这里捕捞的数量难以置信。它们被装在篮子里沿街兜售，既有腌制的也有新鲜的。看起来商家似乎认为螃蟹和蝗虫是"一丘之貉"，否则很难理解为什么要把螃蟹和油炸的蝗虫摆在同一个摊档售卖，初秋时节就是这个样子。我在这里没有遇到任何陆地上生长的螃蟹，毫无疑问，对螃蟹来说，这里的土壤不仅太干燥，而且黏性太强。

中国这一地区冬季凄凉，昆虫休眠。直到 4 月 19 日，所有昆虫中最常见的苍蝇开始在我们的房间里飞来飞去，即便这个时候它们飞不快，懒洋洋的。而此时温度也变得相当温和，夜间的最低温度仅为 55℉，而上午 9 点为 59℉。而我们推测这里的昆虫从冬眠苏醒需要的时间要比英国长，因为英国的气候更加适宜。

随着夏天温度迅速升高，苍蝇的数量随之增加。在大街上、墙壁下、偏僻的拐角处，实际上整个城市及其附近的各个角落都是一堆堆的粪便和垃圾，它们的腐烂给蛆创造了有利条件，让它们完全发育成昆虫。至少到整个 7 月和 8 月上旬，无数的虫子团聚在餐桌周围，潇洒地飞落在人们裸露的身体上，让人烦恼不已，据我们所知，这仅比执拗的埃及人的遭遇好一点点。这些讨人厌的不速之客飞落在我们身上，转眼又停落在其他地方或其他物品上，我们怎么可能忘记这些地方和物品被苍蝇玷污过的实情；或者在早餐和晚餐时分，正准备把食物送入口中时，苍蝇经常会轻轻落于其上，这我们也不可能忘记。知道这些情况，人们对这些让人受尽折磨、并不受人待见的苍蝇的厌恶感又陡增几分。蚊子[①] 和沙蝇比苍蝇出现得晚点，但是到了晚夏，它们成了人们的心头大患，而蚊子比沙蝇更为讨人厌。

直至 5 月 30 日晚，虽然上午 9 点的温度已经达到 73℉，在印度蚊子已经让人叫苦不迭，而在这里我注意到蚊子还未大举肆虐，对此我感到庆幸。然而，随着地里的作物逐渐长大，蚊子的数量迅速增加。蚊子像云雾般躲在庄稼里，水面曾经一度被人遗忘，而现在因为刚刚长成的蚊子而生机勃勃。我的日记中记录了以下事实，蚊子数量巨多，即使到了 9 月 20 日这么晚，在庄稼中走动也会遭到蚊子的狂叮乱咬。

---

① 我可以用脚注的形式提一提，福钧先生在他的《居住在中国人之间》（*Residence among the Chinese*）一书中描述了蚊香的成分，如果在房间点上蚊香，对驱杀房间里的蚊子效果很好。据福钧先生介绍，蚊香有三种。第一种由松树和杜松锯末粉、苦艾草叶和烟叶的粉末加少量砒霜制成。第二种是长方形纸袋，有的宽半英寸，长两英尺，里面装满了杜松的锯末，少量硫黄（未知的矿物）和砒霜的混合物。第三种由艾草秆制成，有烟，欧洲人不喜欢。

不管是户外还是在屋内，让人烦恼的昆虫还不止这些。我们闲暇之余，原本奢望稍事静心休养，可是有时还要遭受蚊虫肆虐的骚扰，让奢望落空。尽管我们最注意卫生，究其原因，很容易找到解释，在这里，人们的个人习惯极度肮脏。

晚上蛾子和大蚊子在我们的房间里乱飞乱扑，因为这里没有女佣清扫，蜘蛛在屋角结网，甲虫时不时在头顶嗡嗡飞过，撞到白色墙壁，"嘣"一声重重地掉落下来，然后再次飞起，一次又一次试图逃生，但是总是徒劳。大大小小的蟑螂在墙上乱窜。偶尔会有比这些都让人讨厌的生物现身：蜈蚣从藏身之处爬出，尽管绝非常见，显然也没有热带地区的蜈蚣长得那么大。还有一种生物，虽然天生危害要小，外表同样狰狞可怕，经常发现在床上乱跑，或在黑夜中，在衣服堆里爬来爬去，这种虫子似乎是缨尾目的，看起来像蜈蚣，足极长，头上有巨大的触角，并有数个长长的尾巴。然而，这种虫子包括触角和尾巴不超过2—3英寸长，只要一亮灯，它总能逃之夭夭。

在屋外，所见昆虫种类的实际数量不多，但是碰到的昆虫数量巨大。8月一个闷热的晚上，下雨过后，当我们骑行或步行穿过之前在别处提及的天津周围广阔平原上贫瘠土地时，可以看到巨大的甲虫幼虫，白色，软软的，黑头，在地上爬来爬去，这是一个稀奇古怪的景象。是什么打扰了这些丑陋的东西，让它们离开"目前只是半成品"的巢穴，就不得而知。但是因为它们长得体软肉嫩，过不了多久，难逃成为虎视眈眈的鸟类和其他小动物嘴里美餐的命运。

有一种绿色的甲虫突然在六月出现，长约3/4英寸，体形狭窄，挤在一些豆科植物的枝叶上，即使受到干扰它们也不会飞走。它们的翅鞘可以用作女装的饰品，十分好看。的确，它们可能是中国北方地区人们唯一为此用途而收集的昆虫，这种昆虫没几天时间就大量出现，要收集多少就有多少，没有一点困难。

这里的市场上发现有斑蝥出售，不过我没有弄清楚它们是在附近收购来的还是从外地购买来的。它们比在欧洲和印度通常看到的要小，但在其他方面都很相似。夏季稍晚些时候，平原上几乎个把小时就可能碰到一些甲虫，它们推着，更确切地说驮着一块泥巴或其他东西滚，我们猜测它们刚刚在这里面产了卵。若有此机会，观察这些甲虫如此卖力的样子别有一番风趣。它把背抵在这一团东西上，用尽了力气使劲推，当它连滚带爬和这一团东西滚下"可怕的悬崖"——雨后泥地里留下的马蹄窝，它用尽九牛二虎之力解救自己，挽救自己驮着的东西，连滚带推，一次又一次，直到成功登顶，然后一个跟斗向前一翻，又跌入另一个深渊，周而复始。

大暴雨过后，蜻蜓出现了，在雨水聚集成的水塘里，时而掠过水面，时而在水面上盘旋，时而风驰电掣，一闪即逝。在那些水能够保持几个月的地方，例如用以灌溉的运河和池塘，在9月我们可能会见到蜻蜓还是蛹虫时蜕下来的壳，因为几乎不需要观察，蜻蜓是在水中发生蜕变的。有一些蝴蝶在阳光下飞舞，黄昏时分一些飞蛾在空中无声无息地舞动。不管是蝴蝶还是飞蛾，有些十分漂亮，但是不管是种类还是大小，它们都无法与印度所看到的相媲美。

大量的尺蜻在这些池塘的水面上打着圈圈，和我们在英国家乡清澈水面看到的一模一样。曾经有一次，在城外诸多河塘的一处，因为里面长了大量水草的原因，水比较纯净，在这里我看到龙虱一个猛子扎到水底。

黄蜂、大黄蜂和蜜蜂很常见。黄蜂要么成群结队，要么离群索居，经常选择我们的屋檐、门楣或者筑巢，或挖掘巢穴。蜜蜂的品种非常小，通体棕色，有米色条纹横着隔开。据说酿的蜂蜜上乘，给后来到北京的有些官员呈上还在蜂窝中的蜂蜜。蜂蜜可以在市场买到，品质优良，然而是不是确实是这种蜜蜂酿的，我不得而知。

除了已经列举的蟑螂外，直翅目类中还有几种。在晚夏时节，人们不遗余力地在草丛中找一种螳螂，为的是给宠物鸟当食吃。不过这种生物长得并不丑，因此不可能是柯比和思朋斯① 在《昆虫学绪论：昆虫的博物志要素》提到的中国小孩为了让其打斗放在笼子里的那种生物②。这里所指的昆虫最有可能是指蟋蟀，它们在这个地方很多，并且经常有人抓来卖给斗蟋蟀的人。我被告知，中国的有钱人经常斗蟋蟀，押上很多钱，如果押对了，就会赢得参与者的很多钱。

在天津，有一种地里的虫子非常受人喜爱，不只是小孩喜欢，所有的大人也喜欢，因为它们很会唱所谓的"曲儿"。7 月 12 日，在沿街的几个摊位上，我第一次看到它们被放进一些红色小笼中卖。而在秋季所剩的时光中，一种虫子没了又换一种，更大的可能性是新来的是不同的品种，未有间断。这些虫子被放在一种由葫芦雕琢成的笼子中，一丝不苟地盖好，甚至被男子揣在怀里，走到哪里带到哪里。几乎家家户户、每家商铺、每条船伐都有一两个这样的虫子，并在他们短暂的闲暇之余给它们喂嫩绿的叶子或新鲜的高粱茎。

在这一年酷热时节，即从 6 月到 9 月底，树上蝉声满耳，真有些"生机勃勃"，树枝莎莎，噪蝉声乱，反复而尖锐，震耳欲聋。

---

① 威廉·柯比（William Kirby, 1759—1850），英国昆虫学家；威廉·思朋斯（William Spence, 1783—1860），英国经济学家和昆虫学家。他们合著有《昆虫学绪论》（*Introduction to Entomology: Elements of the Natural History of Insects*），分四卷，于 1815—1826 年间出版。——译者注
② 见《昆虫学绪论》第一卷，第 275 页。

当然，我们都知道蝉为什么欢快之极的原因，因为只有雄蝉是大音乐家，有诗为证：

"鸣蝉缘何常开心，皆因娘子不作声。"①

对它们来说这是福气还是不幸，毕竟仁者见仁，智者见智。但是夕阳西下，骄阳不在，宁静的黄昏之时，它们的聒噪十分恼人。

这里的蚂蚱，显然是真正的蝗虫，其数量多得难以置信，除非没有看到。在秋天，如果在田野里走，每走一步都会惊起几只，从草丛里跳出来。一篮子，一篮子的蚂蚱被带到市场，里面死的活的都有。从 9 月 4 日起，他们似乎受人推崇，被看作是美食佳肴，因为从此以后，走在大街上，会发现几乎每个餐馆都有一堆堆的油炸蚂蚱。我从来没有足够的勇气亲自尝尝味，但是我们可以推测其味道绝对可口，因为当地人对他们推崇备至。

就这样，这里有卖野生蜂蜜的，这里也有人把蚂蚱当美味吃的。因此，这就可以解释圣约翰依赖这般食物能够在旷野中存活并非不可能，也不用假托用蚂蚱替代了刺槐的果实这种说法，而这个故事通常讲的是他。不管吃还是没吃蚂蚱，都让人哀其不幸。②

对绿色作物和正在生长中的灌木造成伤害的昆虫似乎是芜菁叶蜂和一种蚜虫。芜菁叶蜂会极大地破坏十字花科植物的顶，萝卜尤为如此。蚜虫会以极快的速度破坏一些小树，因此我看到一棵桃树

---

① 古希腊哲学家 Xenarchus 所写。译文为译者翻译。——译者注

② 刺槐英文名为 black locust，locust 原意是蝗虫，后又指跟刺槐一样的几种（广义的）豆科植物。关于这个名称，据称与《圣经》里的圣约翰在旷野中有没有吃蚂蚱（locust）有关系。据《新约·马可福音》第一章第 6 节记载："约翰身穿骆驼毛的衣服，腰束皮带，吃的是蝗虫野蜜。"这里英文版圣经用的词就是 locusts。有人认为圣约翰吃的是一种原产地中海地区的云实科植物，即角豆树（Ceratoniasiliqua），该树的叶和豆荚都类似刺槐，俗称 locust bean，也被叫作圣约翰面包（St John's bread）。不过也有人认为，圣约翰在旷野生活时，吃的就是蝗虫。——译者注

在极短的时间内被它们害死，还有其他植物或多或少造成永久性伤害。

蚂蚁很多，特别是一种黑色小蚂蚁。这些蚂蚁似乎从蚁巢到经常觅食的地方走一条固定的路，出去觅食的时候排成一字排开，返回巢穴的排成一条线。在 8 月，大量类似的蚂蚁似乎突然长了翅膀，它们飞落在一些树上正在盛开的花上，密密麻麻，几乎遮住了花瓣的自然色彩。在这方面槐花是它们的最爱。

这个地方周围似乎没有白蚁，至少我没有见过，也没有听说有人见过。这里也没有蚕。丝织物大量出售，是当地富人做衣服的主要材料，但是丝绸都是外来的，大多数来自南方地区。

在几处死水潭里，有三个普普通通的淡水贝壳埋在松软的冲积土中，而这里的农村是冲积土。这三个贝壳中，其中两个似乎属于 Planabis 和田螺类，第三是双壳类，看外观是一种鸟蛤，或与其密切相关的贝壳。我们在市场上看到过几种这种的贝类，显然是海里来的，有墨鱼、蚌、一种海扇贝和鸟蛤，其中鸟蛤体大，数量最多。它们通常泡在盐水中保鲜一段时间，在盐水中它们把壳打开，伸出淡黄色的"脚牙"，看着很好玩。

在北直隶弯的有些地方可以见到牡蛎，但就我所见，它们还没有上市。

各种鱼类，不管是鱼干还是活鱼，都可以大量买到，餐桌上最受欢迎的是鲥目鱼和一种比目鱼。鳗鱼很多，似乎被当地人看作是美味。市场上有时会碰到鲟鱼，但是不能确定它们是否来自外地，也不能确定它们是否是从白河捕捞的。

在初夏，有大量的金鱼摆在大街上售卖，它们的尾巴长得很奇特，十分奇形怪状，尾鳍分了叉，长得很独特，看上去不只有三条尾巴。中国人似乎很喜欢把玻璃吹成球形用来养鱼，放在家里观赏。

就鸟类而言，和鱼一样，一年冬去春来，四季变换，这里的鸟类来来去去，一直变换，很少有一年四季自始至终待在这里的鸟类。

爬行动物的数量似乎不多。在夏天，可以偶尔看到壁虎在墙上追捕苍蝇、飞蛾和蚊子。蛇好像并不多，我也说不清毒蛇是否常见。在 4 月 19 日，出现了一条蛇，是从与医院毗邻的建筑物的屋顶爬下时被人杀死。

在一些商店，特别是那些制造乐器的地方，经常会见到保存着的蟒蛇皮，这些蟒蛇皮似乎来自南方，用于作乐器上的装饰品。

在田野里我只遇到过一只小蜥蜴。有一次，我遇到一个男孩捉了一只很小的变色龙卖，是我看到的唯一一只变色龙。

一种小土龟，花纹精美，深受这里男孩们的喜爱。还有一种水龟，有坚韧的外壳，似乎在河里相当多。

在严冬和酷暑之后，青蛙在这里突然出现，让我们不禁感到吃惊。5 月和 6 月，大雨湿润了炙热干涸的土地，田间积水成塘，过不了多久就可以听取蛙声一片。从此以后到整个秋季，它们躲藏在这些长高的芦苇和杂草中产卵，可以观察到蛙卵逐日发育成蝌蚪的过程。

和法国人一样，中国人把青蛙作为食物倍加尊崇。捕抓青蛙就成了一些男孩子的惯常爱好。他们是这样抓青蛙的：他们把竹子和高粱秸秆用绳子或草绳扎在一起，上面再绑一根柔软的矛状柄，持柄看起来像钓鱼竿，其软硬取决于各个部件的大小，长度不小于12—15 英尺，在其远端装了一个尖锐的铁钉。男孩目不转睛地盯着沼泽或水塘，他知道水里居住着自己要逮的"猎物"，一听到呱呱叫声，就搜寻一番，直到看见青蛙，然后慢慢将长矛对准青蛙，逐渐靠近，直到离它几英尺左右。此时，命悬一线的青蛙要么没有注意到即将发生的危险，要么"喊嗓子"太投入，根本想不到会被这把尖锐的夺命"长矛"刺杀，说时迟那时快，转瞬青蛙已被刺中，被举在半空以防脱逃。捕蛙者把刺中的青蛙洋洋得意地带给自己的伙伴，伙伴会立即把它和其他的青蛙放在一起。显然，这些青蛙被这样刺中后通常叫得更响。

整个一年都留在附近的鸟类数量很少，包括那些野禽在内，也不过是几只乌鸦和喜鹊，还有一些可怜的麻雀和田野中一种雪鹀。但是，随着春回大地，其他一些禽类开始出现，因此，每一次天气变化都会有新的鸟类来到。

在春天，最先出现的第一批鸟类中有几只迷途的海鸥，它们朝内陆方向飞来。在3月初，偶尔可以看到白色燕鸥在河面上翻飞掠过。野鸭、水鸭、大雁和天鹅大概在同一时间开始向北迁返。3月25日，我看到一大群天鹅向西北方向飞去，它们飞行时的队形很像大雁的特性，即像字母V，顶点向前，而一边的臂比另一边短很多，所以形成"∧"的形状。这些鸟绝非悄无声息，尽管叫声没有大雁嘈杂。同一天，一只鸲出现在田野上，背部深灰色，翅尖白色。此后不久偶尔会看到田凫在松软的耕地中觅食它们钟爱的昆虫。而且随着夏天一天天过去，在广阔的平原上可以碰到一群群的灰色鸻（领燕鸻和小嘴鸻），它们沿着地面跑，除非有人惊吓，不然不会飞起。

在那些特别是水域更为常见的鸟类中，反嘴鹬最早在周边出现。3月28日，在冰封后刚刚解冻的河边，我看到一只反嘴鹬飞落在金光闪闪的泥地里，一落地，全然无视就在近旁的我，立马把喙深埋在柔软的土中，走着奇特但是优美的之字形，寻觅它的美食。

鹬变得很多，这让我想到似曾相识的一幕，在苏格兰高地去垂钓鳟鱼期间惊起的那些甚为熟悉的鸟群，它们叫声奇特，急速飞过。麻鹬也出现了，但相对很少，而在整个初夏，市场上有大量叫矮麻鹬的鹬属鸟。

时不时会见到一种长脚鹬（长脚鹬属），但这种鸟似乎比较罕见。有一两次，我在大运河上看到一只白骨顶。

普通的灰鹭在盛夏出现，沿着河岸和运河蹑手蹑脚地溜达，一旦受到惊吓，飞到几百码远的地方，然后落在浅水的地方，如此反复，直到人厌倦了，不再跟随。

值得一提的是，这附近似乎没有遇到鹳，这可以提一提，尽管在日本和中国的这一区域，鹳被认为代表长寿，因此其形象频频出现在一些艺术品上。① 事实上，可以说在某种意义上人们认为它们是神圣的，更准确地说，他们把任何生物都可能视为神圣，尽管这里的人们对它的崇敬与埃及人对鹮或者印度人对孔雀崇敬十分不同。

4月份，小小的鸭在市场上多了起来，在餐桌上特别受欢迎。就饮食而言，中国人可能认为英国人和他们自己一样喜欢集体聚餐。这就成了以下事件的唯一解释：有一次，占领这个城市的军队中，有一个军团的官员用餐时给他们上了一只烤鹈鹕。难怪鹈鹕不被看作是美味！这只鹈鹕可能是在距离天津好几英里远的沼泽中发现的，在天津近郊看不到鹈鹕。

在4月份，可能偶尔会遇到戴胜鸟，这种鸟在印度大受欢迎，在英格兰也是偶尔可以看到。然而，在这里，戴胜鸟在灌溉沟渠边觅食，非常怕生，在几码的距离内不让我靠近，因此它们的生性习惯有一个方面与印度的不同，在印度，戴胜鸟在花园里和草坪上蹦

---

① 当指鹤。作者可能把这两种鸟相混淆了。——编者注

蹦跳跳，能够走到平房的门口。

把那些在整个夏天短暂飞落在这里的鸟类进行一一列举既乏味，也没有什么益处，因此我只记述那些最有趣的几种鸟。随着天气转暖，田野中会碰到很多小云雀，时不时飞向空中，在空中振翼盘旋，然后不经意间一个急冲向下，唧唧叫个不停，叫声很特别，甜美悦耳；有时云雀腾空而起，飞到一定高度，然后向平原的远方疾飞，在远处可以很快看到她又向上翻飞，唧唧鸣唱不停，泰然自若，悠闲自得。出现许多种类和亚属的雀科，而且被带到市场卖售，这些雀科中，像锡嘴雀等大喙鸟最受男孩子们的喜爱，他们会买很多养在笼子里。还有较小的，如爪哇岛上的 avec-de-vats 和非洲西海岸一些雀科。白头翁和霸鹟种类繁多，在田间用网捕猎后被带到市场售卖。有一种绿色的小霸鹟鸟，眼睛周围有浅黄色羽毛，是所有人最喜爱的。在水域附近或者在土壤潮湿的地方有大量霸鹟或是石鹏属的鸟。白颈乌鸦十分华丽，因为在 4 月初出现而在其他地方提到过。白颈乌鸦似乎是一种罕见的鸟，同时看到的不超过两三只。在整个炎热的夏天，这种鸟似乎离开这里去了其他气候更加温和的地方，而在 9 月再次回到我们这里。

6 月 3 日，沿着河岸骑行时，我在距离天津几英里的地方，听到了我所熟稔的布谷鸟的啼叫声。没过多久，在市场上可以见到活的英国布谷鸟。事实上，如果对鸟类学感兴趣，早晨到这个繁闹的市场逛一逛就可以很容易知道哪些是"当令"鸟类。在我熟悉的森林鸟类中有啄木鸟和歪脖啄木鸟。夏天开始下雨之后，出现了一种美丽的深色燕鸥，一群一群在运河上盘旋徘徊。此时猎人会去打鸟，而这些燕鸥来得正是时候。随着秋天的临近，地里的鹌鹑变得很多。鹌鹑在此之前的一段时间里在不远的地方就有，这从当地人卖售鹌鹑的数量可以得到印证，据说当地人会让两只雄鹌鹑或一只雄鹌鹑和普通的斗鸡比斗，他们看准了，就押很多钱上去。

猛禽的单个数量很多，但种类不多。在初秋，低级别的猛禽中可以见到一两种秃鹫（秃鹰）。可以碰到灰鸢，偶尔可见腹部灰白色的红背鸢。猎鹰不仅数量多，在附近有人饲养体型较小的，而且特别是游隼和茶隼经人精心驯化，用来狩猎，而养鹰的人并不考虑年复一年养一只驯化过的隼所花的费用值不值。放鹰行猎的季节即寒冷的天气结束后，鹰隼便没有其他的用处，他们将被放飞。在秋天，人们抓捕其他的鹰隼，有幼有老，人们驾轻就熟，对其进行驯化，驯化过程在其他地方有所描述，到了12月份放鹰行猎的季节，它们很快就训练有素，时刻待命去行猎。驯化过程简述如下：鹰隼首先被完全驯服，然后不给吃东西，直到非常饥饿，驯鹰的人用一根绳子将鹰隼的一只腿绑住，绳子长达好几码，巧妙地捏在手里，然后到一块地里，鹰隼的头被罩子罩好，站在放鹰者的手腕上，手腕上戴着厚厚的皮手套或护腕以防被抓伤。同时他拿着一只死鸟，鹰的眼睛先被罩住，然后他把死鸟扔到几英尺远的地方。而当鹰看到这顿美味后，就飞落在其旁边，但是只允许它尝一尝。就这样，死鸟被抛得越来越远，鹰很快就学会了长距离飞行，用了死鸟之后就用活鸟，最后用野兔，直到完成驯化。

夜间的猛禽有猫头鹰，有大有小，数量很多。有一次在市场上见到一只雄壮威武的角鸮，是活禽，摆出来卖，这里有时也可以见到小一点的。

在巨型鸟类中，夜鹰十分常见。太阳落山后不久，它们在空中悄无声息地滑翔，贴着荒芜有加的地面飞行。燕子在别处已经顺便提到过，在整个夏天，燕子成群结队，数量很多。第一次见到燕子是4月9日，最后一次见是10月8日。燕子出现后有一段时间很安静，但是没有持续多久。6 月 17 日，我在日记中写道：在几天前，一个凉爽的晚上，一只燕子（根据外形看是只家燕）栖息在我门附近的绳索上，喃喃细语，婉转悦耳，比之前我所想的更加甜美动听。此后直到初秋，一个傍晚接一个傍晚，这个欢快的小精灵一直光顾，回到它喜欢的落脚点，然后一阵呢喃，全不顾每隔几分钟就从距离它不到 30 码处经过的过往行人①。

随着冬季来临，夏天的候鸟远走高飞，那些喜欢寒冷天气的鸟类出现了。野鸭，更具体一点讲是扇尾琵嘴野鸭从北方来到这里。水鸭在市场上变得很多。大雁卖得很便宜。偶尔会碰到一只鹬鸰。华丽好看的野鸡从鞑靼的山丘中带了过来。这个季节骑行穿越平原时，可以看到沙鸡来了，找到了越冬的栖息地，一大群一大群从我们头顶上掠过，唰一声，甚为响亮。大量白嘴鸦开始聚集成群，当它们飞行时，很容易识别混在它们中间寒鸦的叫声。在作物已经被收割的那些裸露的地里，不时飞起一大群小鸦，数量之多，看上去简直就像一团云，而鸦无疑是我们英国家乡雪地鸟在这里的代表。如前所述，整个冬天这些鸦被大量捕获，并成为人们餐桌上的美味。

一个显而易见的情况是，中国这一地区的人虽然对自己同胞的疾苦颇为漠不关心，对家人也不够亲切温情，对宠物鸟却是偏爱有

---

① 吉尔伯特·怀特在他仍然流行的《塞尔伯恩的博物学》（*Natural History of Selborne*）一书中写道，在飞翔时鸣唱的鸟儿中，要数风和日丽时燕子（家燕）的呢喃最动听（第 138 页）。在第 191 页，他写道："燕子是唱歌能手，风和日丽，不管展翅飞翔还是停歇栖息，都会婉转啁啾，有时在树上，叽叽喳喳像开音乐会，有时在烟囱上。"他进一步记述了德文郡南泽勒燕子初到的日期为 1774 年 4 月 25 日（第 210 页）。

一些博物志告诉我们家燕大约 4 月 10 日在英国出现，而且在这里停留大约 6 个月时间。这些日期和我在天津的笔记中记录的日期之间的巧合显而易见，甚是有趣。（参见帕特森的《动物学》（*Zoology*）第 361 页。）

加。有个现象司空见惯，一个中国成人，手里提着鸟笼，给自己的心肝宝贝晒太阳，抑或是在平原上用柽柳敲打草丛找虫子，就像英国的男孩子那样迫不及待。如此一来，很多鸟被关在笼子里驯养，而大多数是用网和圈套捕获的，已经被驯化。中国人有两套驯鸟的方法，看起来同样有效，虽然实际的驯化过程多多少少有点残忍，但是持续时间如此短暂，以至于总的来说，与我们在英国那种持续时间长，但是更加仁慈方法相比痛苦反而要少。如前所述，在中国这一地区栖息或暂时停留的鸟被大量捕获。它们被装进篮子，用网罩好，立即被带到市场，小鸟经常在挣扎逃脱时伤到自己，即使它们之前确实或多或少受到一些伤害。买的时候不管它们有多么狂野不羁，它们很容易被驯得服服帖帖。有一个驯化方法，就是把鸟的头顶和耳朵浸到一桶冷水中，从水中出来之后，这个被淹得半死不活的可怜的小家伙紧贴在温暖的手中，立即梳理起羽毛来，因此变得要多驯服有多驯服。还有另一种驯化方法，用一根线或绳子勒住小鸟的脖子，让它挣扎，折磨自己，直到恐惧和挣扎让它体力消耗殆尽，它就愿意躲在摧残它的那人的手里。最受当地人尊崇的鸟看起来是一种棕色的画眉鸟。在早春，画眉鸟引吭高歌，百啭千声，仿佛在模仿我们英国家乡的歌鸫、常见的黄色金丝雀、一种绿色的小朱顶雀、一种 drymirca、一种黄莺和白色的伯劳鸟。伯劳鸟既不婉转啼鸣也不尖声高叫，但是它奇特的习性似乎给人乐趣。它通常被拴在栖木上，栖木由一根细长的木头组成，木棍顶上有一个十字头，鸟儿栖息其上。为了防止其逃脱用一根线拴着，一头系在鸟腿上，一头系在栖木上。主人把甲虫或者其他昆虫或者一小块肉抛在空中，让其距离栖木尽可能近的地方掉落，这样可以训练鸟在食物下落过程用喙衔住，这给主人带来了别样的乐趣。为了这个目的，栖木被固定在墙上或门缝中。

　　不过最漂亮的宠物鸟，其鸣啭最甜蜜，无与伦比，显然是一种莺。这种鸟具有本属的所有习性，其胸脯有一块漂亮的金属红或金属蓝而显得分外特别。其大小与我们英国的知更鸟相当，但其啭鸣甜美，悠扬顿挫，可与夜莺相媲美。

　　英国所指的嘲鸫在中国叫反舌鸟，有云雀属的所有特征。像云雀属的鸟一样完全靠谷物喂养，其肩宽、半开翼，整个姿态与云雀十分相似，颜色也很相似，但是大小也许只有英国云雀的一半。喙有点弯，后趾较短。像英国的云雀一样，反舌鸟喜欢站在笼子底部专门为它们放置的圆形隆起物上，偶尔啁啾叫一会。而鸣啭不是它的真本领，远不如它奇妙的模仿能力，它可以模仿任何比较常见的声音，例如狗的汪汪吠叫，猫的喵喵之音，小孩的哭泣声。因此它受到众人的宠幸，喜欢的人如此之多，以至于几乎每一家商店和私宅都养反舌鸟，笼子有的挂在门外，有的挂在进门处。

　　鸽子深受人们喜爱，和印度一样品种繁多。它们经常被当作远距离间传送信息的信使，并且在整个冬季，中国人似乎乐于将一种用竹子制成的很轻的乐器挂在鸽子的尾巴上，在不干扰其飞行的情况下，当气流穿过乐器时，会发出奇特的哨声。鸽子并没有受到这种人为声音的惊吓，反而似乎乐在其中。

　　家禽中，这里大大小小的交趾鸡和矮脚鸡数量庞大。在富有人家的餐桌上，埋在地下一两年的鸡蛋被认为是美味。大街上的众多餐馆里鸡是主打菜肴之一。如前所述，斗鸡是男人们最喜欢的娱乐活动。因此，家禽不管是装饰、娱乐还是饮食都很有价值。

　　在我去过的国家中，绝对没有在任何一个国家看到像中国如此多的鸡蛋。与其数量同样叹为观止的是，冬天可得到的数量要比夏天多得多，质量也好很多。毫无疑问，这肯定是因为当地人有某种保存鸡蛋的方法，而我们还不知道这种方法。他们肯定还有一种孵化这些鸡蛋的方法，而这种方法我们在这附近并未找到，但是众所周知，这种方法在大清帝国的其他一些地方有。

5月27日，我偶然间碰到一些人提着大篮子赶集，篮子里全是小鸡。小鸡显然只不过几天大小，数以百计的小鸡，确实有数以百计的小鸡相互挤在这些篮子里，但是因为我不会说汉语，无法得知任何有关这些小鸡的详情。

可以肯定地说，鹅和鸭子长得非常好，而且在天津很多，但是我没有见过火鸡。

我在天津见到的四足动物的种类数量很少。事实上，在这一年的大部分时间里，周围的乡村气候干旱，要么酷热，要么严寒，这些情况都不利于哺乳动物的野外生存。

天津附近似乎没有任何大型的狩猎动物。狐狸和寄居洞穴的野兔似乎是唯一可见的两种，它们一年四季都有。在冬季，田地光秃秃什么都没有，这为狩猎提供了良好的条件，通常遭到狗和鹰的同时猎杀，因此它们逃脱的可能性很小。

在夏天，偶尔会在田里碰到刺猬，但是天气一转冷，这些动物就隐藏了起来或开始冬眠。田鼠和睡鼠很常见，而在家里，它们的表兄弟，老鼠也不少见。

夏秋两季的傍晚，蝙蝠飞来飞去，数量巨大，但附近好像没有见过体型较大的。对家鸽和家禽造成严重破坏的夜行动物之一是白鼬，这种动物神出鬼没，沿着屋檐爬行，对幼小的鸽子和家禽具有极大的破坏性。

还有一些四足动物，是从稍远的地方带来供人观赏或售卖的，虽然在附近显然没有，这其中就有松鼠。我碰到过两种松鼠，一种红背白腹，有毛茸茸的大尾巴，类似于欧洲的松鼠；另一种小，身上有条纹，看上去与印度居住过的人所熟悉那种一样，它们在房子附近的树上不停地上蹿下跳。

还有一种猴子也被人从内陆地区带来这里，它很小，性情十分温顺，很快就会依恋上主人，因此深得人们喜爱。

偶尔会看到一只小熊，但是像在欧洲一样，因为这种四足动物用以参观，驯化后进行各种各样的滑稽表演和展示各种技艺，可能最初是从很远的地方带来的。

獾十有八九是在附近抓来的。显然，这只动物刚被捕获不久。但是抓它的本地人要么太匆忙，要么吓坏了，没有讲这只獾的捕获方法、时间和地点。如果我们可以从商店里狼皮的数量之多、价格之便宜来判断，在天津不远处狼应该十分常见。各种各样的毛皮在这里很丰富，羊皮最多，狼皮和狐狸皮次之。但是有一种羊皮不仅罕见，而且非常昂贵，即所谓的羔皮。据说羔皮是由未出生的羔羊制成的，为了得到羔皮，必须牺牲掉母羊。浅灰色的羔皮最为珍贵，黑色次之，白色最差。所有羔皮的毛都卷曲，很漂亮，但不长。

虎皮和豹子皮也很多，用作垫子，或铺在卧榻。据信这些皮毛动物见于蒙古和西藏，而在冬天，它们肯定在这些地方要经受非常严寒的天气。然而，众所周知，在喜马拉雅山上可能会碰到一只与孟加拉虎完全相同的老虎在深雪中寻觅猎物。

最珍贵的毛皮要数黑色和白色貂皮，大量来自于西伯利亚。也有大量来自俄国阿穆尔州的海豹皮，但是很昂贵。毛皮中最便宜的是松鼠皮，据说来自北京那边的森林，但是我们未能确定距离有多远。

用作食材的四足动物有猪、牛和羊，数量很多。猪是群养的，猪倌把它们圈养在一块地里，捡到什么吃什么，一到晚上，它们被赶回家，在家里，等待它们的猪食看起来像是油渣饼和谷物一起煮过后的混合物。而其他的猪，数量比这些多得多，不得不在大街上碰到什么吃什么，听天由命，它们找到的东西真是污秽不堪，这里最好就不再详述。

在如此污秽不堪的环境中，猪的繁殖能力和类似条件下的两足动物（人）一样强大。在这里，经常可以看到一堆小猪仔和很多小孩紧挨着在同一泥浆中打滚。

当地人吃猪肉也许比南方人少，这不奇怪。但猪肉仍然是他们食物中重要的组成部分。

牛很小，毛色蓬乱，根本不像苏格兰高地的那些。它们和驴、骡子和小马一样用以驮运东西，宰杀后吃肉，天津人牛肉吃得很多。

可以说不管是这里还是中国的南方，牛奶不作食用，但是在蒙古很受尊崇，被大量饮用。没过多久，人们发现牛奶可以很容易卖给外国人，所以它经常被运到市场上售卖，但是其质量非常拙劣，味道非常淡，所以喝的人并不多，即使我们也很少喝。我们可以做这样的推测，在中国可获得的草料不能让牛奶具有像在英国和欧洲餐桌上所饮用的那样奢华的特质。

羊的养殖数量很少，但是一大群一大群的羊常常被从蒙古赶下来。羊肉的质量非常上乘，虽然这些羊吃的无外乎稀稀拉拉、一年有的时候连地面都覆盖不了的杂草，虽然在短暂的夏季长得倒还繁茂。所有的羊几乎都是白色的，有几只是黑脸，它们四肢很长，尾部圆润，膘肥体厚，像卡布尔和叙利亚的绵羊。它们在这方面不同于好望角的大尾羊，这些大尾羊的整个尾巴都有厚厚的肥膘，而天津的羊尾只有三分之二长了膘，剩下的三分之一没有，甚为奇特，让这些羊看上去非常奇特的是其身上的半圆形图案。

羊群每天早晨被赶到平原上休耕的地上放牧，正如《圣经》中提到叙利亚羊时所描述的那样，有一个牧羊人赶着羊群，而另一个牧羊人在一条犬的帮助下在后面把离群的羊赶回来，而犬在各个方面都和苏格兰牧羊犬一样。在严寒的天气里，羊和牛都在圈里喂养，马和骡子确实也是在圈里喂养的。为了喂这些牲口，高粱的秸秆被铡得非常短而大量使用。通常用这种方法饲养的牲口膘肥体壮，如果我们据此判断，可以确信这种饲料极有营养。

这里的马品种非常小，毛色蓬乱。这些马的显著特征是腿短，身材粗壮，头像小提琴，马鬃很长。众所周知，中国人养马养不过其他任何民族。因此，蒙古马是这里所发现的唯一的本土马，而它们身上全是疏于看护的痕迹。然而，尽管它们看上去笨拙难看，总体上看管护不够，但是它们不仅强壮有力，而且走起路来速度极快，它们确实不奔跑，似乎不知道怎么奔驰，走起路来与猪没有什么两样，而就是这种步态也能行走如梭，一匹好马要奋蹄直追才能赶上它们。据说，在周边最近的行动中，蒙古骑兵骑着这种马把追赶他们的人远远甩开。

有一种体形娇小、样子可怜的驴有时用来耕地。我们在此居住期间，这种驴经常被租给士兵，他们骑着驴到周边的乡间野外远足。这些驴在这方面特别派用场，因为士兵的娱乐手段没有几样，并且用几个铜板就能雇一头驴，即使骑着这种卑贱的驴子也经常要走好几个小时，不骑驴的话对他们将是非常沉重的考验。

和世界上其他一些地方一样，在这里流行一种与驴有关的特殊习俗：所有驴的鼻孔都被深深地切开，由于人们认为，在它们极度用力时，割过的鼻孔比自然状态的鼻子能吸入更多的空气进入肺。喜马拉雅山上赶驴的人出于同样的目的也把他们驴子的鼻

孔割开，据说叙利亚也有同样的做法。然而，中国这一地区用来
驮运东西最受欢迎的牲口是骡子。如前所述，马和驴的品种都很
小，但是奇怪的是，骡子的大小和体格都相当不错，有些不低于
60英尺，很容易保持清洁，它们的皮肤极其光滑。乡间拉车时几
乎只用骡子，并且在举行仪式游行时，政府官员的高级随从骑骡
子的比骑马的多。

必须对猫和狗做几句评述，有关中国北方动物的这一章才算画
上完美的句号。毫无疑问，这两种动物都有其他的用途，都被用作
食材，虽然只是最贫穷的人才吃。本地猫有点像日本品种，因为它
们几乎没有尾巴，如果注意看的话，尾巴有3—4英寸长，并且有
一点很独特，它远端相邻的椎骨间相互垂直，这样一来，其尾巴尖
看上去有一团毛。因为猫能爬行，所以无处不在，而且晚上十分吵
闹，就这两个点来说，中国北方的猫都是首屈一指的。

饿狗一群一群，既瘦又脏，在大街上四处游荡。见到欧洲
人，通常一边逃跑，一边吠叫或嚎叫，但是因为它们数量极多，
总是挡道，有时碰到后会突然被咬，因此恐水症① 绝非罕见，如
果考虑到这些狗吃的食物有多么可怕，得恐水症也就不足为奇。
奇怪的是，虽然这种疾病有时因为被大街上可怜的流浪狗咬伤后
出现，但更常见的情况是，恐水症发生于被一种极受宠幸的名为
京巴的小狗咬伤后，国王查尔斯有名的西班牙猎犬就被认为有京
巴的血统。

那些可怜的乞丐有时把病死的狗带走食用，这是我亲眼所见。
我也常听人十分肯定地说，幼犬会因为相似的目的被卖掉。大街上
的流浪狗中大多数似乎没有主人，所以它们不得不靠觅到的垃圾活

————

① 恐水症即狂犬病，病人会出现极度恐惧喝水或听见水声的症状。——编者注

命，肮脏不堪的东西被它们狼吞虎咽吃掉，因为饥饿所迫，它们的确什么都吃。在夏天，有时可以看到它们吞吃一块块西瓜，还有其他一些扔掉的多汁水果。以上是我亲自所见，而我也看到了更让人恶心的场景，这让我相信，至少在一些地方，野狗结队成群，因为它们有一个非常可怕的目的，靠近狗群时即便没有危险，也让人感到恶心。5 月 24 日，我往乡间骑行，有机会穿过市郊最拥挤的坟地之一。正当我准备穿过时，突然碰到一只狗，嘴里叼着一个婴儿的尸体。婴儿身体似乎根本没有腐烂，因此，我们可以推定，不管死于何因，可能最近才夭亡。我和同伴站了一会儿，看了看这可怕的场面。有几个中国人就在附近，就在我们驻足的当儿，他们笑着和对方说："那些英国人正在看着呢。"然而，这事本身不管有多么微不足道，但它既彰显了人的残酷，也昭彰珍惜生命意识的缺失，这是人性的特征。在这种情况下我们即便不能将谋杀婴儿的罪责扣在他们头上，但也禁不住要下这样的结论：婴儿夭亡后尸体随即被随意处置，因而狗很容易找到并叼走。

除了已经提到的那两种犬，一为京巴，前额圆而高，口鼻短，腿也短；二为牧羊犬，和苏格兰牧羊犬十分相似。在天津还可以碰到其他几种犬类。其中最罕见、最珍贵的是一种灰狗，从其肩膀和两侧一簇簇长毛垂下，总体特征与印度所称的兰普尔灰狗非常相似，并且和它一样只用于狩猎。

这里还可以见到一个品种，完全像斯凯狗，俄理范[①] 先生描述为山东猎犬。它的毛发很长，蓬蓬松松遮住身体，眼睛几乎藏在脸

---

① 俄理范（Laurence Oliphant, 1829—1888），英国随军记者，小说家。1857 年随额尔金勋爵来华，任私人秘书。著有《额尔金勋爵出使中国和日本记事（1857、1858、1859年）》。——编者注

上毛发中，身体的长度和短腿的特征与有名的苏格兰牧羊犬十分相似。另外，还有这里所称的广州犬，它比刚刚描述的那种犬大得多，毛发既长又厚，尾巴向上卷曲一直到背，给人的印象是尾巴将要从其根部自然脱落，其后脑勺宽阔，但是向下靠近口鼻时逐渐变窄，两只眼睛相距非常远，十分怪异，而且眼睛朝上，这样让其面部整体看有点像狐猴。

冬季感冒——几段寒潮——采冰——冰锥——环境干燥——寒冷的起因——天气的规律——最严重的感冒——回暖——一场沙尘暴——其对病人的影响——湖面上的冰开始破裂——植被复苏——热风——电力——炎热的季节——环境晴朗——彗星——一段酷热——温度平和——雨——温度骤降——结束语

　　根据皇家工兵团给出的数据，天津的坐标为北纬39°9′，东经117°16′；距离海洋大约 30 英里；距离最近的山脉大约 100 英里。由于周边郊区地势平坦，天津市的海拔不足 18 英尺。因此，白河和皇家运河流经天津汇入大海之前，水位都上升了些许英尺。

　　为了对观测到的气候结果做如下概述，我需先行申明，仪器的读数均由第六十七团的兰普瑞医生做了仔细纪录，由他负责安置这些公用仪器。这位卫生官把每月的报告递交给我之后，我才对天津的气候做了如下评述。在如天津这般拥挤的城市中，我们把这些仪器[①]

---

① 在天津观测时所使用的仪器，均来自英国伦敦的耐格雷蒂与萨布拉（Negretti & Zambra）公司。

　　最小的温度计型号为 1461。

　　湿度计无型号。

　　最大的温度计型号为 2262。便携款气压计的型号为 389。

放置于最便于观察的地方。尽可能使它们不受辐射影响，而且晒不到太阳；温度计放在户外，但是气压计在室内，它的水银槽被放置在海拔 29 英尺的地方。

考虑气象条件的初衷是为了探寻气象条件对一些现象和某些疾病流行性的影响。因此在下列图标和评注中，我或多或少会对此有所提及。

1860 年 12 月

仪器如上所述小心安置,从本月 1 日起记录观察数据,结果如下表所示:

部队人数:英国人,3 488;锡克人 298。总计,3 786。

日期	气温			气压			大气湿度 100=饱和 根据葛雷含表	臭氧	所有原因 入院人数	各种疾病 的死亡人数	有关天气状况与 疾病现象的评述
	最小	最大	日较差	最小	最大	日较差					
1	20	45	25	30.20	30.20	00.00	未记录	—	2	—	
2	25.5	45	18.5	30.23	30.25	.02	同上	—	9	1	
3	26	47	21	29.95	30.05	.15	56	1	9	1	
4	24	50	26	30.04	30.25	.21	33	—	16	1	
5	23	43	20	30.42	30.44	.02	59	1	13	—	
6	23.5	35	12.5	30.35	30.35	.00	72	1	8	1	1 例因发热伴腹泻入院。
7	23	39	16	30.35	30.42	.07	84	1	15	—	
8	32.2	43	10.8	30.32	30.35	.03	78	—	16	1	前一晚有少量降雪。
9	30.5	40	9.5	30.23	30.41	.18	62	4	13	—	
10	24	39	15	30.20	30.25	.05	97	3	8	—	1 例因发热和痢疾入院,相继出现肝炎和痢疾,病情较重。
11	27	36	9	30.14	30.22	.08	100	3	9	—	
12	23	34	11	30.15	30.22	.07	95	3	12	—	
13	30	36	6	30.25	30.35	.10	95	3	5	1	少量降雪。
14	28.5	37	9.5	30.30	30.40	.10	100	3	10	1	

（续表）

日期	气温			气压			大气湿度 100＝饱和 根据葛雷合表	臭氧	所有原因 入院人数	各种疾病 的死亡人数	有关天气状况与 疾病现象的评述
	最小	最大	日较差	最小	最大	日较差					
15	28	40	12	30.35	30.41	.06	97	2	10	—	1例发热,之后得痢疾,已死亡。
16	24	42	18	29.85	30.15	.30	59	1	8	2	
17	24	44	20	29.72	29.85	.13	56	—	17	—	
18	28	46	18	29.80	30.25	.45	70	3	15	—	
19	21	31	10	30.60	30.65	.05	98	3	23	2	
20	16	26	10	30.45	30.71	.26	100	—	14	1	
21	8	24	16	30.69	30.75	.06	98	—	10	—	降霜,河面冰封,北风。
22	5.5	22.5	17	30.45	30.60	.15	94	—	12	—	
23	10.5	27	16.5	30.45	30.52	.08	76	—	17	—	1例发热入院,随后得腹泻;另1例因消化不良入院,出现发热。
24	9.5	30.5	21	30.42	30.70	.28	96	1	17	—	
25	22.5	36	13.5	30.24	30.36	.12	79	—	19	—	
26	12	36	24	30.42	30.53	.11	98	1	8	1	1例因支气管炎入院,后感染猩红热,已死亡。
27	11	36	25	30.11	30.38	.27	98	1	11	—	
28	21.5	35.5	14	30.10	30.20	.10	89	—	35	1	
29	21	34.5	13.5	30.36	30.54	.18	71	—	28	1	

（续表）

日期	气温			气压			大气湿度 100=饱和 根据葛雷含吞表	臭氧	所有原因 入院人数	各种疾病 的死亡人数	有关天气状况与 疾病现象的评述
	最小	最大	日较差	最小	最大	日较差					
30	11	25	14	30.66	30.71	.05	十分干燥	1	25	—	1例得风湿，后出现发热。湿度计读数：22.5℉-17.5℉。
31	3	25	33	30.48	30.70	.22	68	2	21	—	

最大日较差为26℉，出现于4日。

最小日较差为6℉，出现于18日。

19日，气压下降，之后气温骤降，低温持续到月末。

整月早晨总体晴朗——天空中漂浮着少量云。

备注：此表和随后表格中纪录的数据均为仪器的实际读表；温度和气压均未改小。

此表和随后表格中的湿度计读表，均在下午3点读取。

温度方面，对观测数据的分析如下：

	至上午 9 点	至下午 3 点	至晚上 9 点
平均最大值	30.4	35.8	34.2
平均最小值	21.0	21.2	25.5
实际平均值	25.7	28.5	29.8
月最高温度（4 日）			50.0
月最低温度（31 日）			3.0
月平均温度			28.0
月最大温差			47.0
月平均温度日温差			16.2
29 天的空气中平均水气含量			78.0
在 12 月 30 日这一天，湿度计读数显示的湿度比我们计算的平均值低很多，干球温度计读数为 22.5℉，湿球温度计的读数为 17.5℉；有一天，湿度未纪录。			
在可明显感知空气中臭氧存在的 19 天里，平均读数为			2.0
有 12 天，空气中觉察不到有臭氧。			
本月天气整体特点为干燥寒冷。			
本月无降水。			
有两天有降雪；总降雪量不足 1 英寸			0.042
只盛行北风。			
风向：偏北，10 天；偏南，7 天；偏东，7 天；偏西，3 天。			
英国部队的月死亡率为(%)			5.16

英国人中，因气候性疾病入院的比例如下（包括所有医院）：

部队中的发热比例(%)	0.72
肺部疾病	0.56
肠胃病	1.44
风湿病	0.18
肝病	0.05

本月的天气整体来讲良好，凉爽宜人；虽然温度计显示温度在较低的范围，但是体感并不寒冷。

本月8日夜晚和13日有少量降雪，2天降雪量仅0.042英寸。

本月20日下午2点的室外温度为25℉；晚上9点温度降到17℉。有微弱北风；地面无积雪；天空大部分晴朗，除了地平线处的一些层云。

22日，自记温度计显示，前夜温度降至5.5℉，至凌晨3点，温度仅回升至22℉。无风，天晴，实际体感并不冷。自月中起，温度快速下降。11月底，湖面部分已结冰；有融化的迹象，气温短暂回暖，湖面解封，因冰冻受阻的交通重新通行几天。之后的几天，记录显示有气温骤降的情况。登特先生的一艘小型纵帆船（条约签署后第一艘到达的船）在河面迅速冰封的情况下，仍然得以沿河而上，并赶在冬天来临，湖面完全冰封之前，于20日到达天津。

23日的时候，河面的冰已经厚到可以让雪橇和行人通行，部分交通可以在冰面上进行，因为冬季到来，所有的船只暂时停泊。大沽那里的河面冰封速度极快，一支派遣小分队不得不兵分两路，一半的部队只能上岸。舰艇能够回去装载的时候，积冰的厚度已经完全无法交通了，导致余下的部队只能乘船返回香港。

12月30日前记录的最低温度是11℉；早晨10点的时候只有17℉。寒冷的北风来袭，天空晦蒙，体感严寒。30日至31日夜间，最低温度仅3℉；下午3点，水银柱停留在18℉的位置。早晨，我呼出的水汽有一部分会在胡子上结冰。要想洗澡的话，得要破冰化冰；尽管我在房间里生了火，不消几分钟，浴缸里的水的还是会结上一层薄冰。离炉火1码距离的水槽里的水，只要一个白天的功夫就会变成冰；不得不说，跟英国起居室相比，炉火在这里的取暖效果要差很多。

　　肉和野味也已经冻得硬邦邦的；带骨肉块在烹饪前也要解冻；面包也冻硬了，得费很大的劲才能切开，除非刚刚出炉。药铺中的油和其他好多物品都冻实了，把容器涨破。装在桶中的波特酒和麦芽酒冻住了，贮藏在我们地窖中的瓶装酒有时也冻实了。

1861年1月

下表为本月观测数据的概括。部队人数:英国人,3 113;锡克人,289。总计,3 042。

日期	气温			气压			大气湿度 100=饱和 根据葛富含气表	臭氧	所有原因入院人数	各种疾病的死亡人数	有关天气状况与疾病现象的评述
	最小	最大	日较差	最小	最大	日较差					
1	2	29	27	30.36	30.43	00.07	82	2	8	—	
2	9.8	34	24.2	30.21	30.38	.17	72	—	9	1	1例因腹泻伴发热入院:死亡。
3	14.1	34	19.9	30.15	30.20	.05	十分干燥	—	19	—	体感温暖湿润。下午,无风。湿度计读数:35℉—29℉。
4	20.1	34	13.9	30.26	30.31	.05	71	1	17	—	
5	20.1	27	6.9	30.26	30.31	.05	72	2	8	—	1例因发热肝炎入院,痊愈。
6	12.5	23.5	11	30.33	30.37	.05	70	4	22	—	市场上开始售卖冰冻的野味和鱼。
7	8.1	27	18.9	30.23	30.34	.11	55	1	16	—	
8	13.5	29	14.5	30.19	30.24	.05	70	4	16	1	湿度计读数:27.8℉—24℉。
9	17	23	6	30.42	30.46	.04	低于49	4	13	1	
10	10.5	27	16.5	30.60	30.68	.02	67	3	21	—	少量降雪,无风。
11	12	26	14	30.51	30.61	.10	无记录,少量降雪;	1	16	—	少量降雪;1例因腹泻伴发热入院,另1例因卡他和肝炎入院,日光下温度:95℉。
12	5	20	15	30.36	30.50	.14	100,少量降雪	3	18	—	
13	10.1	19	8.9	30.45	30.61	.16	57	4	17	2	8小时沙尘暴:北风。体感极其寒冷。

（续表）

日期	气温			气压			大气湿度 100=饱和 根据葛曼雷谷合表	臭氧	所有原因入院人数	各种疾病的死亡人数	有关天气状况与疾病现象的评述
	最小	最大	日较差	最小	最大	日较差					
14	.8	20.1	20.9	80.46	30.55	.09	十分干燥	1	13	—	登上"斯莱尼"号。温度:4.8℉。1例因冻伤入院,体感较昨日温暖;风级:0。湿度计读数:25℉－19℉。
15	5.2	26	20.8	30.40	30.50	.10	58	1	18	—	1例因肺炎发热入院;痊愈。另有1例因胸膜炎发热入院;痊愈。
16	7	30	23	30.36	30.39	.03	十分干燥	1	22	1	1例因发热和肝炎入院。湿度计读数:24℉－19℉。
17	5	30	25	30.40	30.43	.03	无记录	—	16	1	1例因发热得了肺结核,死亡。空气清新,体感温暖。
18	10	33	23	30.36	30.61	.15	十分干燥	1	16	2	1例卡他和腹泻入院,几乎无风。湿度计读数:32.8℉－27.8℉。
19	9	30	21	30.57	30.71	.14	52	1	15	1	
20	11.6	30	18.4	30.48	30.62	.14	十分干燥	1	20	—	湿度计读数:25.5℉－20.9℉。
21	11.1	31	19.9	30.39	30.46	.07	十分干燥	—	14	—	湿度计读数:26℉－19.5℉。
22	10	35	25	30.41	30.46	.05	90	3	17	2	1例因发烧和肺炎入院;痊愈。
23	14	36	22	30.42	30.47	.05	53	1	15	—	1例因疑似风湿症状入院,实则为天花。
24	14	38	24	30.32	30.39	.07	55	—	23	1	

（续表）

日期	气温			气压			大气湿度 100=饱和 根据葛劳雷含表	臭氧	所有原因入院人数	各种疾病的死亡人数	有关天气状况与疾病现象的评述
	最小	最大	日较差	最小	最大	日较差					
25	14	36.5	22.5	30.38	30.41	.03	十分干燥	2	10	1	1例发热,得了腹膜炎,之后出现痢疾;极遭返。湿度计读数:32℉-27.4℉。
26	16	34	18	30.33	30.39	.06	十分干燥	3	20	1	体感严寒:风力中等,东北风。湿度计读数:31℉-18.8℉。
27	19	31	12	30.26	30.34	.08	64	2	14	—	体感仍然较实际温度寒冷;中等,偏东北风。
28	13.6	26	12.4	30.26	30.36	.10	44	2	14	1	体感非常寒冷干燥。
29	17.8	24	6.2	30.30	30.42	.12	47	3	10	2	体感极度寒冷。卡他和疾病发病率上升。
30	4.5	24	19.5	30.31	30.46	.15	86	2	16	3	劲风,偏西北风,刺骨。
31	0.6	26	25.4	30.31	30.38	.07	十分干燥	1	14	2	一例因发热和肝病入院。风力中等,西南风。体感回温。湿度计读数:24.8℉-19.8℉。

在天气持续极度干燥,最低温度低的日子里,因肺部疾病入院的人数明显上升。本月1日,最低温度下降。本月1日,因肺部疾病的人数明显上升。月中,最低温度有所上升。月中,最低温度在10℉以下,天花相当多,同时男性更易患多种疾病。本月天气总体良好;空气臭氧含量高,肝病人数似乎有所上升。最大日较差为27℉,出现在1日,最小日较差为6℉,出现在9日。

基于本月观察的分析如下：

	至 9：00	至 15：00	至 21：00
平均最大值	21.7	28.7	26.8
平均最小值	10.8	17.0	16.9
实际平均值	16.2	22.8	21.8
月最高温度（24 日）			38.0
月最低温度（14 日）			0.8
月平均温度			20.2
日最大温差（1 日）			27.0
日最小温差（9 日）			6.0
月最大温差			38.8
全月日平均温差			17.8
20 天的空气中平均水气含量			65.0
有 2 天水气含量没有观察			
有 9 天空气极度干燥，葛雷舍表没有标注			
干球温度计平均读数为 28℉；湿球温度计平均读数为 21℉；表格反映的特点极多，其中一种情况（26 日），当干球读数为 31℉时，湿球为 8℉；表明低温情况下十分干燥			
有 26 天可明显感受到空气中有臭氧，量表上的平均读数为			2.0
天气良好时，空气中臭氧存在不可明显感知			
本月天气整体特点为干燥寒冷			
本月无降水			
有 2 天下雪；总降雪量，据测量（英寸）			0.103
盛行北风			
风向：偏北，12 天；偏南，6 天；偏东，6 天；偏西，4 天；有 4 天无风。			
英国部队中的月死亡率（%）			7.80

英国人中，因气候性疾病入院的比例如下（包括所有医院）：

部队中的发热比例(%)	1.50
肺部疾病	4.06
肠胃病	2.07
风湿病	0.54
肝病	0.36

1月天气总体来讲良好、干燥、凉爽。本月有一士兵因为不良习惯而得轻微冻疮，因为不守规矩，而被监禁。他在野外走动时，脸和耳朵立刻因干燥寒冷被风吹伤；中国人通常会戴有夹层的帽子保护耳朵。

当月 11 日前夜所记录的最低温度为 10℉；9 点，温度计读数为 17°；晚上 7 点，22.5°。当时有少量降雪；总降雪量只有 0.089 英寸。风平，雪花轻轻飘落，径直落地。雪花呈现肉眼可见的六角星形，每个角呈羽毛状，就跟气象学科普著作里说的一样，也如去往极圈的航行中描述的一样。夜间，落雪呈不规则的圆形，好似许许多多碎冰碴，体感温和。

我发现中国人对冬季有自己的划分方式，想来如果用科学的眼光看待，还挺有意思的。我将把兰普瑞医生给我的原始材料尽可能以接近原意的方式翻译过来。

根据北京官方出版的"中国皇历"，1 月 11 日（1861 年）是中国新年的第一天，同时也是三九的第 4 天。每一"九"持续 9 天，他们表示共有"九九"。根据中国皇历，"一九"始于 12 月 20 日，而最后的"九九"于 3 月 2 日结束。

现在据说是最冷的时候，但是随后的体验表明，中国人这样的推算方式并不准确。现在应该是为夏季储存冰块的时候。对此做一简述应该也挺有趣的。

　　一帮帮男人正忙着在冻得厚厚的河面上开凿巨大的冰块。凿出的冰块大约 2.5 英尺长，1.5 英尺宽，1 英尺厚；因为上面总是或多或少有些脏东西，人们总会先用錾子把上面 3—4 英寸厚的冰面刨掉，然后才把整块冰挖起来搬走。其他的男人们用绳索套住凿挖出来的冰块，每条绳子上都有一个活套索，这样更容易固定冰块。然后有的人忙碌着通过预先铺好的斜面把冰块牵拉到河岸上，有的人则走街串巷，把冰块拖曳到家里最后贮藏起来。

　　我去过其中一个冰窖，非常简易。简单一点讲，冰窖仅由下厚上薄的四面泥墙构成；中间引出一个排水沟，用以排出冰块融化后渗出的水。整个冰窖长 100 多英尺，宽 50 多英尺；男人们正忙着把运过来的冰块堆放起来——因为没有屋顶，所以可以清楚地看见他们干活；墙高出路面几英尺，所以要跟河面上一样，要借斜面把冰拖曳到冰窖。所有的冰块被切割成几乎一样的大小，它们严丝合缝，垒在一起看起来像一整块。

　　他们解释说，冰窖已经装了 10 英尺那么深了，还剩下 3 英尺可以装。显然，这里一旦装满就会盖上屋顶，这才完工。

　　我在别处提过，自那以后我又有机会参观了一个这样的冰窖。我发现通常会往下挖地几英尺，所以比我起初想象的要深。我还在别处相似的采冰场里发现，人们常常会把各种水果放在冰窖的冰块附近。

　　1、2 月份我一直在观察，发现尤其在 1 月，采冰和贮冰的活格外繁忙。月色清朗的晚上，河面上人们劳作的身影极其生动。没有日晒的时候特别适合工作。河面上熙熙攘攘的劳作者专注着自己的工作，有的凿冰，有的拖运；澄澈的夜色中月光似水银泻地，地上只有一片云影，既美丽、又诡异。

　　忙着干活的工人们理所当然得穿暖和；他们包裹着厚厚的皮毛

和棉衣，衣服形制大小、穿在他们身上的样子着实让人想起游记中人们熟悉的因纽特人。

为了保暖，他们的脚上套着很大的皮鞋套，里面衬着皮毛和稻草，用皮带或粗制的带子绑在腿上。头上戴着暖和的兜帽，护手套不成比例，用类似于编"草鞋"的材质做成。

1月12日，我发现夜间温度已经降到了5℉，并且一直维持到早晨9点，直到下午3点半，温度也仅有14.5℉。天空清朗，几乎感觉不到有风；地面铺满了雪，白色一片，但是积雪极薄。此时极度严寒，走在路上，呼出的水汽不仅在上唇的胡子上结成冰凌，甚至下巴的胡须上也挂满了冰碴。同行的人中有一个睫毛尖上挂了霜冻的小冰柱。但是，由于那时我们动个不停，倒也觉得暖和舒适。尽管我们有足够的保暖措施，但我们的官员和士兵从前大多是在炎热的气候里工作的，这里恶劣的气候，已经开始威胁到他们的健康了。

13日那天狂风大作；起初，风从四面八方刮来，之后一直刮着北风。灰尘和雪被吹刮得到处都是，从本就脆弱不堪的门上随处可见的缝中吹入房间，这门就是两块薄薄的松木板子夹着纸。下午3点温度计的度数也仅仅是14℉，但是体感远比度数要冷得多。只习惯于英格兰气候的读者，可能会奇怪风暴中怎么能同时有灰尘和雪。冬天绝大多数时候，中国北方都极度干燥，以至于土地表面仅有的水分也蒸发殆尽，地表的土地不能像水分多的时候那样冻结。因此在起风暴的时候，泥土不仅因为电流的影响而挣脱地表，而且被刮来的风吹得尘土飞扬，到处都是。

14日记录标出前晚气温曾降到0℉；上午9点仅为7℉。相比昨日风已经小了很多，从温度计的读数来看，天气也比昨天暖和得多。户外散步也变得很惬意，无疑对于热衷散步的人来说，这是这个季节最健康的锻炼方式。如果不是追着猎犬或猎鹰，骑行多半还是挺无趣的，尤其是因为脚很容易受冻，或者全身瑟瑟发抖。1 月26 日，气象报告上记录的前夜最低温度为 17℉；上午 9 点，温度为 21.5℉；下午 4 点，温度为 29℉。前几天，温度计显示的最低温度越来越低，但是最高温度却没有相应上升。体感是否寒冷其实更多在于风的大小和方向，温度计的读数影响不大，而吹北风的时候是最冷的。

如果考虑到其纬度和海拔，可以说天津应该远远没有这么寒冷。要解释这种情况，我们必须牢记这样的事实。天津往北的郊区仅仅是一片茫茫的干旱的平原，缺乏森林覆盖，没有大片植被覆盖；因此，一年中更热季节吸收的热量更易散尽，而在冬天对来自西藏高山和西伯利亚的寒流侵袭毫无阻挡。

不要以为温度会从我刚才提到的时间起一直上升。后来气温下降了几次，从我们之后的记述可见，有些温度比记录的最低温度还低。如果把日平均温度画个线，就会显示在水平和垂直两个方向或多或少的变化，但是之后总体向上。不光只有气温这一个方面的变化，可以观察到的气候的其他方面也有变化，年复一年，规律如此显然，因此中国人自认为比邻国的国民更识"天气"，而断言能够算出几乎每一天的天气变化。

下表为本月观测数据的概括。部队人数：英国人，3 473；锡克人，291。总计，3 764。

1861 年 2 月

日期	气温			气压			大气湿度 100=饱和 根据葛雷含含表	臭氧	所有原因入院人数	各种疾病的死亡人数	有关天气状况与疾病现象的评述
	最小	最大	日较差	最小	最大	日较差					
1	8.8	28	19.2	30.33	30.39	00.06	39	—	8	1	沙尘暴：风力 0，西北风。1 例因消化不良入院，后得肺炎；1 例因慢性风湿入院，后得瘘管。
2	7	36	29	30.35	30.47	.12	十分干燥	1	20	—	户外体感适宜，无风。湿度计读数：29.5℉-23℉。
3	8	30	22	30.60	30.61	.01	39	1	10	1	乌云密布。
4	20	33	13	30.50	30.59	.09		1	10	—	微量降雪；风向东北偏东、东南偏东。1 例因支气管炎和腹泻入院。
5	13	30	17	30.46	30.53	.07	78，雪	—	19	—	1 例肝炎，1 例肺炎。
6	22	31	9	30.18	30.30	.12	91，雪	8	15	1	4 英尺降雪量：北风、东-北风；日间天气温和。
7	16.5	34	17.5	30.22	30.39	.17	70	5	12	—	持续寒冷已经致使肌肉僵硬无力。
8	13	24.5	11.5	30.31	30.41	.10	66	4	11	—	天气清朗。
9	3	24	21	30.20	30.30	.10	72	6	19	—	温度足够融化屋檐积雪。
10	10	30	20	30.39	30.48	.09	55	6	13	1	雾。体感严寒。
11	4	27	23	30.46	30.54	.08	48	5	12	—	体感严寒。
12	1.5	22.5	24	30.43	30.60	.17	68	8	19	—	清朗；西北风，刺骨。1 例卡他。急性肝炎。湿度计读数：21℉-17.5℉。
13	3.8	22.5	18.7	30.51	30.63	.12	十分干燥	8	16	1	

日期	气温			气压			大气湿度 100=饱和 根据葛曼合表	臭氧	所有原因入院人数	各种疾病的死亡人数	有关天气状况与疾病现象的评述
	最小	最大	日较差	最小	最大	日较差					
14	0.8	25	25.8	30.25	30.37	.12	71	8	13	—	空气潮湿：有薄雾。1例因风湿、肝炎入院。
15	8	23	15	30.24	30.27	.03	未记录	4	13	—	有薄雾：体感潮湿。
16	14.6	25	13.4	30.16	30.26	.10	76	7	19	1	空气中有浮尘：风向东南偏西，西偏南，西北。湿度计读数：35℉-28℉。
17	20.5	37	16.5	30.30	30.43	.13	十分干燥	6	14	—	空气中有浮尘：风向西北，西南。湿度计读数：28℉-22.5℉。
18	15	31.5	16.5	30.60	30.61	.01	十分干燥	6	6	—	冰封的河面开始融化；风向东南，西南。1例因卡他和腹泻入院。下午体感温和。湿度计读数：34.5℉-29℉。
19	8	36	24	30.52	30.63	.11	十分干燥	4	15	1	1例因胸膜炎引起发热入院。
20	15	42	27	30.42	30.47	.05	53	6	14	—	一群大雁北飞：西南风。
21	20	43	23	30.46	30.53	.07	85	6	9	—	春日气息。
22	25	43.5	18.5	30.34	30.43	.09	77	7	20	—	南边天空出现卷云；南风，温和。1例发热数例，均为炮兵。1例病人出现胸部症状：伴肝炎。
23	29.8	46	16.2	30.31	30.32	.01	83	6	14	—	多云。
24	30	44	14	30.13	30.26	.13	92	8	13	—	

（续表）

日期	气温			气压			大气湿度 100=饱和 根据葛雷肖含表	臭氧	所有原因入院人数	各种疾病的死亡人数	有关天气状况与疾病现象的评述
	最小	最大	日较差	最小	最大	日较差					
25	30	38	8	30.29	30.59	.30	59	3	10	—	沙尘暴。河面上的冰迅速融化。冰面上通行的人减少；风向东南、西北。
26	21.8	38	16.2	30.60	30.66	.06	82	3	13	—	河面上的冰块被视为"危险"，1例发热伴黄疸。
27	14	39	25	30.46	30.47	.01	61	1	13	—	1例得了肺结核。
28	21	37	16	30.36	30.43	.07	59	2	14	—	西南风。体感相对寒冷。

2月份的大部分时间天气严寒。期间天气、风力和风向有一些变化，感觉宜人。一人患多病的情况有点常见。1月份曾可能成为流行病的天花减少了。风湿病很少，新出现的肝结核非常稀少。气候性疾病和死亡率大幅下降。

以下是观察到的一些结果：

	至 9:00	至 15:00	至 21:00
平均最大值	24.8	33.4①	31.5
平均最小值	14.3	18.3②	21.0
实际平均值	19.5	25.8	26.2
月最高温度（23 日）			46.0
月最低温度（12 日）			−1.5
日最大温差（2 日）			27.0
日最小温差（25 日）			6.0
日平均温差			18.5
21 天的空气中平均水气含量			67.0
有 2 天水气含量没有记录。			
有 5 天，空气极度干燥，葛雷舍表没有标注。			
这 5 天内，干球温度计平均读数为 29.6℉；湿球温度计平均读数为 24.0℉；最大差见于 17 日，干球为 35℉时，湿球为 28℉。			
有 26 天可明显感受到空气中有臭氧，量表上的平均读数为			5.0
有 2 天感觉不到空气中有臭氧。			
本月天气总体特点是干燥寒冷。			
本月无降水。			
有 3 天下雪；总降雪量，据测量（英寸）			0.065
风力、风向不定：偏北，18 天；偏南，7 天；偏西，4 天；偏东，6 天；6 天无风。			
英国部队中的月死亡率（%）			2.40

英国人中，因气候性疾病入院的比例如下（包括所有医院）：

部队中的发热比例（%）	1.20
肺部疾病	2.85
肠胃病	1.23
风湿病	0.54
肝病	0.23

① 基于 26 天的观察数据。
② 同上。

2月来临，最低温度为 8.5℉；早上 9 点，温度计的读数为 20℉，体感温和。然而午后刮起了凌厉的北风；尘土飞扬，地平线变得模糊，太阳也蒙上了一层可怕的光晕，看起来像上印度刮热风的情形一样。然而走在天津的路上，体感与印度那时还是大大不同的。

2月4日，温度有了非常实质性的上升；最低温度为 20℉，早上 9 点的温度为 23℉，中午是 30℉。前夜有小雪，午前仍有少量雪花飘落。空中飘着几朵白云，朦朦胧胧，可以感觉到天气正在好转。

之前，街上的行人减少了许多，人们无疑是被恶劣的天气拖住了脚步，万不得已不会出门。现在，街上显然又同以前一样充满了熙熙攘攘的人群；天气正在好转，加之春节临近，一度冷清的街道重新热闹起来了，人们开始上街找乐子，西方国家也是如此。

2月6日的最低温度为 22℉，下午 2 点为 29℉，小小的雪花轻轻飞舞，飘落时形状工整，落到地上积起了薄薄的一层，踩上去感觉好像要化的样子；体感温和，但是官员和士兵仍有不少人生病了，尤其是那些在炎热气候地区服役过的人。

第二天，雪确实开始融化了，印证了上文提到的感觉。然而没过多久，又下了一场大雪，而且是本季最大的一场。11 日的时候，最低温度已经降到 4℉ 了，上午 9 点气温只有 6℉，地面被雾笼罩，体感极其寒冷。12 日，温度计的读数降到了冬天以来的最低。在我们驻扎的郊区，雾气很重，前一夜测得的温度只有零下 1℉；我们被告知，同一日同一时辰，在停泊在离镇 7 英里远河面上的炮艇"斯兰尼"号上测得的最低温度为 5℉。当日上午 9 点的温度仅为 6℉，天空晴朗，空气干燥，体感极其寒冷，洗澡之前倒了一杯滚烫的茶，刚洗完澡，茶面就结了薄冰。我们无法让卧室的火燃烧一夜。昨晚硬着头皮把身子蜷进皮毛和毯子中取暖，早上醒来一看，呼出的气结成了厚厚的一层冰霜，那心情一定不太妙。

地面上仍有一层薄薄的积雪，让市邻看上去非常奇特，这里有当地人连绵的坟墓，有些呈圆锥形，有些呈圆顶形，其他的呈长方形，隔一点点距离就有一个，高出地面，看上去有这么多白色的土堆。

从那时起，温度迅速回升。17 日的最低温度为 20℉；早上 9 点温度计读数停在了 25℉。体感温暖宜人；午前，迄今为止一直覆盖在大街上的一层坚冰也开始融化了；上午起了雾，笼罩了天空，甚为罕见，中午时分起刮起了大风，偏南风刮了一整天，风力一直不小。

接下来的几天里，虽然温度计的读数一直在较大的范围内波动，但是最高温度上升了。19 日，尽管最低温度再度跌至 8℉，且上午 9 点温度仅有 19.8℉，但是天气非常舒适。风停雾散，午后阳光也相当充足。雪几乎全化了，地上到处是小水洼。河里的冰面上也积了大约 1 英寸的水，雪橇的数量比前段时间显著减少。人们开始在船的周围忙活，有的人把停在河道中船周围的冰敲碎，有的人对停靠在简易渡口的船只修修补补，这些船是为了安全起见被拖进简易渡口，我曾在别处提过，每隔一段距离就有这样的渡口，两岸都有。

冰融化的速度非常快，本月 20 日的时候，街道上的烂泥已经到脚踝那么深了，还有其他更让人恶心的杂物，走在街上着实让人难受。

到了 22 日，最低温度已升至 25℉，下午时分，阴影下的温度也有 43℉。身体可以感受到英国家乡常说的那种"春天的感觉"。

冰继续快速融化。冬季来临之前南飞的候鸟开始飞回来了；但对我们更有意义的是，在严冬遭受健康问题折磨的人，也开始渐渐好转。

27 日，室内室外温度都非常宜人。但是风依然寒冷；阳光的作用巨大，河面上冰的厚度已经从接近 14 英寸降到了 7 英寸。

下表为本月观测数据的概括。部队人数:英国人,3 378;锡克人,290。总计,3 668。

1861 年 3 月

日期	气温			气压			大气湿度 100=饱和 根据葛雷含表	臭氧	所有原因入院人数	各种疾病的死亡人数	有关天气状况与疾病现象的评述
	最小	最大	日较差	最小	最大	日较差					
1	26	41.5	15.5	30.40	30.50	00.10	58	6	9	—	小雪,偏南风。农耕开始。
2	22	50	28	30.50	30.56	.06	未记录	4	6	—	有雾,偏南风。
3	29.5	41	11.5	30.29	30.37	.08	83	4	12	—	小雪,风平。
4	26.5	45	18.5	30.34	30.38	.04	54	4	4	1	北风,凛冽。
5	24	49	25	30.25	30.31	.06	34	3	6	—	
6	22	52	30	30.14	30.22	.08	56	1	10	—	宜人,一棵"颤杨"的芽尖绽开。
7	28	43	15	30.24	30.44	.20	41	4	11	—	沙尘暴!东南风,西北风。
8	18	40	22	30.42	30.51	.09	34	—	8	2	北风,冷。
9	19	44	25	30.37	30.50	.13	45	4	6	—	1例咯血病人,有腹泻;1例风湿病和肝炎病人。
10	20.8	53	32.2	30.14	30.26	.12	39	4	7	—	偏南风,宜人。1例支气管炎和肝炎病人。
11	31.5	54	22.5	30.23	30.35	.12	35	3	12	—	河面破冰。
12	27.8	60	32.2	30.15	39.28	.13	38	2	9	—	渐春伊始,当地人在果园里忙开了,1例支气管炎和痢疾病人。
13	27.2	50	22.8	30.24	30.40	.16	49	2	15	—	多云,偏南风。
14	28	54	26	30.04	30.12	.08	未记录	2	10	—	听到了白嘴鸦的叽叽喳喳。1例黄疸病人。
15	36	59	23	30.02	30.16	.14	37,雨	1	14	—	小雨,风向不定,0级。

（续表）

日期	气温			气压			大气湿度 100=饱和 根据葛雷舍备查表	臭氧	所有原因入院人数	各种疾病的死亡人数	有关天气状况与疾病观象的评述
	最小	最大	日较差	最小	最大	日较差					
16	35	60	25	30.21	30.27	.06	64	4	11	—	温暖宜人。
17	31	57	26	30.12	30.27	.15	100，雨	4	5	—	小雨，偏南风，微风。春意盎然。出现了一些昆虫。1例黄疸病人。
18	35.2	57	21.8	30.08	30.16	.08	55，雨	8	8	—	大雨，风向，风力不定。有些植被破土而出。榆树长了榆钱。1例发热伴有腹泻的病人。
19	34	51	17	30.11	30.21	.10	45	6	12	1	沙尘暴，偏北风。1例卡他伴有风湿病的病人。
20	31	52	21	30.16	30.29	.13	53	2	8	—	
21	28.5	62	33.5	29.88	30.04	.16	44	5	13	1	入院 1例腹泻伴有发热的病人。
22	36.5	60	23.5	29.88	30.00	.12	52	1	15	—	天空晴朗，西北风，微风。
23	36.6	67	30.4	29.75	29.81	.06	52	2	20	—	不戴帽子，阳光直射到头上，热得难受。1例腹泻和肺结核的病人。
24	37	59	22	29.91	30.00	.09	43	2	6	—	沙尘暴，风向，风力不定。河里有海鸥。
25	32.5	55	22.5	30.15	30.25	.10	42	—	14	1	河堤上长出一些草叶。入院1例卡他和腹泻的病人。
26	32	57.5	25.5	30.23	30.26	.03	47	2	10	2	东风。感觉冷。
27	28.2	50	21.8	30.19	30.28	.09	未记录	2	13	—	小雪。1例肝炎和风湿病病人。

（续表）

日期	气温			气压			大气湿度 100=饱和 根据葛雷含各表	臭氧	所有原因入院人数	各种疾病的死亡人数	有关天气状况与疾病现象的评述
	最小	最大	日较差	最小	最大	日较差					
28	30	62	32	30.21	30.24	.03	51	2	17	—	谷物出芽了。1例发热和腹泻病人。1例腹泻和扁桃体疾病人。
29	34	63	29	30.22	30.29	.07	51	2	7	1	早上宜人,晚间"冷"。
30	44.5	68	23.5	30.20	30.23	.03	46	3	9	—	
31	34	63	29	30.15	30.26	.09	40	3	6	—	正午的太阴让人难受。

与2月比,3月的温度升高了22℉;发热的病例增多;胸部疾病减半;肠道疾病稍有增多,风湿病的发病率大概相同;"肝病"增加。可见大批野禽飞往北方。农耕全面展开。河道开始通航。18和19日,一会下雨,转瞬风起尘飞,转换很快。中午前后在家感觉宜人,据称,如果天冷,空气中有点湿气会记录为"干燥",但是不会有干燥的感觉,反而如果温度稍高,则感到干燥。

收到的材料包含一份观察记录的摘要，如是我们得知：

	至 9:00	至 15:00	至 21:00
平均最大值	41.9	54.6①	51.0
平均最小值	29.8	36.30②	37.7
实际平均值	35.8	45.4	44.3
月最高温度			68.0
月最低温度			18.0
月平均温度			41.8
月最大温差			50.0
日最大温差（21 日）			33.5
日最小温差（3 日）			11.5
日平均温差			24.2
28 天的空气中平均水气含量			46.0
有 2 天水气含量没有观察。			
有 28 天可明显感受到空气中有臭氧,平均为			3.0
有 3 天感受不到有臭氧。			
本月天气整体特点是由冷变热的快速转换。			
有 2 天下雨;总降雨量,据测量(英寸)			0.695
有 2 天下雪;降雪量(英寸)			0.090
盛行南风。偏北,11 天;偏南,10 天;偏东,7 天;偏西,1 天;有 2 天无风。			
英国部队中的月死亡率(%)			3.12

英国人中，因气候性疾病入院的比例如下（包括所有医院）：

部队中的发热比例(%)	1.62
肺部疾病	1.09
肠胃病	1.48
风湿病	0.50
肝病	0.53

①　插值。有 2 天的观察数据缺失。

②　同上。

　　3月伊始有少量降雪；最低温度记录为 26℉，早上 9 点为
30.8℉。2 日刮起了凛冽的南风，空气让人感觉不适，没有了那种
凉爽的感觉；3 日、4 日的时候，偶尔有些许飘雪，意味着空气渐
渐湿润起来。河面上的冰已经完全被冰融化后的水所覆盖，河面上
交通也完全停止了。

　　本月 7 日，一场沙尘暴来袭，值得细致的观察。那日午前刮起
凛冽的偏北风；天空看起来正是中国所说的黄铜色，与上印度一些
省份中的天空看起来非常相似，这种天象预示着人们所称的"恶
魔"——即旋风沙尘暴即将来临。

　　盛行的风从来不是旋风；实际上，电流才是值得特别关注的。
静电计显示有正电流快速地从大气流向地面；电流极强，当大气中
的电极与大地的电极靠近时，就形成明显的一道电火花；每当大气
中的电流触碰地表时，就会出现一种有趣的现象，电流周围的灰尘
都被散开了，像被吹走似的，地上留下一道明显的痕迹，像是电线
从地上卷起时留下的那样，像拿扫把扫过一样，干干净净，一点尘
土不留。但是，有一点尤其值得注意，灰尘并不只是被电流冲击到
前方或者两边；相反，产生的电流显然向上，但也不能说电流是否
能让靠近其电轴的东西形成环形运动。由于实验的规模过小，得出
的结论只能是片面的。

　　为查明这场风暴对疾病的影响程度，要求综合医院的医官宾登
医生在风暴发生后马上检查病人的状况，以下为他调查的部分
结果：

　　1. 肠道疾病：其中 16 位病人受影响，症状明显加剧；16 位未
受影响；有 2 人从营房入院；2 人于风暴当天死亡。

　　2. 间歇热：似乎只有一位间歇热的病人受到一些影响。并不会
定期发作，但是整天都有热度，严重虚脱。

3. 瘫痪和风湿：一位有瘫痪和风湿的病人那日四肢风湿疼痛加剧，高烧不退。

无疑人体受到了大气电场的强烈影响，罗纳德·马丁爵士提到此事时如此说：

"众所周知，如果给动物接上原电池的负极，使其丧失正电，它们就会消瘦死亡。从另一方面讲，许多人认为人体经常暴露于负电的环境中，使其无法抵抗诸多疾病的病因，如大地散发的蒸发，是疾病蔓延的动力。"如此等等。

3 月 11 日的最低气温为 32℉。早上 9 点水银柱停在 40℉；刮北风，微风；这天，如前所述，河面上的冰突然碎成了块，顺着溪流漂。

本月 15 日下了 10 月以来的第一场雨。下雨前没有刮风，也没有其他任何大气扰动。晚上雨很大；雨后的天气十分宜人；事实上，温度上升之快，已经让人觉得热得有些不舒服。

17 日，我在日志中记录到，此时的天气非常像某个英国风和日丽的春日。晴朗的天空中涌起了一些云，聚在一起，开始下小雨，同时刮起了一阵阵南风。接下来几天雨势变大，街道变得无法通行，沟沟槽槽积水很深；由于差劲的排水系统和街道自然的斜坡，一些凹地的积水已经约莫 2 英尺深，已经到了马的肚带。

23 日的最低气温为 36℉，白天最高气温为 67℉，但是短暂降温，27 日的最低温度降至 29℉。早晨 9 点的气温为 37℉，天空雾蒙蒙，下了小雪。

1861年4月

下表为本月观测数据的概括。

部队人数：英国人，3346；锡克人，289。总计，3635。

日期	气温			气压			大气湿度 100=饱和 根据葛雷合查表	臭氧	所有原因入院人数	各种疾病的死亡人数	有关天气状况与疾病现象的评述
	最小	最大	日较差	最小	最大	日较差					
1	35	72	17	29.97	30.08	00.11	36	2	3	—	山楂树的叶芽绽开，蔷薇的叶芽也绽开了。
2	49	74	25	29.94	29.98	.04	45	4	12	—	桃花开了。
3	43	60	17	30.15	30.19	.04	48	5	10	—	沙尘暴，东风。柳树叶芽没有绽开，柳絮易见。
4	39.8	65	25.2	29.99	30.05	.06	没有记录	4	9	—	第一次见到燕子。
5	40	67	27	29.80	30.08	.28	没有记录	4	19	1	1例黄疸病人。
6	46.5	60	13.5	30.08	30.11	.03	51	8	4	1	前一天晚上小雨。
7	45	64	19	29.94	30.00	.06	41	4	7	1	户外温暖，不舒服。
8	38	74	36	29.84	29.93	.09	35	4	9	1	沙尘暴，西风。芽菜开花了，胡萝卜也开花了。
9	47	63	16	29.81	30.16	.35	46	6	7	1	市场上有大蚂，樱桃开花了。
10	37.5	65	27.5	30.31	30.35	.04	50	2	11	—	
11	37	65	28	30.03	30.26	.23	32	—	13	—	
12	37	66.5	29.5	30.22	30.25	.03	34	—	13	—	
13	39	72.5	33.5	30.25	30.32	.07	28	—	9	1	
14	45.5	79	33.5	30.16	30.25	.09	十分干燥	—	11	—	湿度计读数：79°F–52°F。

（续表）

日期	气温			气压			大气湿度 100=饱和 根据葛森雷含表	臭氧	所有原因入院人数	各种疾病的死亡人数	有关天气状况与疾病现象的评述
	最小	最大	日较差	最小	最大	日较差					
15	43	81.6	38.6	30.10	30.20	.10	28	—	4	—	
16	47	82.8	35.8	30.00	30.15	.15	32	—	12	—	热风，西南风。
17	51	69	18	30.08	30.15	.07	41	—	14	—	沙尘暴。
18	45.2	76	30.8	29.80	29.98	.18	33	—	10	—	葡萄藤有了叶芽。1例腹泻并有发热的病人入院。
19	52	69	17	29.83	30.02	.19	59.小雨	3	13	1	爬虫出现。
20	42.5	75	22.5	29.94	30.03	.09	24	3	9	—	紫丁香开花了。
21	43.8	87	43.2	29.63	29.84	.21	十分干燥	2	10	—	湿度计读数:84°F-57.6°F；西南风，热。山楂开花了。正电流。1例腹泻伴发热的病人入院。
22	63.6	84	20.4	29.84	29.96	.12	十分干燥	—	11	—	湿度计读数:80.5°F-56.5°F。沙尘暴。紫罗兰、洋葱、杨梅等开花了。
23	59	70	11	30.07	30.15	.08	48	—	6	2	下了几滴雨。
24	46	77	81	29.97	30.07	.17	25	2	12	4	勿忘我开花了。
25	48.5	83	34.5	29.88	30.03	.15	25	3	11	1	
26	54	87	33	29.90	29.99	.09	36	1	10	1	沙尘暴；东风；负电流。
27	52	78	26	29.82	29.88	.06	十分干燥	—	10	—	湿度计读数:76°F-51°F。电流时正时负。桑葚挂果。
28	51	77	26	29.82	29.93	.11	24	—	4	1	沙尘严重。电流时正时负。1例肺炎和发热病人。

（续表）

日期	气温			气压			大气湿度 100=饱和 根据葡萄雷含表	臭氧	所有原因入院人数	各种疾病的死亡人数	有关天气状况与疾病现象的评述
	最小	最大	日较差	最小	最大	日较差					
29	47	78	81	29.99	30.02	.08	33	1	10	—	生菜上市。
30	47	80	33	30.00	30.09	.09	干燥	2	9	—	湿度计读数:66℉－44℉。

与3月份相比,4月份的最高气温上升了19℉。十位数上的最大和最小范围在三天内发生,表明这里的气候有过骤然巨变。这个月的沙尘暴和大风频繁,大气总体干燥。在气温高于80℉度以上时发病比3月份要少;肠道疾病增加了三分之一;肺病发生率未有大的变化;发热病减少。在4月份,出现了许多欧洲的鸟类,但数量依然不多。11日至18日期间,显然没有臭氧,但在此期间没有发现与疾病有关的特殊情况。

从收到的摘要我们获悉：

	至 9:00	至 15:00	至 21:00
平均最大值	59.8	73.1	70.0
平均最小值	46.2	55.0	54.3
实际平均值	53.0	64.0	63.1
月最高温度			87.0
月最低温度			35.0
月平均温度			60.0
月最大温差			52.0
日最大温差(21日)			43.2
日最小温差(23日)			11.0
日平均温差			26.6
23天的空气中平均水气含量			37.0
有2天水气含量没有观察。			
有5天湿度计显示的干燥程度超过了葛雷舍对照表的范围。这5天的平均差为：干球 77℉，湿球 52.2℉。两者之间的差异范围为 22℉-27℉。			
有18天可明显感受到空气中有臭氧，平均为			3.0
有12天感受不到有臭氧。			
本月天气整体特点是十分干燥，沙尘暴频繁。			
只有1天下雨；总降雨量(英寸)			0.03
盛行偏南风。			
风向:偏北,11天;偏南,13天;偏东,3天。本月没有西风,有3天无风。			
英国部队中的月死亡率(%)			5.64

英国人中，因气候性疾病入院的比例如下（包括所有医院）：

部队中的发热比例(%)	1.25
肺部疾病	0.94
肠胃病	1.28
风湿病	0.29
肝病	0.35

4月1日，温度适宜，体感特别舒适。最低气温为 35℉；早上

9 点，温度计停在了 50℉。迄今为止一直在消退的植被，如今正快速茂盛地生长。疾病大大减少，气候变得温和，虽然赞赏有加，但不幸没有持续多久。

本月沙尘暴频发，首次于 3 日出现，从东边刮过来。那时早晨 9 点的气温为 56℉，但由于刮风，体感寒冷不适。

至本月 14 日，记录所得最低气温升至 45.6℉；早晨 9 点气温为 60℉；天气已经切实变得热得难受了，下午 4 点散步，时不时就觉得不舒服。

兰普瑞医生的记录里写道，16 日和 21 日，我们感受到吹来的风跟印度的热风很像。这时刮的是西南风，湿度计干湿球的读数差异也巨大，16 日干湿差 19℉，21 日干湿差为 27℉。

为了将此与在英国观察到的情况进行对比，我在此摘录德鲁所著《实用气象学》① 第 138 页的内容，写道："作者在南安普顿 7 年的时间里记录的最大干湿球差异为 16℉，出现在 1854 年 4 月 19 日下午 3 点，当时干球为 69℉，湿球为 53℉."

21 日天气发生了显著的变化。最低气温为 43.8℉，早晨 9 点为 66℉。早晨，天空从晴朗变得灰蒙蒙；大气中充满了无形的灰尘；干热的风从西边吹来；气压急剧下降；体感不适；静电计显示有正电存在。现在的体感跟印度刮热风的时候一模一样；或许值得一提的是，虽然从化冰开始只过去 5 个星期，但是晚餐时提供冰块已经不是稀松平常的事情。收集冰块的工作一结束，当地人就跟我们一样，迫不及待地开始在饮料中添加冰块了，随处可在街边的临时摊点买到当地的冰镇饮料。

---

① 约翰·德鲁（John Drew，1809—1857），英国天文学家。著有《实用气象学》（*Practical Meteorology*）。——译者注

关于沙尘暴，它的出现总是突然，伴随静电计的混乱。就在风暴来临前风向总是西南，一阵阵，旋卷而过，所到之处要么风起云生，要么扬尘成柱，跟印度情况一样，不一会儿就遮天蔽日，尘暴强弱不定。

尽管 4 月份常有风暴光顾，但是总体来说气候仍然十分宜人。

下表为本月观测数据的概括。

部队人数:英国人,3415;锡克人,289。总计,3694。

1861 年 5 月

日期	气温			气压			大气湿度 100=饱和 根据葛雷谷含表	臭氧	所有原因入院人数	各种疾病的死亡人数	有关天气状况与疾病现象的评述
	最小	最大	日较差	最小	最大	日较差					
1	49	85	36	29.78	29.92	00.14	25	4	8	1	南风,既热又干。
2	55	93	38	29.58	29.75	.17	27	1	6	2	沙尘暴,西南风,负电流,热风。1例腹泻和发热病人。
3	70	87	17	29.50	29.64	.14	没有记录	4	7	—	最小值突然升高。
4	62	89	27	29.62	29.75	.13	37	1	12	—	风力,风向不足。电流时正时负。
5	60	82	22	29.77	29.90	.13	35	1	8	—	风向,北/西/北,负电流。
6	59	82	23	30.01	30.16	.15	56	2	5	—	感觉宜人。
7	55	68	13	30.13	30.26	.13	82,雨	1	6	—	
8	53.5	74	10.5	30.16	30.24	.08	55,雨	3	11	1	
9	49	77	28	30.15	30.20	.05	没有记录	2	7	—	东南风,舒适。
10	55	78	23	30.04	30.05	.01	81,雨	8	6	—	东风。
11	47.2	82	34.8	29.96	30.00	.04	51	2	9	—	本季度伤残病人离开。
12	55	83	28	29.85	29.93	.04	38,小阵雨	4	12	—	从西北边来了小阵雨。
13	50	82	32	29.90	30.21	.31	46	1	10	—	沙尘暴,北风,负电流。
14	41	86	45	29.98	30.09	.11	25	1	8	—	昨日的暴风雨打蔫了蓖丁植物
15	50.5	90	39.5	29.77	29.88	.11	十分干燥	—	18	—	湿度计读数:88℉~57.5℉;西南风。
16	57	94	37	29.79	29.85	.06	十分干燥	2	15	—	湿度计读数:92℉~60℉;西风。
17	68	81	18	29.70	29.81	.11	43	—	14	—	东南风。1例腹泻和发热病人。

（续表）

日期	气温			气压			大气湿度 100=饱和 根据葛雷含雷表	臭氧	所有原因入院人数	各种疾病的死亡人数	有关天气状况与疾病现象的评述
	最小	最大	日较差	最小	最大	日较差					
18	51	72	21	29.76	29.93	.17	53，雨	8	5	—	沙尘暴，负电流，然后正电流，时正时负。
19	46.5	85	38.5	29.67	29.87	.20	46	2	5	—	有沙尘和雾，东南风。
20	56	82	26	29.71	29.77	.06	29	2	20	—	有沙尘，大雨滂沱。
21	61.2	79	17.8	29.72	29.74	.02	58	5	15	—	
22	55	64	9	29.61	29.70	.09	93，雨	10	8	—	
23	54	75	21	29.72	29.79	.07	78，雨	4	7	—	舒适，阴天。1例黄疸病人。
24	57.5	70	22.5	29.75	29.79	.04	73	4	6	—	天空晴朗，空气湿润。
25	53.5	83	29.5	29.87	29.87	.00	45	3	7	—	晚间舒服。
26	55	84	29	29.79	29.89	.10	48	4	9	1	
27	59	87	28	29.77	29.85	.08	75，雨	2	7	—	地平线有雾，晚间舒服。
28	61	76	15	29.78	29.93	.15	43	3	16	1	阳光下大热。1例黄疸病人。
29	52.5	85	32.5	29.76	29.94	.18	28	2	9	—	有雾。
30	60.5	84	23.5	29.80	29.88	.08	37	2	8	—	天空晴朗，感觉干燥。
31	56	84	28	29.86	29.99	.13	38	—	12	—	

本月气温升高到让人难受的程度。与4月份相比，温度实际上升仅为7℉，最高达94℉。天气大起大落，变化多端。沙尘暴频繁，虽然除了让能见度大幅降低之外，没有多少伤害；这里的沙尘暴实际上不像印度的那样飞沙走石。雨量总共只有2.585英寸。树叶全部长出；4月份有22例肺病人和6例风湿病病人入院。胸科疾病十分罕见，月内只有6例肺病人入院。然而，风湿病替代了4月份肺部疾病的位置；与4月份相比，发热病人稍有增加，而5月份有6例肺病人和21例风湿病病人入院。肝病病人数量不多，仅有2例急性肝炎病人和2例为黄疸病人入院。

从收到的摘要我们获悉：

	至 9：00	至 15：00	至 21：00
平均最大值	69.0	81.7	75.9
平均最小值	55.7	62.8	61.7
实际平均值	62.3	72.2	68.8
月最高温度			94.0
月最低温度			41.0
月平均温度			67.7
月最大温差			53.0
日最大温差（15 日）			39.5
日最小温差（22 日）			9.0
日平均温差			26.6
28 天的空气中平均水气含量			48.0
有 1 天湿度没有记录。			
有 2 天干燥程度超过了葛雷舍对照表的范围。这 2 天的平均数值是，干球 90°F，湿球 58.7°F。			
有 28 天可明显感受到空气中有臭氧，平均为			3.0
有 3 天感受不到臭氧。			
本月天气整体特点变化多端，总体而言煦暖暖寒，空气湿润宜人。			
有 8 天下雨；据测量，总降雨量（英寸）			2.585
盛行东南风。			
风向：偏北，4 天；偏南，13 天；偏西，1 天；有 3 天无风向记录。有 1 天无风；没有东风记录。			
英国部队中的月死亡率（%）			2.04

英国人中，因气候性疾病入院的比例如下（包括所有医院）：

部队中的发热比例（%）	1.52
肺部疾病	0.20
肠胃病	0.96
风湿病	0.43
肝病	0.17

　　5 月来临时的最低气温为 49℉；早上 9 点的气温为 66℉，白天上升到了 85℉；盛行南风，干燥、炎热，但是风力比同一时间印度

刮的风要弱很多。这样的风刮了 3 天，风停之后有了好转；体感和湿度计都显示空气湿度上升了，电闪雷鸣之后，总会下一阵子小雨。

5 日至 12 日，几乎每天都有少量降水，几乎无法用雨量计测量。此间的天气宜人，体感正如英国人所说的"和煦"。13 日的最低气温为 50.5℉，早上 9 点的气温上升至 74℉。早些时候的天空晴朗；下午，北风增强，尘土飞扬，静电计剧烈地晃动，当两极靠近的时候会产生一连串的电火花。据兰普瑞医生的记录，这场风暴对医院里的病人也有影响，一位病人伤口出血，一位出现破伤风，还有一人出现丹毒。

此次风暴对植被的有害影响将在有关土地和农业的章节中进行详述。

16 日吹来的风尤其炎热，空气极度干燥；干球的读数为 92.5℉，湿球的读数为 60℉，两者的差为 32.5℉。

高温一直持续到 22 日，早上 9 点降到了 62℉；一场大雨来临，风力强劲，体感寒冷。之后温度稍有回升，且本月余下的日子皆天气宜人。

下表为本月观测数据的概括。

部队人数：英国人，3416；锡克人，289。总计，3705。

1861年6月

日期	气温			气压			大气湿度 100=饱和 根据葛雷富含量表	臭氧	所有原因入院人数	各种疾病的死亡人数	有关天气状况与疾病现象的评述
	最小	最大	日较差	最小	最大	日较差					
1	53	88	35	29.65	29.87	00.22	29，小雨。	1	8	—	夜间小雨。
2	61	82	21	29.76	29.92	.16	30	3	5	—	
3	55.5	90	34.5	29.76	29.91	.15	十分干燥	2	15	—	湿度计读数：干球 85°F，湿球 58.5°F。
4	64	92	28	29.70	29.79	.09	30	—	11	—	
5	64	90	26	29.91	29.95	.04	51	1	22	—	人院1例发烧和痢疾，已死。
6	58.5	95	36.5	29.75	29.94	.19	55	1	9	—	
7	68.5	98	29.5	29.55	29.61	.06	85	1	11	—	
8	69	88	19	29.68	29.76	.08	66	3	15	—	1例黄疸。
9	62.5	98	35.5	29.52	29.68	.16	30	—	11	—	热风，西风和西南风。
10	65	86	21	29.75	28.88	.13	55	4	21	—	
11	62	102	40	29.78	29.86	.08	30	2	19	—	
12	64	106	42	29.73	29.79	.06	十分干燥	—	8	1	湿度计读数：干球 95°F，湿球 69°F。
13	69.5	100	30.5	29.77	29.83	.06	32	—	16	2	1例黄疸。
14	69	97	28	29.67	29.75	.08	没有记录	1	20	—	
15	72.8	104	31.2	29.61	29.70	.09		1	19	—	
16	77.5	107	29.5	29.62	29.72	.10	温度超过了	—	13	—	湿度计读数：干球 105°F，湿球 76°F。热风，西风和西南风。

（续表）

日期	气温			气压			大气气湿度 100=饱和 根据葛富备查表	臭氧	所有原因入院人数	各种疾病的死亡人数	有关天气状况与疾病现象的评述
	最小	最大	日较差	最小	最大	日较差					
17	79	103	24	29.65	29.75	.10	43	—	12	1	沙尘暴。东南风，电流时强时弱。
18	66	85	19	29.86	29.93	.07	52，小雨	3	23	1	小雨。
19	61	76	15	29.91	29.94	.03	51，小雨	5	21	—	小雨。
20	61	87	26	29.83	29.89	.06	48	1	14	1	
21	64	89	25	29.78	29.85	.07	40	1	16	—	
22	64.5	94	29.5	29.78	29.82	.04	55	2	9	—	
23	69.5	86	16.5	29.81	29.85	.04	79，小雨	3	23	—	小雨。1例黄疸。
24	66	87	21	29.82	29.85	.03	83，小雨	1	17	—	小雨。1例黄疸。
25	62	90	28	29.71	29.78	.07	55	2	9	—	
26	66	97	31	29.74	29.77	.03	十分干燥	1	11	—	湿度计读数：干球 96°F，湿球 71.5°F。
27	73	95	22	29.77	29.89	.12	41	2	17	1	
28	67	90	23	29.74	29.83	.09	39，小雨	1	20	—	小雨。
29	68	97	29	29.79	29.80	.01	没有记录	3	10	—	空气中有沙尘，风向，北/西/北。有一座房子遭雷击。
30	64	94	30	29.70	29.78	.08	40	4	17	—	

6月份以来，温度实际上升高了13°F，16日温度计显示为107°F。6月份只有6天下雨，而5月下了8天，但降雨量微乎其微，总共只有1.795英寸。自5月份以来，发热的比例几乎增长了三倍，但是热度没有预想的厉害，也没有中暑。肠道疾病与5月一样罕见。胸科疾病增加，虽然风湿疾病减少，但肝脏病增病增加，虽然肝病几乎均为黄疸。

从摘要我们获悉：

	至 9：00	至 15：00	至 21：00
平均最大值	79.3	90.9	87.7
平均最小值	66.7	74.1	72.5
实际平均值	73.0	82.5	80.1
月最高温度			107.0
月最低温度			53.0
月平均温度			78.5
月最大温差			54.0
日最大温差(12 日)			42.0
日最小温差(19 日)			15.0
日平均温差			27.5
24 天的空气中平均水气含量			45.0
有 2 天湿度没有记录。			
有 3 天干燥程度超过了葛雷舍对照表的范围。这 3 天的平均数值是，干球为 92°F，湿球为 66.3°F。			
有 1 日湿度超过了 葛雷舍对照表所记录的温度，即干球为 105°F，湿球 76°F.			
有 24 天可明显感受到空气中有臭氧,平均为			2.0
有 6 天感受不到有臭氧。			
本月天气整体特点为既热又干，偶尔吹热风。			
有 6 天下雨;据测量,总降雨量(英寸)			1.795
盛行偏南风。			
风向:偏北,3 天;偏南,12 天;偏西,12 天。有 3 天无风。没有刮过东风。			
英国部队中的月死亡率(%)			2.77

英国人中，因气候性疾病入院的比例如下（包括所有医院）：

部队中的发热比例(%)	3.36
肺部疾病	0.24
肠胃病	2.98
风湿病	0.35
肝病	0.24

6 月伊始，天气不太宜人；6 月 1 日的最低气温为 53.5℉，早上 9 点的气温为 71.8℉。那日刮着西南风，既干又热。夜间来了一小阵雨，天气有所转变；但是温度计快速上升的读数表明，炎热的季节正来势汹汹。6 日夜间的最低气温为 59℉，下午，阴影下的温度已经达到 98℉。外国人问及天热的情况，当地人说，虽然现在已经很热了，但不久之后还会更热。严冬来临之前，他们就给我们讲过天气情况，之后证明他们说得对，所以我们现在不得不对他们的预测抱有一些信心，后来的情况表明这种信心不无道理。

9 日至 16 日，热风盛行；11 日至 17 日之间的平均气温为 102℉。

14 日的最低气温为 69℉；早上 9 点的气温为 83℉。天空晴朗，刮着炎热的南风。尽管天气炎热，但是从温度和体感上，都远不及同期的印度。16 日气温依旧炎热。下午温度计读数达到了 106℉；下午 6 点为 100℉。当时我们大多数都会采用一个简便的室内降温方法。在起居室的中央的浴缸上交叉放置几块木板，把大块的冰置于其上。白天坐在冰块旁边，可以享受一丝凉意；第二天早上，我们能在一日一夜融化的冰水中享受一个冷水澡，也是一种奢侈。

如今当地人已经换上了应季的服装。皮毛和棉袄早早被收了起来；人们穿的衣服越来越薄，现在只剩一条裤衩了。有的人会穿一件薄衫，但是大部分人完全赤膊。然而女人们总是穿着保守妥帖，她们上身的打扮，我认为一些欧洲的女士也不妨借鉴效仿，这对她们有益。

下一场大雨，空气比之前都要清新透亮；过去看不见的山脉如今也清晰可见。夕阳在山脉后落下，山脉轮廓清晰地印在地平线上。从中国地图上可以看出，这些山脉靠近 TING CHING。这些山脉在天津往北 80 英里的地方；我们也得知，冬天市场上可见的野味，以及当时使用的劣质煤，都是从那些山脉来的。

空气一度变得潮湿难耐，虽然湿度计显示的湿度并不高。大多数情况下，我们所住房屋的地是由砖块铺成的，或多或少有些松动；我们的寓所不仅极其潮湿，从砖下泥土中散发气体从松动的地砖下毫无阻挡地冒出，不仅烦人，而且威胁健康。屋子弥漫一股强烈的发潮气味，泥土中的盐分风干后形成针状的结晶，如同白霜。

如此的天气一直持续到月末；唯一值得一提的情况是，29 日下午 6 点 30 分，一场沙尘暴从西北偏北方向突然袭来。继而电闪雷鸣；有一下，闪电劈进了一间营房，击中了一柄剑，剑就瞬间熔化了。然后大雨倾盆而下。

1861年7月

下表为观测数据的概括。

部队人数:英国人,3565;锡克人,288。总计,3853。

日期	气温			气压			大气湿度 100=饱和 根据葛雷含表	臭氧	所有原因入院人数	各种疾病的死亡人数	治疗中暑	有关天气状况与疾病现象的评述
	最小	最大	日较差	最小	最大	日较差						
1	67	95	28	29.70	29.77	00.07	未记录	1	17	—	—	
2	72	102	30	29.60	29.67	.07	温度超过葛雷含表	1	17	—	—	干球101°F,湿球78°F。
3	72	99	27	29.73	29.77	.04	44	3	22	2	—	
4	69	87	18	29.73	29.79	.06	60	2	19	—	—	
5	71	92	21	29.68	29.74	.06	65	1	14	—	—	
6	72	97	25	29.61	29.67	.06	57		11	—	—	
7	81	105	24	29.50	29.59	.09	温度超过葛雷含表	3	13	1	—	干球101°F,湿球78°F,1例风湿病和肝炎病人,死亡。
8	76	91	15	29.67	29.76	.09	64	2	23	—	—	小雨。
9	73	88	15	29.80	29.83	.03	71	1	23	2	—	
10	68.5	95	26.5	29.68	29.72	.04	73	4	19	—	—	
11	74	95	21	29.76	29.76	.00	未记录	1	13	—	—	
12	72.5	98	25.5	29.69	29.76	.07	37		31	—	—	1例发热和腹泻病人。
13	75	97	22	29.63	29.70	.07	47	1	15	1	—	1例发热和腹泻病人。
14	74	100	26	29.66	29.70	.04	42	1	21	1	—	
15	76	98	22	29.74	29.74	.00	未记录	1	22	—	—	
16	75	105	30	29.50	29.59	.09	51	3	23	2	—	沙尘暴。

（续表）

日期	气温			气压			大气湿度 100=饱和 根据葛雷霍含表	臭氧	所有原因入院人数	各种疾病的死亡人数	治疗中暑	有关天气状况与疾病现象的评述
	最小	最大	日较差	最小	最大	日较差						
17	73.5	95	21.5	29.65	29.65	.00	59	2	21	—	—	
18	77	104	27	29.73	29.80	.07	温度超过葛雷霍含表	—	23	2	1	干球101°F，湿球80°F。
19	80	105	25	29.78	29.84	.06	同上	1	27	3	3	干球101°F，湿球83°F。
20	82	108	16	29.80	29.87	.07	同上	—	30	3	9	干球101°F，湿球78°F。2例黄疸病人。
21	83	107	24	29.79	29.89	.10	同上	1	41	3	14	干球102°F，湿球80°F。
22	82	108	26	29.77	29.79	.02	同上	—	43	5	14	干球102.5°F，湿球78°F。
23	81.5	105	23.5	29.55	29.73	.18	同上	1	31	4	19	干球102.5°F，湿球78.5°F。1例黄疸病人。
24	81.5	96	14.5	29.50	29.55	.05	43	1	39	2	28	
25	74	94	20	29.65	29.72	.07	59	2	29	—	28	1例黄疸病人。
26	72	92	20	29.72	29.75	.03	52	1	8	—	25	
27	68	80	12	29.76	29.79	.03	94	2	23	—	22	大雨。
28	61	80	19	29.81	29.87	.06	59	2	11	1	17	1例发热和痢疾病人，1例发热和腹泻病人。
29	65	88	23	29.82	29.86	.04	43	—	11	—	17	
30	67	94	27	29.74	29.81	.07	42	1	20	1	15	1例黄疸病人。
31	69	95	26	29.73	29.77	.04	49.	—	18.	2	14	

7月份是这个季节最热的一个月；其平均气温达86°F。17日至24日期间，体力消耗严重，部队患病数量惊人。本月1日，鹿豹座与大熊座之间出现了一颗灿烂的彗星。月初天空乌云积聚，阳光多热。医院收治了许多中暑病人；有些中暑病人入院时发热，之后发展到中暑而晕倒。只有肝炎的病例不多见，经常伴有腹泻，而其他的肝炎只有在黄疸病人中明显。

摘要显示如下：

	至 9:00	至 15:00	至 21:00
平均最大值	87.6	97.5	93.5
平均最小值	73.8	83.4	79.1
实际平均值	80.7	90.4	86.3
月最高温度			108.0
月最低温度			61.0
月平均温度			85.8
月最大温差			47.0
日最大温差(2 日和 16 日)			30.0
日最小温差(26 日)			12.0
日平均温差			22.9
20 天的空气中平均水气含量			55.0
有 3 天湿度没有记录。			
有 8 天干燥程度超过了葛雷舍对照表的范围。这 3 天里干球为 101.6℉，湿球为 81.2℉，差为 20.3℉。最大差见于 22 日，干球为 102.5℉，湿球为 78℉，差为 24.5℉。最小差见于 23 日，干球为 102.5℉，湿球为 92.5℉，差为 10℉。			
有 24 天可明显感受到空气中有臭氧，平均为			1.6
有 7 天感受不到有臭氧。			
本月天气整体特点为过热，使人筋疲力尽。			
有 7 天下雨;据测量,总降雨量(英寸)			1.035
盛行偏南风。			
风向:偏北,6 天;偏南,13 天;偏东,3 天;偏西,7 天。有 2 天无风。			
英国部队中的月死亡率(%)			12.36

英国人中，因气候性疾病入院的比例如下（包括所有医院）：

部队中的发热比例(%)	5.73
肺部疾病	0.35
肠胃病	7.22
风湿病	0.38
肝病	0.41
中暑	1.57

　　7月不仅是最热的月份，而且在已经过去和即将到来的月份中，它对部队里的人来说是最致命的。1日，温度计的最低读数为81℉，空气的饱和度为57℉。天空晴朗，日间体感炎热。夜间有舒适的东南风；那天晚上第一次看见彗星，虽与气象无关，但也值得关注。彗星每晚在相同的时间出现，消失的速度越来越快，8月10日我最后一次能依稀看到它微弱的光芒，自那以后就完全消失了。

　　本月的第一个星期非常炎热；7日夜间的最低温度为80℉，早上9点的温度为91℉。第二日有少量降水，炎热的天气稍有缓和。然而，这只是太阳火力全开之前的暂时凉爽。

　　大部分时候空气都很潮湿，这对军人的健康构成了极大的考验。13日起，天空中本就稀稀拉拉飘着的云变得更少了。16日，在北风的影响下，一场沙尘暴突然来袭，与往常一样扰乱了静电计的读数。短短几分钟后就下了一场大雨。这场沙尘暴的到来值得关注，因为它是本月唯一的一场。最严峻，也是最为致命的阶段在17至23日。酷热下的日均气温为96℉。晴朗无云的天空也让光照达到最大强度。温度计的水银柱3次达到108℉的高温；期间早上9点的气温平均为50℉。这一个阶段过后的几天里能感受到气温正在下降。24日，最高气温已经降到96℉；此后气温大体呈下降趋势，有小幅波动，其余月份气候状况也有相似描述。

　　7月的最后一天，最低温度为70℉，上午9点的温度为81℉；天空中飘浮着薄薄的白云。

1861 年 8 月

下表为本月观测数据的概括。部队人数:英国人,3388;锡克人,288。总计,3676。

日期	气温			气压			大气湿度 100=饱和 根据葛雷舍含表	臭氧	所有原因入院人数	各种疾病的死亡人数	治疗中暑	有关天气状况与疾病现象的评述
	最小	最大	日较差	最小	最大	日较差						
1	71	83	12	29.70	29.75	00.05	75	2	15	2	12	0.02 英寸的降雨,有雷。
2	68	89	21	29.52	29.59	.07	85	1	22	—	12	夜里有雨。
3	70	96	26	29.61	29.63	.02	大	—	21	1	11	干球95下,湿球70下。夜里起雾。
4	72	85	13	29.62	29.70	.08	68	2	29	—	8	0.07 英寸的降雨。
5	69	94	25	29.68	29.79	.11	大	1	17	4	8	干球92.5下,湿球68下。
6	67	96	29	29.78	29.83	.05	大	1	31	1	8	干球96下,湿球70下。
7	72	97	25	29.73	29.79	.06	37	1	21	—	6	夜里有电流。
8	73	100	27	29.75	29.77	.02	35	2	18	1	6	0.06 英寸降雨。
9	77	98	21	29.75	29.81	.06	50	—	15	1	5	1 例腹泻和发热病人,1 例发热和肝炎病人。
10	71	100	29	29.73	29.78	.05	85	3	20	—	5	0.92 英寸降雨。1 例发热和中暑病人,1 例痢疾病人。下午5点暴雨。
11	69	90	21	29.75	29.80	.05	58	2	18	2	5	1 例发热和中暑病人。
12	69	91	22	29.74	29.75	.02	52	2	11	1	6	1 例发热和中暑病人,2 例发热和腹泻病人。
13	71	96	25	29.77	29.82	.05	37	1	22	1	7	2 例发热和痢疾病人,1 例中暑病人。
14	74	96	22	29.83	29.86	00.03	33	1	15	—	8	

（续表）

日期	气温			气压			大气湿度 100=饱和 根据葛雷舍表	臭氧	所有原因入院人数	各种疾病的死亡人数	治疗中暑	有关天气状况与疾病现象的评述
	最小	最大	日较差	最小	最大	日较差						
15	73	93	20	29.91	29.95	.04	53	2	19	2	8	0.80英寸降雨。1例腹泻和发热病人。
16	65	80	15	29.86	29.93	.07	100	3	25	—	8	1.32英寸降雨。
17	63.5	76	12.5	29.67	29.72	.05	89	3	7	1	7	0.90英寸降雨。
18	65	88	23	29.65	29.71	.06	52	—	15	—	7	
19	67	91	24	29.68	29.72	.04	43	1	9	—	7	1例腹泻和黄疸病人。
20	69	93	24	29.71	29.76	.05	44	—	11	1	7	
21	73	93	20	29.74	29.80	.06	41	—	10	—	7	
22	72	83	11	29.82	29.87	.05	75	1	12	—	7	0.02英寸降雨。1例发热和中暑病人。
23	60.5	86	25.5	29.72	29.77	.05	100	4	19	—	7	1.66英寸降雨。
24	64	86	22	29.80	29.84	.04	68	—	9	—	7	
25	71.5	93	21.5	29.82	29.85	.03	58	1	21	—	5	
26	73	93	20	29.77	29.83	.06	52	—	12	—	5	
27	73	92	19	29.78	29.85	.07	64	—	10	—	5	
28	74	94	20	29.82	29.86	.04	76	2	21	—	5	0.24英寸降雨。
29	74	87	13	29.90	29.93	.03	41	—	22	—	6	0.69英寸降雨。
30	65	77	12	29.98	30.03	.05	69	4	19	—	6	0.05英寸降雨。
31	65	83	18	30.00	30.05	.05	56	—	7	—	4	

8月份的气温比7月份有大幅下降。本月12天下雨,有人指出,有关降雨量为6.75英寸。发热和肠道疾病依然很多,发热可能因为暴晒太阳所致;肠道疾病可能是因为潮湿高温的作用所致。肝脏疾病儿乎全部为黄疸,然而,肝脏霍乱经常伴有致命的痢疾。

根据以下摘要，我们获悉：

	至 9:00	至 15:00	至 21:00
平均最大值	8.34	90.0	87.2
平均最小值	70.0	77.5	75.4
实际平均值	76.7	83.7	81.3
月最高温度			0.100
月最低温度			60.5
月平均温度			80.5
月最大温差			39.5
日最大温差（10 日）			29.0
日最小温差（22 日）			22.0
日平均温差			20.5
28 天的空气中平均水气含量			60.0
有 3 天干湿差超过了葛雷舍对照表的范围。这 3 天平均数是，干球为 91.1℉，湿球为 69℉；故平均差为			30.0
有 22 天可明显感受到空气中有臭氧，平均为			2.0
有 9 天感受不到有臭氧。			
本月天气整体特点是，与 7 月比凉爽很多。大气中湿度增大，天上云更多，雨更多，感觉宜人。			
有 12 天下雨；据测量，总降雨量（英寸）			6.75
盛行偏北风。			
风向：偏北，14 天；偏南，5 天；偏东，2 天；偏西，10 天。没有无风天。			
英国部队中的月死亡率（%）			6.48

英国人中，因气候性疾病入院的比例如下（包括所有医院）：

部队中的发热比例（%）	3.71
肺部疾病	0.40
肠胃病	5.42
风湿病	0.27
肝病	0.65
只有 3 例中暑。	

8 月伊始气候惬意；最低温度为 62℉，早上 9 点的气温为 77℉。风向北偏西，天空阴沉多云；晚上下了一场雨，比预期的要

小一些。

　　3日早晨6点起了雾，直到当晚10点才完全散去。4日的最低气温为73℉；早上9点温度计的读数为76℉。阴天；北风；下午起电闪雷鸣，骤降暴雨。气温下降到宜人的温度，接下来的几天，大部队已经可以出去列队训练了——如果在印度，这就不行。

　　即日起至月中，气温一直很宜人；大部分时间天空多云，不时有少量降雨，最低温度在68~69℉；早上9点的气温在79~84℉之间。

　　因为2月中旬之后的太阳位置与现在是相对应的，所以能据此推断，14日起至下半月，气温会快速下降。14日的最低气温为74℉；但到17日，最低气温已降至65℉；早上9点的气温仅有69℉。这一时期降水很多，刮温和的北风，若不直接暴露在室外，体感还是相当舒适的。这个时节天气好转，足以值得高兴。相同的天气一直持续到23日我离站的那天。由是我不能再记录本月天气的诸多变化，但是也能从详尽的气候记录中发现，温度持续下降，多云，月末为止有暴雨。

　　从兰普瑞医生的记录上，我得知本月降雨频繁，总降雨量为6.75英寸。空气中的水汽足以使气温较前几月相比宜人，地面也潮湿了，并且在本月大多数日子里持续这种状况。

　　静电计唯一值得关注的情况出现在7日，当时一阵阵狂风从东北偏北方向刮来，闪电阵阵，不时有降雨。据说一有闪电，静电计的金波就随之颤动。28日刮西南风，也就是"热风向"；然而这种情形下的体感并不炎热，温度计显示94℉，干湿球的读数差仅为5.3℉；因此，当然无"热"风。本月未出现沙尘暴。

1861 年 9 月

下表为本月观测数据的概括。

部队人数:英国人,3368;锡克人,318。总计,3686。

日期	气温			气压			大气湿度 100=饱和 根据葛雷含表	臭氧	所有原因入院人数	各种疾病的死亡人数	有关天气状况与疾病现象的评述
	最小	最大	日较差	最小	最大	日较差					
1	69	86	17	30.00	30.24	00.24	71	—	18	1	
2	69	87	18	29.90	30.00	.10	58	1	9	1	
3	66	92	26	29.74	29.84	.10	55	—	27	—	1例痢疾和发烧病人。
4	64	84	20	29.78	29.83	.05	75	1	13	2	
5	68	86	18	29.87	29.94	.07	未记录	—	17	—	
6	65	77	12	30.00	30.10	.10	60	2	21	—	
7	57	74	17	29.96	30.06	.10	37	—	13	1	
8	51	78	27	29.88	29.94	.06	34	2	8	—	
9	54	81	27	30.03	30.08	.05	64	1	13	—	1例发烧和腹泻病人。
10	56	80	24	30.00	30.08	.08	58	1	14	2	1例发烧和中暑病人。
11	57	81	23	30.03	30.10	.07	62	—	10	1	
12	55.5	78	22.5	30.14	30.17	.04	49	2	13	1	
13	57	81	24	30.12	30.20	.08	55	2	17	—	
14	57	81	24	30.03	30.15	.12	48	—	9	—	
15	61	74	13	29.85	29.92	.07	65	2	9	—	
16	57	79	22	29.92	30.04	.12	46	1	7	—	
17	60	79	19	30.09	30.15	.06	43	—	11	—	
18	57	80	23	30.14	30.15	.01	44	2	9	—	

（续表）

日期	气温			气压			大气湿度 100＝饱和 根据葡萄含量表	臭氧	所有原 因入院 人数	各种疾 病的死 亡人数	有关天气状况与 疾病现象的评述
	最小	最大	日较差	最小	最大	日较差					
19	58	83	25	30.14	30.18	.04	50	—	14	1	
20	58	83	25.5	30.08	30.22	.14	50	—	9	2	
21	56.5	79	22.5	30.20	30.26	.06	40	—	16	2	
22	59	79	20	30.14	30.17	.03	47	1	7	2	
23	51	71	20	30.17	30.24	.07	81	2	10	1	
24	47	62	15	30.12	30.16	.04	53	3	12	1	
25	40	67	27	30.19	30.24	.05	37	—	13	2	
26	43.5	71	27.5	30.22	30.31	.09	41	2	8	—	
27	50	73	23	30.18	30.26	.08	50	2	22	—	
28	52	67	15	29.96	30.06	.10	67	2	6	—	
29	50.5	75	25.5	29.88	29.96	.08	64	2	7	—	
30	51	79	28	92.73	29.84	.11	73	1	2	—	

9 月份的气温宜人，大部分时间里空气中水分充足，让人感觉愉悦，疾病数量减少，显然是由于酷暑的缘故。肝病常伴随着胃肠道疾病。

对观察的数据进行分析后得出以下结论：

	至 9:00	至 15:00	至 21:00
平均最大值	70.6	75.2	74.6
平均最小值	57.1	62.7	63.2
实际平均值	63.8	68.9	68.9
月最高温度			92.0
月最低温度			40.0
月平均温度			67.2
月最大温差			52.0
日最大温差(30 日)			28.0
日最小温差(6 日)			12.0
日平均温差			21.6
29 天的空气中平均水气含量			54.0
有 1 天湿度未记录。			
有 19 天可明显感受到空气中有臭氧,平均为			1.0
有 11 天感受不到有臭氧。			
本月天气整体特点是感觉宜人,太阳很热,但是有遮阴的地方感觉舒服。天空多云。			
有 8 天下雨;据测量,总降雨量(英寸)			2.52
盛行偏北风。			
风向:偏北,14 天;偏南,8 天;偏东,4 天;偏西,3 天。有 1 天无风。			
英国部队中的月死亡率(%)			6.48

英国人中，因气候性疾病入院的比例如下（包括所有医院）：

部队中的发热比例(%)	1.74
肺部疾病	0.32
肠胃病	3.31
风湿病	0.40
肝病	0.27
没有人中暑	

本月初有明显的降温，尤其是晚上，需要盖毛毯。到 4 日为止的最低气温为 64℉；早上 9 点的温度为 71℉。风向更加偏北，天

空阴沉。滂沱大雨，雨水倾盆而下，可以想象雨有多猛。周围的乡村已经一片泽国，而显然现在雨季仅仅过了一半。就天气而言，很自然，我们认为去年我们进行军事活动的时候运气不错。但是如果像眼下一样雨水这么多，我们就不可能向首都进军了。

夏初温度飙升得厉害，现在降得也很厉害。至 14 日最低气温为 58℉，早上 9 点的气温为 67℉。天空多云，南风，微风，体感宜人。

27 日最低温度降到 51℉；早上 9 点的气温为 60℉，天空灰蒙蒙的，风向南偏西，天气格外舒服。天气炎热的时候盛行的那些疾病如今虽有减少趋势，但依旧猖獗，曾在 6、7、8 月因严重疾病入院的病人仍未得出院；不过实际入院的人数正在减少。

本月最后一日的最低气温降到 52℉；早上 9 点的气温为 62℉；天空中的乌云散去；刮起了西偏北的微风，显然，寒冷的季节不远了。

我抵达英国后就收到了兰普瑞医生寄来的 10 月、11 月气象记录，在这位医官的慷慨帮助下，我得以继续履行义务，做好记录。

下表为本月观测数据的概括。

部队人数：英国人，1988。

1861 年 10 月

日期	气温			气压			大气湿度 100＝饱和 根据葛雷查含表	臭氧	所有原因入院人数	各种疾病的死亡人数	有关天气状况与疾病现象的评述
	最小	最大	日较差	最小	最大	日较差					
1	53	69	16	29.94	30.03	00.09	32	3	11	—	
2	44	70	26	30.04	30.06	.02	32	1	16	—	
3	47	77	30	30.03	30.05	.02	36	1	4	—	
4	55	73	18	30.00	30.06	.06	65	1	10	1	
5	57	71	14	29.86	29.97	.11	73	2	8	—	
6	44.5	69	24.5	30.19	30.22	.03	37	1	6	—	
7	42.5	75	29.5	30.01	30.15	.14	50	1	13	1	
8	52	67	15	30.12	30.26	.14	43	2	8	—	
9	40	71	31	30.12	30.22	.10	31	—	1	—	
10	41	67	26	30.26	30.31	.05	58	—	4	2	
11	44	67	23	30.24	30.35	.11	42	1	7	—	
12	43	71	28	30.16	30.22	.06	41	2	3	—	
13	44	75	31	30.13	30.15	.02	40	2	2	—	
14	44	77	33	30.13	30.17	.04	36	2	7	—	
15	51	76	25	30.13	30.19	.06	40	1	7	—	
16	54	75	21	30.16	30.22	.06	57	1	2	—	
17	46	74	28	30.22	30.23	.06	48	2	7	—	
18	47	76	29	30.20	30.24	.04	33	2	—	—	

（续表）

日期	气温			气压			大气湿度 100=饱和 根据葛雷舍表	臭氧	所有原因入院人数	各种疾病的死亡人数	有关天气状况与疾病现象的评述
	最小	最大	日较差	最小	最大	日较差					
19	46	73	27	30.15	30.21	.16	60	1	1	—	
20	47.5	65	17.5	30.35	30.36	.01	47	1	7	—	
21	43	65	22	30.20	30.28	.06	63	—	3	—	
22	37	68	31	30.21	30.35	.14	47	1	11	—	
23	49	70	21	30.10	30.19	.09	88	1	5	—	
24	39	70	31	30.03	30.08	.05	56	—	7	—	
25	45	74	29	30.08	30.14	.06	43	1	6	—	
26	46	72	26	30.24	30.27	.03	56	—	3	—	
27	46	57	11	30.15	30.27	.12	100	5	7	—	小雨。
28	43	62	19	30.26	30.30	.04	66	—	5	—	
29	46	60	14	30.27	30.35	.08	81	2	5	—	
30	38	63	25	30.18	30.22	.04	100	1	5	—	
31	37.6	68	25.4	30.16	30.22	.06	72	—	6	—	

从观察的数据中我们得到以下详情：

	至 9:00	至 15:00	至 21:00
平均最大值	59.5	69.3	67.8
平均最小值	43.8	53.4	52.1
实际平均值	51.6	61.3	59.9
月最高温度			77.0
月最低温度			37.0
月平均温度			57.5
月最大温差			40.0
日最大温差（14 日）			33.0
日最小温差（27 日）			11.0
日平均温差			24.1
全月空气中平均水气含量			54.0
有 24 天可明显感受到空气中有臭氧,平均为			1.5
有 7 天感受不到有臭氧。			
本月天气整体特点是晴朗、凉爽。			
只有 1 天下雨;降雨量（英寸）			0.40
主要刮南偏西风。			
风向:偏北,5 天;偏南,10 天;偏东,2 天;偏西,11 天。有 3 天无风。			
英国部队中的月死亡率(%)			2.41

英国人中，因气候性疾病入院的比例如下（包括所有医院）：

部队中的发热比例(%)	0.75
肺部疾病	0.15
肠胃病	3.06
风湿病	0.34
肝病	0.55

兰普瑞医生很热心，他将天津本月的气象报告寄送与我，其中

我摘取了如下片段：

"10月的天津秋高气爽，与同一时间的英国大不相同。本月的平均气温为10℉，较上月低。

10月，皮毛商店陈列出了他们的货品，中国人开始穿上厚厚的棉衣。本月1日后燕子就无迹可寻了；候鸟们开始南飞——市场上开始出售野天鹅、大雁、鸭子和水鸭。昆虫依然很多，但到了月底逐渐减少。

树木开始落叶，一些不耐寒的植物已经完全凋谢了。收割工作正在热火朝天地进行着，许多地方土地重新犁过，种上了冬小麦；梨子、苹果和葡萄被巧妙地存放在空出的贮冰室里。地窖也收拾妥当，准备存放大白菜和其他蔬菜。迄今为止未出现降雪或冰冻。仅在27日出现一次降雨；其雨量测得为40英寸。"

部队人数：英国人，1984。

下表为本月观测数据的概括。

1861 年 11 月

日期	气温			气压			大气湿度 100=饱和 根据葛留含表	臭氧	所有原因入院人数	各种疾病的死亡人数	有关天气状况与疾病现象的评述
	最小	最大	日较差	最小	最大	日较差					
1	43	65	22	30.16	30.18	00.06	59	0	5	—	
2	36	61	21	30.31	30.34	.04	未记录	3	5	—	
3	33	58	25	30.14	30.26	.12	49	0	4	1	
4	34	60	26	30.06	30.17	.11	88	2	2	—	
5	40	68	28	29.94	30.08	.14	37	1	5	—	
6	31.5	58	26.5	30.08	30.23	.15	41	—	5	—	
7	30	50	20	29.85	30.07	.12	46	—	7	—	
8	28.5	43	14.5	30.09	30.16	.07	37	—	5	—	
9	25	55	30	30.32	30.37	.05	74	—	7	—	
10	31	56	25	30.21	30.28	.07	60	2	9	—	
11	44	58	14	30.10	30.12	.02	93	2	6	—	小雨。
12	45	58	13	30.12	30.15	.03	81	1	5	—	
13	36	60	24	30.05	30.12	.07	75	2	7	—	小雨。
14	37	58	21	30.12	30.18	.06	67	4	8	—	
15	35	48	13	30.15	30.29	.14	62	1	7	—	
16	33	49	16	30.22	30.34	.12	25	1	4	1	
17	34	50	16	30.10	30.15	.15	73	1	5	—	
18	35	54	19	30.17	30.28	.11	43	—	4	—	

（续表）

日期	气温			气压			大气湿度 100=饱和 根据葛雷舍表	臭氧	所有原因入院人数	各种疾病的死亡人数	有关天气状况与疾病现象的评述
	最小	最大	日较差	最小	最大	日较差					
19	34	52	18	30.26	30.36	.11	55	—	5	—	
20	36	51	15	30.27	30.30	.03	64	—	7	—	
21	36	53	17	30.31	30.39	.08	69	—	10	—	
22	34	47	13	30.32	30.42	.10	79	—	7	—	
23	37	49	12	30.18	30.25	.07	62	—	5	—	小雨。
24	30	41	11	30.42	30.44	.02	70	—	2	—	
25	29	41	12	观察到此为止。			70	观察到此为止。	6	—	
26	28	45	17				85		6	—	
27	29	41	12				84		5	—	
28	29	44	15				84		10	—	
29	29	52	23				54		2	—	
30	27	41	14				89		2	—	

对观察的数据进行分析后得出以下结果：

	至 9:00	至 15:00	至 21:00
平均最大值	46.9	50.4	50.6
平均最小值	34.6	37.5	38.5
实际平均值	40.7	43.9	44.5
月最高温度			68.0
月最低温度			25.0
月平均温度			42.5
日最大温差（9 日）			30.0
日最小温差（24 日）			11.0
日平均温差			19.4
29 天的空气中平均水气含量			64.0
有 1 天湿度未记录。			
有 11 天可明显感受到空气中有臭氧,平均为			1.0
有 13 天感受不到有臭氧。			
本月天气整体特点是冷,多风。			
有 3 天下雨;总降雨量（英寸）			1.46
盛行偏北风。			
风向:偏北,11 天;偏南,7 天;偏东,1 天;偏西,6 天。有 5 天无风。			
英国部队中的月死亡率（%）			1.20

英国人中，因气候性疾病入院的比例如下（包括所有医院）：

部队中的发热比例(%)	0.55
肺部疾病	1.31
肠胃病	2.06
风湿病	0.35
肝病	0.20

根据兰普瑞医生的报告，本月的气温逐渐降低，不知不觉寒冬

已至。8 日，一夜之间水面冰冻，已有半英寸厚，直到 24 日，冰天霜地才开始司空见惯，逐渐占了主导。本月没有下雪。

11 日、13 日和 23 日下雨，雨量总计 1.46 英寸。13 日，南边来了一场雷暴雨，风雨交加。

7 日，西风凛冽，尘土飞扬，但大气状况未记录。

依然没有沙鸡的踪影；天鹅等水禽在市场上销售；野兔数量多了，带鹰出猎的季节开始了。地窖中贮藏的蔬菜在市场很丰富。当地人大多穿上了毛皮和羊皮大衣。

最后，我将做以下简述。即使现在，一些读者可能还会问一些问题：为什么要对中国的，特别是天津所在区域的气象做如此详尽的记述？这些细枝末节有什么用呢？不管是出于卫生考虑，还是军事安排，它们又有什么裨益呢？引用罗纳德·马丁爵士的话："从军事角度来看，全球不同地区疾病的季节性迁移的知识以及军队卫生条件与不同气象影响的关系意义非凡，并没有得到应有的重视。"对于中国来说，尤为如此，因为在将来的数年中，根据政策情势需要，我们相当多的军力极可能四处出击；因为移动方向不定，明显对气候的了解非常必要；同时，为了对可能的病人做出适当安排，了解特定疾病与某些大气条件的联系也同样必要。

世界上有些地方，特定疾病与某些气候现象之间的联系已经得到了充分研究；例如，在 1859 年 1 月第 11 期《印度医学科学年鉴》中，我们知道冯·穆里研究了山地气候，他根据温度将山地气候划分为若干区域，我们在研究平原国家的气候时也可以采取相同的方法，根据当地的温度划区；如是就有：

1. 地势较低或者炎热区，平均气温在 72.5℉ 至 81.5℉ 的地区，其疾病现象呈现为行动迟缓、身体乏力，偏向于消化器官功能性紊乱，尤其是肝脏和肠道，还有脊髓和皮肤。

2. 地势中等或者气候温和区。通常分为凉爽区（温度 41~54.5℉的地区）和温暖区（温度 54~72.5℉的地区）。这些地区的疾病现象随季节波动。冬季炎症多见，夏季身体乏力更为明显；至于脏器的疾病，冬季较易引发呼吸道疾病，夏季较易引发消化道疾病。

当谈及气候时，罗纳德·马丁爵士也说过，在描述周围空气时使用诸如炎热、温暖、寒冷、凉爽等术语，应基于人体产生的感受；如果散热和产热的速度相同，而非散热更快，则无具体的感受，不会刺激身体用力，也不会消耗体力。假设没有超强度劳作，温度计的读数稳定在62℉左右时，那么这一温度即为温和。他继续说，把62~70℉看作温暖；70℉以上为炎热。同样的，60~50℉为凉爽；50℉以下寒冷。

此前的气候观察报告中，我在划分寒冷季节和炎热季节时，曾经提到一些流行的划分方法。现在看来，对全年进行划分时提供类似的信息并非无趣之举。

根据北京发布的中国年历，在北纬40°，阴历一月，相当于我们的2月，冰开始融化，野禽开始北飞，树木植被开始换新绿。阴历二月，桃花开了，燕子回归了，春雷滚滚，闪电阵阵。阴历六月，天气开始变热，大雨接二连三。阴历九月，野禽又开始南飞，菊花盛开，树叶黄枯凋零。十二月，湖泊和河流冰封，大地冰冻①。如果仔细研读这里有关这些情况的观察和评述，显然印证了德庇时爵士的总结总体正确无误。

关于臭氧，我们可以这样讲："法拉第博士② 认为臭氧是氧气

---

① 德庇时，第三卷，第77页。

② 迈克尔·法拉第（Michael Faraday, 1791–1867），英国物理学家、化学家。——译者注

的同素异构体，也就是说，臭氧在刺激下能够立刻发生反应。其发现者将其视为氢的二氧化物；至此，这种氧气转变为臭氧的模式还不可解释。"

"舒贝因①已经通过实验证实，臭氧含量为 1/6 000 的空气，可消毒自身体积 540 倍的高度腐烂肉块释放的气体；这就意味着，这种恶臭的气体，可以被其体积 1/3 240 000 的臭氧完全洁净。现在，在环境不良地区我们几乎检测不到臭氧，但是法拉第在布莱顿发现，海洋上方的纯净空气中富含臭氧。"②

用预先备好的纸，对臭氧这种最近新发现的物质的每日含量做了翔实的记录。这样做，旨在查明臭氧与严重疾病可能存在的关联。结果如下：

月份	检测到臭氧的天数	臭氧含量	年度死亡率(%)
12 月	19	2	5.16
1 月	26	2	7.80
2 月	26	5	2.40
3 月	28	3	3.12
4 月	18	3	5.64
5 月	28	3	2.04
6 月	24	2	2.77
7 月	24	1	12.36
8 月	22	2	6.48
9 月	19	1	6.48
10 月	24	1.5	2.41
11 月	19	1	1.20

① 克里斯蒂安·弗雷德里希·舒贝因（Christian Friedrich Schönbein，1799–1868），德国化学家。1840 年，他在向慕尼黑科学院提交的报告中宣布发现了臭氧。——译者注
② 德鲁，《实用气象学》。

　　我不清楚，这些翔实的数据能说明什么，显然，如果它们能证明什么，根据理论知识，所证明的结果可能与预期完全相反。

　　以下为格林尼治和天津之间月平均气温上的对比；格林尼治的数据摘自德鲁的《实用气象学》，天津的数据来自于我们自己的记录：

月份	格林尼治（℉）	天津（℉）	两地的差异（℉）
1 月	35.7	20.2	−15.5
2 月	38.2	23.8	−14.4
3 月	40.9	41.8	+0.9
4 月	45.7	60.0	+14.3
5 月	52.6	67.7	+15.1
6 月	58.0	78.5	+20.5
7 月	61.3	85.8	+24.5
8 月	60.5	80.5	+20.0
9 月	56.3	67.2	+10.9
10 月	49.3	57.5	+8.2
11 月	42.4	42.5	+0.1
12 月	38.8	28.0	−10.8

　　上表可以很好地表明英国与天津气候上的不同之处，结合下图考量尤为如此。从这张图可以看出，将天津的气候称为"极端气候"是多么贴切。冬天，天津的气温远远低于我们在英国习惯的气温；夏天的气温又远远高于英国，比冬天低的程度更深。

　　当与中国的南方气温曲线比较，从下图可以看出巨大的差异：7 月广州的平均气温与天津完全相同，然而 1 月，天津的平均气温却比广州低 31℉。两地的气温还有另一大差异，然而此图并未显示：即至少半年时间里，广州的空气总体湿润，而天津则相对干燥；两地疾病现象不同无疑在很大程度上要归因于此。

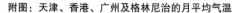

附图：天津、香港、广州及格林尼治的月平均气温

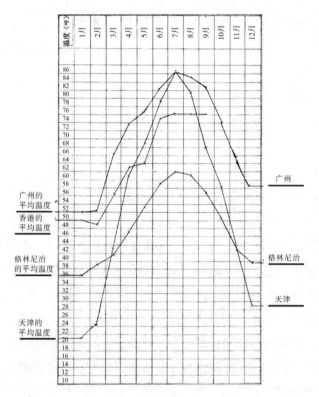

很可惜，由于缺少连贯性观察数据，香港的气温曲线残缺不全。但是，从已有的一丁点数据仍然可知，香港夏天的实际温度比天津和格林尼治都要低。这再一次证明，气温并不是引起地方疾病的原因；空气湿度、刮风少且不确定、因建造房屋基地而翻土时散发的气体，才是地方病的成因。

第九章
天津的卫生

对天津城驻军的分布以及为之所建医院的评述

英国远征军已经成功占领了大沽要塞，正快速向天津进军，并在天津城市南边广阔平原上驻扎；1860 年 9 月 8 日，在军营附近被称为海光寺的几处当地建筑中设立了一家临时医院。

9 月 12 日，一小部队人马前往中国京城；其中生病的人员留在了营地，被最近搭建的医院收治。疑似生病的人员也被安排在搭建的帐篷中；因此，当谈判破裂、部队又向北京大举进军时，所有病员都有归宿。① 这次值得关注的行军，开始于 9 月 28 日。

部队出征成功返回之前，医院的情况一切照旧；部队的主体在前线活跃时，有一个旅的人员留在天津。已经结束北方任务的军人正在接受快速的重新编组，缩减到在即将到来的冬季足以驻守天津的人数，或者直到军方负责人认为，已经不再需要在天津部署军力。

此时，寒冷的天气正在迅速降临临；因此出于卫生条件以及别

---

① 此信息从当时随军医疗官员处得知。

的原因，留在此地的军人，尤其是其中的病人需要尽快转移到城市中去。

感谢皇家工程师戈登上尉给了我一幅附带的地图，非常准确地标示出了英国和印度部队在不同地区的部署方式，以及所占领并作为部队中白人医院的建筑所在的位置。当地乡绅或者富贾的宅邸被征用作为战斗部队的住处，并根据建筑的大小把部队划分为人数不定的小分队入住；一处属于盐商的大"衙门"，被占据后改造成了医院。军队按时支付租金，以及改造费用，根据不同目的，将宅邸改造成适合士兵使用的样子。过去军团中使用的轿子被临时架在支架上，改造成舒适的病床，由此看来病人们得到了良好的照顾。

由于改造的时间紧迫，镇上需要改造的建筑多，军人们住宿的要求也多，工人们进入装修场地后，就先尽可能完成必要的改造。冬天的严峻程度还未知，改建的目的是尽力让士兵在冬天可以少受点痛苦；因为情况复杂，没人能料到冬天的样子，会像德文郡那样温和，还是像西伯利亚一样苦寒呢？

各种各样的建筑被改造成营房后，看起来显得有点别扭；商业建筑、公共会堂、各种寺庙（拜孔子的，佛祖的，甚至有一个是拜鬼神的）都被改造用来住宿。各式各样的房子，要被改成士兵们的营房，无论如何都不简单。

此处我简要提一下改建的要点。比如说，当地的中国人不会和我们一样铺设地毯；取而代之的做法，是穿上鞋子或者靴子，鞋底通常垫有厚厚的毛毡，足以抵御地面传导的寒冷和湿气。地面通常铺着石板或者砖头，更甚或什么都没铺，就是光秃秃的泥巴，这在我们看来是相当不舒服的。以上这些还不是全部缺点，还有一点难以忍受的，就是这里极度寒冷的冬天。我们的应对方式，通常是尽可能在上面铺一层厚厚的垫子。

中国的住宅里是没有壁炉的。房屋的中间放置了一只开放式的炭火盆，散发着微小的热量，两边都热不了多远，与此同时却让整间屋子充满了二氧化碳。于是我们根据常识，搭建了烟囱和壁炉。起初的燃料为一些还略微发青的木柴，每个壁炉每天可以使用约100磅。然而，不久就发现，因为实际情况不同，必须改变燃料的用量。自此，每个壁炉每日的燃料用量变为50磅木柴、50磅煤炭和5磅木炭；壁炉的数量取决于房间的大小。平均下来，可以说整个冬天，每天都给8-9个英国小分队配给一份燃料。这些配给送到每个守卫室，每10-12个锡克军每天配给2份燃料。这样我们就能方便地知道实际消耗的燃料，以此得出军需部需要采购的燃料数量。

当地人的床跟我们熟知的完全不同，他们用一种在我们看来，与其说是床，不如说更像炉子的东西来代替床，只不过当地人不是睡在里面，而是躺在上面。这种睡觉的"炕"就在寝室远离门的一头，两面边墙之间的位置用砖头砌起高约2英尺，宽约一个成年人长度；炕的里面有曲折的烟道，出口与墙上的一个烟囱相连，另外一端则是一个小灶口，一般都靠近炕脚。当地人就在灶口添加柴火，烧柴，晚上就躺在上面休息。中国人使用的床上用品也与我们熟知的不同。垫在身下的是几层垫子、皮毛和被子；盖在身上的一样，就是少了垫子。曲折的烟道将炕里的热量徐徐传递到炕上，热量很快就穿过垫褥，加之当地人通常会穿很多衣服睡觉，一整晚，他们都能在温暖中熟睡。

有一段时间，我们的士兵不得不睡在炕上，如果不像当地人一样加热，炕很潮湿，而且炕占据了过多可支配的表面空间，所以我们决定把他们拆掉。我们放置了床板给士兵们睡觉，有些有支架，有些没有。白天，床板可以靠在墙上，腾出尽可能多的空间。

房屋的结构在我们看来甚至不能算作"基本舒适"。大部分的房子分割成一连串小房间，彼此由狭窄的走廊相连，甚为不便；而当地贵族的家、储藏室和寺庙之间由院子隔开，根据自身的财力，多少装修的比较精致。

来到中国的人经常会讲，大部分的民居不会超过一层。中国人的观念里，一个人的头不能超过邻居家的屋顶。因此，他们不会建造更多的楼层，或者一开始就把房屋建高。当他的财富增加时，他会尽可能的扩张"衙门"或者自己房子的占地面积。他不会把房子建得比穷邻居高，而是通过扩建把邻居挤走，或者让邻居感到狭窄难受。

像这样的房子格局不少需要改建；篱笆和围墙被相应地拆除；房子的结构被大大改造，以至于前房主也要大费力气才能认出自己的房子。寺庙和会堂的围墙比私宅和商业建筑的少；内部也没有分割成小房间；入口总是敞开，前后通透，围墙也仅仅是一圈格子栅栏。因此在改建这些建筑时，我们必须至少砌一面墙，有时候甚至要在会堂里纵贯砌一些分隔墙。这些改建工作非一朝一夕能完成。为了改建，三个多月来，日复一日，工程部人头攒动，忙忙碌碌；期间我们能省就省，看样子，要让我们的部队有个基本舒适的驻地，整个改建总共花了我们政府不超过 2000 英镑。

为了保护军队顺利度过恶劣的严冬，而且严峻程度还是未知数的情况下，需要快速办妥供养，而预备供养的方法又捉襟见肘，就像眼下天津的情况，这绝对会使指挥官和其他官员的素质要么一举成名，要么名声扫地。如今，在为士兵创造舒适康乐的共同目标下，指挥官与军医之间的热切关系也从未如此明显；那些有过军旅生活，能区分一般士兵的营房、衣物和食物的人们，能够轻易看出对军医建议的遵从。

作为一般规定，每个军官都愿意在条件允许时，尽可能为士兵们提供舒适的营房、衣物和床品；然而，还有一些其他方面，人们认为可以得到进一步改善；作为初步措施，要求医务人员根据以下要点进行汇报：

1. 军队的住宿、通风和取暖是否令人满意？

2. 床铺、床品和衣物是否充足？

3. 肉（包括腌制和新鲜）的数量是否充足？质量是否优良？

4. 跟肉一起食用的蔬菜有哪些？数量如何？

5. 士兵几个晚上能睡在床上？

6. 夜班时士兵的衣物充足吗？

7. 厨房情况良好、数量足够吗？

8. 厕所情况令人满意吗？

9. 营房及其周围的保洁工作如何？

10. 其他卫生问题，不在上述之列，但是如果他们愿意提出，要求医务人员悉数汇报。

每个军团的随队军医很快就把以上罗列问题的汇总报告呈递了上来；从中我们总结了一些要求，递交给现场指挥官士迪佛立①准将，他会审时度势，使出浑身解数，只要当地条件允许，他就尽可能把自己名下的军队照顾得诸事周全。

如果我们的一些卫生检察官和理论家对实际军务中的紧急情况不甚了解，而在初冬之际造访我们的营房，他们无疑会觉得有很多地方不尽如人意，但是更切实际的人会发现这些安排在很大程度上都要褒奖军官们，因为他们亲力亲为，进行计划，并付诸

---

① 士迪佛立（Charles William Dunbar Staveley，1817－1896），英国陆军军官。1860 年率英军参加侵占大沽的战役，1862 年任英驻华侵略军司令。——编者注

实施。

因此，那些想象中宣称要让军队健康、舒适，人均应有 600 立方英尺的空间的人，认为无论什么情况，士兵必须有如此大的空间。如果抱有此种观念，他们会惊讶地发现，冬天我们的营房甚至连一半都满足不了。这种结果的成因很复杂。首先，从政治意义来讲，应该尽量减少对当地民房的占用；其次，严寒快速降临，我们应当立刻准备驻扎地的房子；再次，木材资源极度匮乏，如果按照人均规定建立营房，那么我们难以供应每个营房取暖的木材。

作为基本规则，每个士兵都享有至多 350 立方英尺的空间；极少数因为房屋改造，人均略低于此标准。然而，因为房屋密闭性差，夜晚的室内温度经常远远低于零度，裂缝和老旧木质结构都透风，造成过度通风，影响士兵的体感和健康。我们都知道为满足卫生要求，与条件更好的建筑物相比①，帐篷和棚屋需要更小的空间。而我们士兵驻扎的大部分一层建筑，其密封性都不及英国制造的棚屋。

厕所的重要性在任何情况下都不可小觑，尤其在天津这样一个冬天极其寒冷的地方；然而直到最近我们才发现，我们并未给予厕所的便利性、舒适度和干净度应有的关注。但是中国当地人并不用厕所，所以我们得准备为士兵建造厕所，然而缺少足够且合适的材料。松木板和木材几乎都被用来制作门、隔板和士兵的床板。要作他用，所剩无几，从附近获取更多木材也不可行。结果是，很多时候我们只能用席子这样硬度的材料搭建厕所。因此，这样的厕所能给士兵的保护十分有限。这种情况大家都明白，只是这不可避免。

———

① "帐篷、棚屋等一层建筑所需要的空间比多层建筑少。"［南丁格尔小姐《医院札记》（*Notes on Hospitals*），第 9 页］

我们在镇上的身份是占领军，因此，就有诸多不适，诸多不便，虽然在驻防部队和一些风平浪静营房中闻所未闻，而在我们所处的现状下是不可避免的，也许把这些情况只是逐一列举出来，那些对士兵生活感兴趣的人可能会觉得有意义。

因为与部队的卫生相关，因此这里要提一下，为了尽量缩短士兵们上厕所离开温暖被窝的时间，我们允许把尿盆放到营房里，要求每天早上拿走，仔细清理。这些安排显然是必需的，但是医务人员中有人更要上纲上线，认为必须记录他们对此提出的异议；但是这些异议被驳回了；然而这次异议事件之于我成了鲜活的例子，说明我们在适用总的规章时需要随机应变，要视具体情况要对严格要求做必要的变通。

举个例子，我们试想，气候像天津的冬天那样严寒，而军队中连像样的干净用具都没有，这种情况下越冬之后会是什么结果。温度已经大幅下降，到了 10℉；不时降到 5℉ 和 6℉；有时候降到 0℉ 以下。没过多久我们就发现，如果营房没有尿盆，士兵们要上厕所至少要走 30 码路。士兵们既没有时间也不方便穿暖和；就这样还来不及穿暖，就要冲进刺骨的寒风中，在厕所里瑟瑟发抖地站着，然后奔回房间，打着寒战钻进被窝，通常 1 个小时也暖和不起来，有时候要更久。

体质较差的人，即那些已经患有器质性疾病或者体弱易于得病的人，如果不想办法解决必须起夜到外面上厕所的问题，无疑会增加得重病的风险。而解决的办法就是要免受在严寒中折腾，而在房间中放置尿盆。如此考虑，放置尿盆的缺点就无足轻重了。

与军队衣食相关的评述偶尔散见于此报告中有关疾病及其统计数据的章节，供读者参考。军队作战时每日的配给如下：

饼干	1 磅
茶	⅓盎司
盐	½盎司
米饭	3 盎司
新鲜肉	$1\frac{1}{4}$磅
糖	2 盎司
胡椒	⅓盎司
朗姆酒	½及耳①

军队抵达天津以后，每日配给变为：

新鲜牛肉	$1\frac{1}{4}$磅
面包	⅗磅
茶	⅓盎司
糖	3 盎司
朗姆酒	½及耳

每周两天，由 1.5 磅咸肉和 3 盎司米饭取代鲜肉。

现如今，指责在每日的口粮中给士兵酒很时髦。许多善意的人希望限制他们只喝咖啡、茶、姜汁啤酒等。但在中国北方这样的地方，饮用这些饮料确实对改变人的感受无济于事，首先这里没有牛奶，其次这里极度寒冷，需要给身体添加更加强烈的"燃料"以刺激身体保持温暖，而非生姜和这些"少量啤酒"所能胜任。这种情况下，我个人会网开一面，允许"完全戒酒"的人想喝什么就喝什么。而且个人而言更倾向于一些又温暖又烈性的饮料，基于此印象，士兵们的每日口粮中没有酒非常可惜。

食谱中唯一值得改进的是蔬菜部分。虽然市场蔬菜充足，可以

———

① 英美制液量单位,在国际单位制中属应淘汰单位,1 及耳等于四分之一品脱。——译者注

随时买到，然而和其他地方的情况一样，若不是出于强迫，这里的士兵们似乎都不愿主动采购蔬菜。于是长官们下达指令，要求每位士兵的晚餐中必须有一份多汁的蔬菜。毫无疑问，如果继续忽视这一必要的食物预防措施，要不了多久，即使不会实际爆发坏血病，军人也会诱发坏血病体质。

印度军队每日口粮包含以下食物：

米饭/小麦面粉	2 磅
木豆	4 盎司
酥油	2 盎司
香料	⅛ 盎司
咖喱	¼ 盎司
盐	¼ 盎司

除此之外，每人每周两天有半磅肉，此外，所有人都有根据自己喜好自行采购食材的习惯，诸如家禽、鸭子、鱼、蔬菜和水果。

除了行军包中的常备衣物之外，政府慷慨解囊，向派往中国北方的军人提供御寒衣物，以备意料之中的越冬之需。来自印度的军队在离开印度之前，这些额外的衣物就配发给了他们；从英国来中国的军队中这些衣物是在香港配发的；配发给印度士兵和英国士兵的衣物没有什么区别。给他们的衣服相似。只有给印度士兵的衣物是按照他们常用穿着的款式制作的。这些衣物包括：

毛毯 1 条

厚大衣 1 件

布质制服大衣 1 件

布质制服裤子 1 条

法兰绒衬衫 2 件

衬裤 2 件

羊毛袜子 2 双

长靴 1 双

及踝靴 1 双

到了天气最寒冷的时候，给每位士兵再次配发一套保暖衣物，每位可以免费得到以下衣物：

皮毛大衣 1 件

皮毛帽子 1 顶

毛毯 2 条

法兰绒衬衫 2 件

法兰绒衬裤 2 条

羊毛袜子 2 双

羊毛手套 2 双

长靴 1 双

羊皮大衣的数量可以满足站岗的士兵每人一件；有的床铺上了草褥，有些床增加了垫子和毯子，让士兵睡觉时更加舒适。驻地和营房各处都安置各种形制的炉子，使炉子散出的热能传到这些地方的各个角落。

有些军医建议，站岗的士兵在冬天的夜里应该每小时休息一次；这种安排使士兵的休息时间反而比常规要少；一来军人自身反对这种做法；再者，占领期间一直执行的每两小时休息的规定至今还没有导致什么疾病；冬天，城市中的夜岗受到条件的限制；但是士兵们依然能做好随时出动的准备。

任何时候营房和院子都要保持清洁，严格执行；打扫这些地方的工作由士兵们自己完成，垃圾由军需官招募的苦力团运走。然而军营周边和整个镇上的垃圾数量巨大，难以有效清除。

占领天津后的第一个冬天结束了。天气转暖时，我们收到通知，大意是不需要撤离天津；既然如此，我们需要对现有的建筑进行改造，以适应即将来临的夏季。改造的基本宗旨是提供足够的通风能力和增加人均空间。前者可以通过在后墙和屋顶安装排风扇完成；为达成后者，我们可以暂时租用额外的寺庙和私人住宅，让人均空间比冬季增加三分之一。

然而这些举措还远远不够。初夏，我们的希望落空了，因为得到通知，军队的一部分甚至全部有可能将继续驻守天津，直到过完第二个冬天。由此，我们有必要进行第三轮改造。之前可以忽视的明显缺陷，如今必须正视起来，并且修补，教训和经验也让我们不得不完善更多的细节。因此我必须对我们的地理位置重新全面审视，因为这对军队健康有影响，并做出必要的建议；其他行政医疗官员的处境应该与我相似，所以我把给指挥官就此情况所做的报告在此转录，可能并无不妥，内容如下：

"我接到准将命令，要求我针对将至的冬天留守天津的军队所需的卫生措施提出看法，兹希望提如下建议：

1. 我认为冬天最寒冷的时候，士兵们更应该住在城里或者近郊，而不是开阔平原上搭建的帐篷里。不考虑其他因素，城市和郊区冬天的温差至少4℉，相比之下城市更加暖和；根据前一年的经验，温度计的读数下降到0及以下时，后果将十分严重。如果采纳以上建议，我认为士兵们应该继续住在营房和改造成相似构造的中国建筑里。

2. 在严寒来临之前，在营房前面应该砌一堵砖墙，至少离地4英尺高，是明智之举；如果不可行，现在营房的前墙主要由木头和纸构成，可以继续在墙上加几层草垫，同时应该开几扇窗子，使居住在里面的人有充足的采光；修补所有破裂的木板，防止冷空气进入；迎着盛行风的门口应该建立门廊。

3. 划分空间时，应以每个房间人均不低于 500 立方英尺为准。条件允许的情况下，大房间之间的隔墙应该足够厚实，以保证给居住者提供比现状更佳的保暖效果。

4. 泥地的房间应铺设瓷砖，或者其他功能相似的材料；填平凹陷的泥地。

5. 尽可能为每间营房配备火炉，不能配备的房间，搭建壁炉，形制要比现有壁炉好，壁炉的数量按照实际居住人数分配。我希望提一点，上个寒冬的时候，我在法国人的医院里见到过一种火炉，替代了常规的火炉，非常经济高效。

6. 屋檐底下墙上的小型换气扇足以应付冬季的通风要求，壁炉和门必然会起到通风作用。所以大型的通风设备就不需要了。

7. 我认为应该向每位士兵发放床板和支架；床位之间的间隔至少为 2 英尺；在去年床上用品的基础上，每张床上应额外加一层棉花垫。

8. 我认为营房内应根据居住人数的多少配备餐桌和长凳，这会大大增加他们的舒适度。

9. 在所有的营房，都应建立厕所，以取代现有的不完善的如厕设备；这些厕所应该有正常尺寸的门窗、由坚固保暖的材料建成、屋顶完整；厕所内应该有独立的小便槽、浴缸和淋浴房，能供应充足的冷水和热水，如此对人们的健康和舒适都大有裨益。如果中国人的澡堂能在这些季节租到，那么这边兴建费用就能节省下来。

10. 沿用上个冬季所采用的维持营房及周边清洁的办法，即雇佣中国苦力、拾荒人和囚犯运走垃圾，此方法似乎奏效。

11. 我建议在下一个寒冬来临前，对厨房进行以下改造。改善被投诉过的灶头冒烟问题，用更坚固的材料，取代现在搭建厨房的草席建材。

12. 牢房的空间应该足够容纳多位人员；提供足够的床板和支架，使囚犯不至于躺在地上。现在的牢房内还没有取暖设备，我也建议搭建一些。

13. 至于医院，我认为有必要在寒冬来临之前，关闭屋顶上的通风设备，目前墙壁上的小型设备则可保留。所有未安放温彻斯特炉和加热器的房间内，应该搭建壁炉，如已有壁炉，则应保证其状态良好可用。

14. 至于委派我进行视察的建筑，我希望做如下报告：

A. 签约寺（海光寺）：考虑到卫生状况，军队可在冬季入驻该建筑的低层；如若入驻，我认为位于寺庙中心的一些建筑外面应包裹一层垫子或其他材料，不透冷风了可供人居住。我认为这些建筑的上层太无遮掩，给这里的房间有足够的保护不可行。同时我发现，这些建筑的部分墙体处于危险状态，但是这只能由工程师决断。

B. 河岸边正在改造的寺庙，于我而言，从各方面考量无论夏季冬季，都适合做军营。

C. 东门上的整个城楼都适合在温暖的季节入住。如果在城楼外围用草席围起来，形成外廊，我认为城楼的底层也可以在冬季入住，不会伤害士兵的健康，因为在冷月寒冬，盛行风很少直吹其面。但是我对其上面几层的可用性存疑，除非也用垫子包起来，但是从建筑结构上看似乎难度很大。

D. 我认为南大门上方的城楼适合在气候温暖的时候入住，但是正对着冬天盛行的冷风，所以我认为这座城楼任何地方入住都会损害士兵的健康，更何况这座城楼破损严重。

E. 城隍庙。这些寺庙建筑本身极其适合驻军，反对驻军的原因只是周边环境。我认为可以先清理，而后采取措施保存其状态。"

我认为，在此对天津城的一些情况进行详细说明甚为合适，尽管在其他地方对中国此处地形做过陈述。

城市和市郊沿着河的右岸即南岸延伸至少 3 英里，在其范围内两条小运河和皇家运河相交汇；北岸是法国人的地盘，市郊变得拥挤，可以认为已经成为主城的附属小镇。

正如前文计划所示，市区和市郊彼此相连，两者建筑风格基本无异；街道样式和总体特点相似。因为最为方便，所以市区和市郊合适的建筑都被军队占领，几无差异。

城市整体形状呈平行四边形，如前所述，四周围有砖墙，尽是断垣残壁。城市南部有两块地，面积还不小，一年中大部分时间（即便是冬季）都明显被水覆盖，那时，这两块地对当地人有双重的"必需"用途，也被用于存放死者棺木。城市北部的城墙角落也有两处相似但是面积更小的地方，一边一块。城墙里面密密匝匝的泥屋构成了城市的主体，都不过一层楼高，屋顶倾斜，有些屋顶所用材料与砌墙的泥巴没有两样，有的把黏土、油脂和毛发混合后裹一层，使其防水性更好，有些还加了石墨，显然只是使其带点奇怪的浅蓝色，中国北方的屋顶这种颜色十分普遍。

城里有四条主干道纵横交错，每一条都设有大门把守，防范内敌。这些街道的宽度尚可，铺了石板；虽说街道不用全部铺设排水系统，但是现有的排水系统等同于无用。街道的两侧延伸出无数狭窄的小巷，错综复杂好似迷宫。很少有外国人愿意涉足，因为这些地方是藏污纳垢、邪恶多端、疾病滋生的窝点。没有一条铺设砖石——其中的居民邋遢至极，与精致和优雅这两个词毫不沾边——由此这些小巷污秽不堪，最让人憎恨。

城墙外环绕着一条又深又宽的水沟，冷天，水沟里堆满了大街到处都是的垃圾。冰天霜地的日子里影响还算小，但到了炎热多雨的天气，水沟里就臭气熏天，恶心至极，对士兵的健康绝对有害。我们需要牢记这些事实，这座城市长刚好 1 英里，宽 3/4 英里，但是人口不少于 40 万；不难理解，就我们所处的现状而言，清理城市几无可能。实际上，垃圾堆积的这么高，大家认为更为明智的做法是不要深挖。供水一直充足，白河流经市郊；有些房屋院子里还有几口水井，从距离井口几英尺就可以汲水。然而这些水的盐分过高，只能用来洗澡或灌溉农作物。河里的水虽然盐度不高，但是很脏，在外国人眼里显得很恶心。这种情况如果不是全部原因，可能也部分解释了当地人将水煮沸后加入少量茶叶饮用的习惯。根据其涩味判断，对当地人来说，这些茶叶的作用可能就如印度人吃槟榔的作用一样，都是在某种程度上消除因为饮用脏水而总是闹肚子的情况。

对于在天津占领用作医院的所有建筑的性质，仅凭外表描述不能让人充分了解。后面附加的平面图可能在某种程度有助于了解。以下数据均在围墙内测得：其正面墙（东壁）长 169 步、北墙长 74 步、西墙 178 步、南墙仅 48 步。前门标为 A，直接开向主干道路，是天津市和大沽之间的交通要道。

白河蜿蜒曲折，几乎和这条道路平行而行，隔着马路，在医院的正对面是一排只有一层高的泥房，和整个城市中大量住宅一样。从平面图可以看出，占为医院的建筑，每一座建筑的排列很有规律；与此同时，他们之间显然又各不相同，非常不协调：如此一来，这些建筑总体上连在一起，变为一连串的隔间，所有隔间都有走廊相通，走廊狭窄，有点错综复杂。单个建筑的大小和总体形式差别很大，所以没有两个建筑能够容纳同样数量的病人。此外，由于这样的布局，一组房间根本照不到阳光，而其他房间则毫无遮掩地暴晒。在冬季，很明显那些照不到阳光的比那些阳光充足的要冷得多，可想而知，这不利于住在这些房间里病人的恢复。在炎热的季节，恰恰相反，太阳直照的房间极度闷热，为了保护里面的病人，必须竖一排中国人自己使用的遮阳天棚，天棚由一排竖杆撑着，高度与被庇护的房屋的高度相当，撑竿上顶着伸展开来的垫子，并且通过滑轮和绳索，需要时随时折叠收起，以便通风。

这样分配的空间被认为能够容纳约 250 名患者；经核算，病人大概都不会超过这个数字，因为迄今为止所有关于中国这个地区气候的说法都说非常有益于健康。然而，严寒的 1 月份一到，我们病人的数量大增，原医院的容纳能力就显不足。因此，在附属平面图的小图中就搭建了一些房屋收治伤病士兵，之后就一直被占用。从平面图可以看出，这里的一部分房屋被改为一家收治华人病人的医院。不过这些房屋与收治士兵的医院有砖墙隔开。

如果一个人不在现场，而且对中国人的民居性质不了解的话，很难理解需要动多么大的干戈才能把这些房屋改造成医院：与供那些健康士兵居住的房屋比较，医院用房必须进行的改动要多得多；所有的改造工作都在外科医生宾登的监督完成的，因为他表现出的热忱，以及他对这项工作的高度重视，应该得到很高的嘉奖。

毫无疑问，当我提到我们在天津医院没有下水道，这让熟悉医院设施的人听起来很奇怪；而且，当我提到这个建筑是因为没有下水道而变得更好时，听起来更离奇。我必须提及，有一个地方是例外，即我们有一条用以排走洗手间尿液的下水道，这在我们占领这个地方几个月后才发现。不过我要特意说明的是，我们没有任何排走粪便的下水道。我们雇用了几个中国苦力，每天早晚把积攒的粪便、泔脚运走倒入河里。如若遇上大雨，则有些许不便，有些地方粪便和泔脚偏巧被雨冲走，一度这边一滩、那边一滩集聚在一起。

还好过不了多久，污水就会被运下水的苦力清理干净。

这家医院是按照一家综合性医院为基础成立并管理了一段时间。根据这个制度，医务人员要在具体的病房看护病人，与士兵属于哪个军团完全无关，医务人员也不一定看护自己军团的病人。任何熟悉兵团内部经济的人都会预想，这样的体制不会长久。因此，很快就被摒弃，之后设立了一些机构，使之以联合军团医院为基础，而在英国，最好的联合军团医院的例子也许在德文波特。

在联合军团医院的体制下，军团的医务人员看护自己军团的军人，因此他们之间就有了相互利益。然而，所有的药物都是在普外科配给，所有的食物供给都在一个厨房烧煮，所有货品都由一家商店购买。

普通食品，如肉类和面包，由食品部门的供应商购得；其他食品，如鸡蛋、家禽、蔬菜、鱼等等，均由承包商从供应商采购，他们同意以固定价格供应；茶叶、可可、牛奶和"医疗舒适用品"通常可从供应商的商店购得。

一般而言，在中国，尤其是在北方，当地人不喝牛奶。其结果是，可以买到的牛奶量很小，而且品质很差；因此，医院所用牛奶都是从英国保存好之后运来的，病人走运，味道保存得非常好；好到当加在茶或布丁时，几乎和"刚挤的牛奶"一样鲜美。即使按所谓的牛奶饮食规定的量给病人饮用，也没有发现病人有什么不适。

病人的每一个可能的需求都予以考虑。商店里货品应有尽有，医疗舒适用品供应充足，这在以下这类货品的清单中显而易见，这些货品是为 3500 军人配给的，他们构成了占领该镇留守军力。此外，如果把冬季开始时的量、1861 年 3 月 31 日的量和这一天的需求量一一记录甚为方便，且能更清楚地说明为维持这种供应而采取的措施：

库存物品	（单位）	1860 年 12 月	（单位）	1861 年 3 月 31 日	（单位）	需求
麦芽酒	打	915	打	574	打	400
黑啤酒	打	115	打	—	打	200
波特酒	打	420	打	339	打	100
雪利酒	打	31	打	31	打	—
白兰地	打	46	打	82	打	—
香槟	品脱	16	品脱	16	打	50
牛奶	品脱	18 800	品脱	2 374	加仑	3 500
糖	磅	4 863	磅	1 548	英担	50
茶	磅	684	磅	245	磅	800
牛蹄冻	打	29	打	10	打	60
葛根	磅	792	磅	577	磅	168
肥皂	磅	962	磅	679	磅	560
软肥皂（每桶 32 磅）	磅	63	每桶 32 磅	60	磅	—
马铃薯种薯	磅	241	磅	—	磅	
芥末	磅	354	磅	347	磅	
盐	磅	423	磅	5	英担	10
西米	磅	200	磅	841	磅	168
牛肉香精（¼磅每罐）	罐	4 881	罐	3 660		—
罐头肉	磅	6 019	磅	6 019	磅	—
罐头汤	磅	405	磅	—	磅	—
罐头蔬菜	磅	668	磅	—	磅	—
苏打	磅	700	磅	6	磅	—
珍珠灰	磅	700	磅	5	磅	—
燕麦片	磅	308	磅	224	磅	—
咖啡	磅	140	磅	99	磅	50
醋	打	8	打	6	打	10
柠檬水	打	52	打	28	打	500
苏打水	打	132	打	159	打	500
杜松子酒	打	—	打	4	打	—
开普敦红酒，奎宁	管	10	管	10	打	—
大麦	磅	1 453	磅	128	英担	22
黄油	磅	10½	磅	10½	磅	—

（续表）

库存物品	（单位）	1860 年 12 月	（单位）	1861 年 3 月 31 日	（单位）	需求
蜡烛	磅	1 458	磅	104	磅	500
开罐刀	把	26	把	26	—	
青柠汁	品脱	401	品脱	209	品脱	540
可可牛奶罐头	品脱	220	品脱	582		
罐装禽类	个	364	个	364		
大米	磅	360	磅	30		
浓缩鸡蛋	磅	26	磅	26		
面粉	磅	111	磅	6		
菜籽油	—		—		加仑	100
胡椒	磅	78	磅	78	—	

在天津驻扎期间，我们查明许多物品如果现场购买，要比商店里采购的保鲜状态质量更好，更新鲜。因此，一段时间后，蔬菜、面粉、禽鸟等等都是从承包商处采购的。也尝试过采购牛奶，但是没有如愿，虽然不久之后有理由相信即使牛奶也应该能够成功采购。

只是把货品列个清单无疑没有多少意义。然而，因为所有经验的目标是或应该是为未来出现的情形形成行为指南，这诱使我除了上述供应商商店的货品清单外另附一份营房部门所提供的其中一个货品清单，作为综合医院的所有房屋的配给。可以看出，不管是对清单所列的货品还是在其他事务上，缪尔医生费尽心思，可以看出，为了让病人舒适，事无巨细，无一疏漏。列表如下：

天津综合医院营房储备			
洗澡用品（拖鞋）	4	长袍（蓝哗叽）	400
洗澡用品（开放）	5	衬衫（法兰绒）	600
洗澡用品（足）	6	袜子（对）	1 200
洗澡用品（坐）	4	拖鞋（棕色皮）	600
篮子（手提、大）	17	裤子（蓝哗叽）	500

（续表）

天津综合医院营房储备			
篮子（手提、小）	10	背心（蓝哔叽）	400
篮子（放瓶子用、半打）	10	连指手套（对）	—
盆（陶土、小型、清洗伤口用）	60	围腰	730
盆（洗手用）	216	烛台（平）	52
盆（盛汤用、搪瓷）	130	斧头（肉）	2
床架（钢铁）	200	开瓶器	10
床（皮毛）	200	旋塞（铜、龙头、操作）	12
毯子（医院病人用）	2 016	梳子（头发）	170
长枕套（皮毛）	200	杯子（吐痰）	121
医院病人毛枕套盒子	200	钟	4
枕头（毛、小）	200	铜器（田地、小）	3
地毯（医院）	298	三脚架（用途同上）	3
床单（棉）	746	碟子（热水、有盖）	16
枕头（皮）	50	肉罐头（18 英寸）	49
草垫子（稻草）	198	肉罐头（13.5 英寸）	105
长枕（同上）	98	烤模	17
地毯（营房）	50	鸡蛋杯（白镴）	100
盒子（胡椒）	9	酒精炉（锡）	10
盒子（盐）	3	叉子（雕刻、大）	12
刷子（肉）	17	叉子（雕刻、小）	6
刷子（手、擦洗）	20	叉子（晚餐）	500
刷子（头发）	120	过滤网（水、柳条）	11
刷子（长臂、有把手）	20	漏斗（锡）	30
刷子（刮）	10	模具（4 腿）	20
刷子（鞋子、套）	12	框（大便凳、锌）	8
刷子（刷白、盒子）	12	框（大便凳、木头）	12
刷子（干擦、锡把手）	12	床头板工具（锡）	300
罩子	1	烤架	3
板子（刀）	15	玻璃杯（酒）	10
板子（存货）	33	锤子	8
罐头（汤、3 加仑）	9	搭扣和锁环	24

（续表）

天津综合医院营房储备			
罐头（啤酒、2加仑）	20	吸入器	10
罐头（水、3加仑）	26	注入器（茶）	14
罐头（牛奶、3加仑）	—	水壶（茶、铁、7夸脱）	10
帽子（夜）	500	水壶（茶、4夸脱）	3
抽屉（法兰绒）	600	水壶（茶、2夸脱）	2
长柄勺（1夸脱）	2	刀（雕刻、大）	12
长柄勺（1品脱）	24	刀（雕刻、小）	6
灯（手持）	30	刀（雕刻、用餐）	500
灯（走廊）	16	刀（雕刻、屠夫）	5
灯（手术）	5	剃刀	10
量具（酒、1品脱）	4	滚轮和支架	19
量具（酒、½品脱）	6	炖锅（2加仑）	4
量具（酒、及耳）	9	炖锅（铁、1夸脱）	4
量具（酒、½及耳）	6	炖锅（8件一套）	8
量具（搬运、1夸脱）	2	勺子（餐桌）	600
量具（酒、1品脱）	1	盐瓶（木头）	6
量具（酒、½品脱）	1	锯子（肉）	2
量具（油、1加仑）	1	剪刀（理发）	103
量具（酒、½加仑）	1	铲子（火）	1
量具（酒、1夸脱）	3	勺（手、夸脱）	7
量具（酒、1品脱）	3	勺（手、品脱）	4
量具（酒、½品脱）	3	烧烤叉子（铁）	14
垫子（门口、椰子壳纤维）	85	凳子（关闭、锌）	54
连指手套（精纺、对）	350	凳子（关闭、专利款式）	12
网（土豆、大）	32	熄烛器	10
网（土豆、中等）	30	海绵（洗澡）	12
平底锅（炒）	6	刀（屠夫）	5
平底锅（床、锡）	42	磨（剃刀）	8
平底锅（灰尘、锡）	37	桌子（床边、新花样）	100
锅（房间）	271	桌子（床边、有支架）	26
锅（咖啡、小）	10	毛巾（手用）	548

（续表）

天津综合医院营房储备			
锅（芥末）	6	毛巾（圆形）	100
锅（茶）	9	尿壶（锡）	62
锅（锡、饮用）	164	秤（¼盎司至7磅）	2
盘子（烹调）	237	洗衣机	1
盘子（用餐、锡）	200	炉子（索亚）	6
小汤碗（木头）	18	炉子（温彻斯特）	5
挂锁和钥匙	22	炉子（圆形）	7
		炉子（热气）	3
		炉子（加热）	9

药品和工具是按照清单中所给的浮动范围提供的。事实上，可以说，他们的供应充足。

驻扎在天津的军团配足了医务人员，一些医务人员在综合医院内有宿舍，其他人则在军营执行当前的任务。为完成综合医院的有效设置，首先设立了以下工作岗位，即：

1. 一名全权负责的医官。

2. 一名采购。

3. 一名药剂师，负责发药和"手术用品"。

4. 病区主管。

5. 病区副主管。

6. 一名士官，负责仓库货品的发放。

7. 一名厨师长和助手。

8. 采购干事。

9. 医务长干事。

10. 理发师。

11. 洗衣工和助手。

12. 一名燃料仓库员。

13. 浴室和洗手间负责人。

14. 采购仓库的发货员。

15. 一名士官，作为配药师。

16. 一名管理受雇清理垃圾的当地苦力。

17. 一些病房勤务兵，由部队医院军队或由部队抽调，并且由于病房建造的笨拙，只能将就按 1 名勤务兵对 8 个病人的比例配备。

幸运的是，没有给我们任命总督，而且也不需要总督。我们目前的行政制度的缺陷是，"部门"已经太多，效率低下。就目前的情况而言，我们没有所谓的军事头目，也没有带来什么不便。为了纪律，把医院里受雇的士官和雇佣军归属于军团，医务主管让医院顺利运转。

我们所处的情形是，因为我们对中国这个地区的性质完全不了解，要确定医院所需燃料的范围就相当困难。各种火炉已经从香港运送过来，但数量太少，许多病房都要搭建壁炉。送来的炉子形制各异，因此需要的燃料配给就不同。于是就指定了一个军官委员会专门汇报此事，下表显示了在他们看来每一种炉子每天所需的燃料性质和数量：

炉子款式	煤炭（磅）	木炭（磅）
温彻斯特	25	10
圆形	25	8
热气	25	8
"加热器"	15	10
常规秘鲁	40	10

在漫长的严冬，我们有充分的机会测试不同种类的火炉的品质。我们发现患者最喜欢开放式烟囱壁炉，这无疑受到早期习惯和

联想的影响。然而，毫无疑问，给病房取暖时它比所有其他方法具有一定的优势，因为它还起到很有效的通风作用，这一优点没有一种炉子能与之媲美。但是这种炉子有一个缺点，大部分的热量都从烟囱中带走而浪费了。

法国人的医院中用了一个设计，在某种程度上起到烟囱的性质，而也是炉子的一部分。它不仅比我们英国人用烟囱需要的燃料少得多，而且给病房散发的热量更多。它是由砖砌的方形结构，建在病房本身，离墙有一些距离。其大小为表面上每个边长大约三英尺，深大约两英尺。里面的构造是为了构成一个可以生火的地方，在墙壁旁边还有一个砖和石膏砌的烟道，与我们英国家乡在暖房和温室中所见到的一样，长度从 6 英尺到 9 英尺不等，把烟引到外面的烟囱排出。

壁炉本身的建造非常简单，只不过是一个金字塔形的空穴，前面大到几乎占据了整个砖墙的墙面。壁炉的底是平的，所以作为唯一燃料使用的木头可以在它上面堆起来。壁炉的两侧向顶端聚拢，使得烟道的"喉咙"大小不超过四平方英寸，因此就很容易维持充分的通风。

这种简单的设计不仅能让其前面散发相当多的热量，而且其侧面和顶部散热效果也一样好：长烟道也像热风管一样散发热量，因此与我们的壁炉相比，这种设计能让更多的患者受惠，能够暖和自己。此外，设计如此简单，可以随时轻松构建。

至于使用的炉子，只有两种类型对病人而言很有利。它们是温彻斯特火炉和"加热器"。其他的炉子中煤炭，甚至木炭，都不能充分燃烧，散发很少的热量。因此，住在用这些炉子取暖的病房中的患者一直抱怨很冷：我可以说，虽然在所有的火炉中温彻斯特炉似乎最适合医院使用，但应该限制在大病房用，而且要放在病房中央，用一根铁制长烟管来排烟。而另一方面，加热器应该只在小病房使用，不用说加热器上应该放一个盛水的容器；否则，从炉子里散出的热不仅很不舒服，而且由于极度干燥对呼吸器官有害。

从商店快速购得铁床架，铺了麻布垫子，提供给大多数病人。对于其余的病人，则把轿子底放在病房，架在架子上，使其离地面约20英寸高。不可能为所有病人提供毛发床垫和枕头，但是所有病情较重的病人都有，给其他人则提供普通草垫，他们在冬日的寒夜里睡在上面也没有任何人抱怨说冷。但是必须记住，在草垫上面还垫了两条或更多的毯子，而且只要是能垫在床上的东西都被认为需要的，就立马让供应商店供货，所以病房中除了壁炉和炉灶之外，加上床上用品的数量，即使在最寒冷的天气，病人也能在病房里温暖舒适。

当医院成立之初，不可能给病人提供床单，因为当时无法洗涤，洗涤并干燥即使是不能报废的床上用品和衣物也不是一件容易的事情。不过一段时间后，我们建立了专门的洗衣房，并建立了一个干燥室，里面的炉火不断，床上用品和衣物可以在一年中最冷的时候也能烘干。

维持病人供水所采取的计划很简单：我们在每个病房的门外放了一口中国人用水缸，水缸既大又深，像中国人一样，把这么大的器具放在房间不符合我们的卫生观念。如果所在国认为根据情势需要遵循特定习俗，而我们不入乡随俗，会有意想不到的结果，我们有个明证的例子。

允许我们走进的中国人的房子里，我们总能看到有大量贮水，装水的器具看起来总是整洁干净，而在最冷的天气里，里面的水永远不结冰。这和我们的情况相去甚远。12月份天一转冷，水就开始结冰，冰越积越厚，直到实际上得用力敲碎，然后化水。

敲冰时要用力，加之冰在不断形成过程中的作用，几乎所有的坛坛罐罐都遭了殃，而要补新绝非轻而易举。最后，我们试着用了秸秆和垫子把水缸包起来。这种做法起到一点作用，但是没有完全解决问题。

供应商店也提供了一些专利过滤器，但很快就没什么用了。我们绝不可认为，到了隆冬，用上全部家当就能将病房的温度维持在零度以上，情况绝非如此。恰恰相反，快到清晨，炉火熄灭，温度经常降到零度以下。结果是，陶缸中快速过滤的水冰冻了，缸就冻破。

如前所述，中国人对于建造高于一层的房屋有偏见。从卫生的角度讲，这在某种意义有其优点。它阻止大量人群在非常有限的空间里聚集，就像在我们大英帝国和其他欧洲的城市所发生的情况一样，多半弱化了人群中流行病的致命危害。

如果房屋只建一层有这方面的优点，但是，我们担心，考虑到这对人的健康理所当然造成的影响这一优点就微不足道。因为现在是英国人居住在里面，当然是对英国人的健康造成的影响，而不是土生土长的本地人。

在中国南方，人们发现一楼对健康特别不利。事实上，危害很大，以至于欧洲人最初居住的仿照印度的平房所建造的房屋已经被完全丢弃，现在他们千篇一律都住在楼上，而一楼只用作仓储和办公。根据该书其他章节中特别报道了一个团的士兵，他们得的病被认为是因土壤辐射直接所致。因此，我们可以想当然地认为天津的病人处境窘迫，因为他们不得不住在一楼。对于数量更多的健康部队来说，这种说法同样适用，虽然危害程度没有那么严重。除了第六十七兵团的个别士兵住在寺庙的高层外，所有人都住在一楼。

在天气寒冷的时候，医院的地上铺了垫子，但是有没有用则值得怀疑。垫子底下积了灰，虽然垫子经常换，但是本身满是灰尘。

在我看来，如果不铺垫子，病房反而会更好。

因为我们的部队与外面的世界隔绝了好几个月，如若我们有能力为残疾人提供一些消遣和娱乐手段将不失为明智之举。很不幸，这只能部分实现，已经为他们找到几本书籍和几个游戏，过了一段时间，战争办公室派发的报纸也一路向北。因为没有其他更好的手段把注意力吸引开来，让他们暂时不去想身体的疾患，给他们准备了一辆救护车，常常不止一辆，带着他们去短途郊游。当然，这在天气温暖时才可行，所以我们担心他们整个冬天一定非常无聊。

不管是病人还是健康人士，部队有两个牧师照料他们的精神需求，传教士也不时造访那些不属于任何"固定"教会的人。

近年来，有关在英国军队医院体系融入法国的体系是否合理，已经有很多的说法。我们在天津驻扎期间，我们的医务人员经常访问盟友的医院。同样，他们的医务人员偶尔也到我们这里造访。我们的这两个系统经常成为谈论的话题及比较的对象。

寥寥数语解释一下他们的综合医院系统。"行政"决定哪座建筑占作医院；将病人分配到具体的病房；任命下属；负责清洁病房、照管床上用品、衣服和食物的状态。医务人员的职责仅限于为病人开出处方。

这些医务人员在阅读我们的规章制度后，一致认为我们的体制比他们的优越，就我们来说，在现场服务（因为我们所有的机构都被认为是现场服务）的时候，我们的医务主管全权负责，病人的每一项要求应该必须得到满足，为了让他能够实现这一点，允许他完全掌控与之相关的所有事宜。这就是法国人所羡慕的制度，并希望能引入到他们部门；但是有人强力出击，对我们的体制贬损，成了盟友痛批的缺陷很大、极不完美的那种模式。

第十章
天津的死亡率[1]

天津英国人和印度人部队间的患病和死亡率统计

为了说明占领天津的部队中特定疾病流行的相对程度，根据季节，该计划提出了根据特定月份考虑与统计数据相关的一些要点。希望这种方法能够更好地使读者通过另一章中给出的气象观测的表格和注释，来跟踪这种疾病对天气的依赖性。

有必要先提出现在要给出的统计数据，日期只从 1860 年 11 月 16 日开始，即天津总医院建立的日期。还要提到的是，离开前往香港的军团和兵团（因为他们在冬天的时候不要求加入占领军），都有疾病缠身，除非是少数人的病例非常严重，从而使其撤离不安全。还要记住的事实是，被命令留下的这些军团中，所有确定身体状况不佳的人，以前都被派送到伤患船上。因此，除了已经提到的少数非常严重的病例外，我们可以认为患病率，正如与本章有关的各种统计表中所示，代表了在占领天津期间，以及在几个月内我可以访问的统计数据与实际发生的数量相差无几。

---

[1]　下文表格中出现的比例，凡未加说明者，均为百分比。——编者注

从 1860 年 11 月开始。

我们从回来的人数中可以看出，部队中发烧发生率和胸部感染发生率几乎是一样的，但在他们之间盛行的肠道疾病的发生率要比任何这两种都要高三倍。另一方面，在锡克人中，肠道和胸部感染的发生率一样，而发烧完全没有发生；而在英国和亚洲人当中，肝脏疾病的发病程度非常微乎其微。

保存的统计记录清楚地显示，尽管在执行任务、接触和生活方式上差距很小，但不同军团的士兵受各种疾病的感染比例迥然不同。要解释为什么在某个军团中某些疾病比在另外一个军团更为普遍并不容易；但是我们每天都会看到经常发生这种情况。

半个月期间的住院率在英国人中相当于一年，占 161.28%；在印度人中占 138.00%。在后者中，没有发生死亡，但在前者中 1 例死于慢性卡他，1 例死于急性肝炎，1 例死于痢疾慢性病，2 例死于腹泻，总共 5 例；年均比例为兵力的 3.12%。

考虑到部队不久前已经非常疲劳了，这个比例肯定不能算高；再者，这一死亡比例中有 2 位是没有随自己的军团撤离的。自然，现役兵中总是发生性质类似的情况，从而使地方统计数据无效，所以在任何情况下都只能代表事实的近似值。

在这半个月期间，我们发现在 3 585 名英国兵力① 中，有 234 人入院。出院人数为 214 人，死亡人数为 5 人。因此，在这个月结束时，"依旧"生病的人数有所增加，为 15 人，鉴于现在寒冷的天气已经十分严峻了，增幅很明显。锡克人的兵力有 313 位，其中，18 人入院，只有 12 人出院；相比月中，这个月的最后一天患病率

---

① 值得提出的是，本章中给出的兵力和百分比代表驻扎在大沽和天津的军事力量。气象表中的数字只包括驻扎天津的占领军。因此差异明显。

大大增加。因此，可以简单地指出，在 11 月份，入院率超过了治愈率，英国人为 0.55%，亚洲人高达 1.90%。因此，后者是前者的四倍；而如果我们把这与住院人数比较，我们会看到，尽管英国人比锡克人的入院率实际要高，但治愈比例也更大，甚至考虑到不幸发生的 5 起致命病例。

至于军官，在 1860 年 11 月下旬，天津的此类人员为 125 人，其中 7 人列在病人名单，占这期间比例的 5.76% 或每年的 138.24%；这一比例非常接近于锡克人的住院率，虽然远远低于士兵的比例。一名军官死亡，但这显然荒谬，如果说代表这个阶层的死亡率应该被采纳；这会使死亡率高达 19%。

（1860 年）12 月

这个月英国人的住院率为每月 11.52%，或每年 138.24%；在锡克人中为每月 21.15%，或每年 253.80%。在这个月去世的英国人中，有一名年轻的新兵，他在两天前刚到这个驻地，之前在大沽进行了一场寒冷且让人疲惫的行军。他肯定是在夜间突然死亡的，因为他在清晨就被发现是具尸体了，可以相信他睡觉时处于中毒状态。在验尸检查中发现他的心脏扩大，假定他患了重感冒似乎是合理的，因为这引起了心脏负荷加重，器官无法及时缓解，最后导致死亡。这是重感冒的一种影响，关注一下可能是有意思的。

整个月的死亡率在英国人中为每年 5.52%。这个比例有点高，但在 11 月份，这个数字应该包括一些属于已经离开军队人数比例的病例。

锡克人当中似乎没有发生致命的情况。然而，对比这两个阶层的数据，可以发现这些士兵遭受气候病的程度远远大于英国人的受影响程度。在差异最显著的疾病中，对锡克人不利最显而易见的是发烧，胸部感染和风湿病；而他们患肠病的要比英国人少；而且肝脏疾病完全不存在。

我在这里努力研究，进行比较的很多兴趣，源自这两种种族的习惯和衣着差异。可以推定，这可以使一种种族比另一种种族能更好地适应极端气候。

值得注意的是，军队发生的天花，首次出现在北京的驻军中，是第六十七军团的一名士兵。第二个病例也发生在北京。少数病例发生在 11 月份，12 月份当月发生 7 例，治疗中发生死亡的有 1 人。这种疾病的暴发迄今为止很轻微；其原因是在有些情况下，士兵使用了由本地人提供的床上用品，而同样受感染的人被认为曾躺在上面。一例死亡也归因于似乎是麻疹。这以及其他我有机会观察的病例，在很大程度上是不显著的天花，从病人的体质特点出发，这种暴发没有大量出现，而且生命力可以说完全受到致病毒素的压制。

在本月的军官中，我们发现平均 108 人的兵力中，患病人员为 4 人，15 人入院，1 人死亡；参考每月 13.88%，或每年 166.56% 的住院率，也就是说，他们的患病比例似乎比未授军衔的士兵大得多。

1861 年 1 月

上个月下旬参军的新兵小分队大大改变了本月的平均兵力。因此，我们本月现在已经接到通知的兵力是 3 516 名英国人，包括那些在大沽的，以及 292 名锡克人。

1 月份的上述人数中，月度报告显示的住院人数为，英国人 473 名，锡克人 40 名。前者比例为每月 13.45% 或每年 161.40%，后者为每月 13.79% 或每年 165.48%。

在上述人数中，23 名英国人在 1 月份死于天津和大沽，而 22 名死于天津；从而死亡率为每月 0.65% 或每年 7.80%。另一方面，在锡克人当中，本月只有 1 例死亡；因此死亡率为每月 0.34% 或每年 4.08%。

英国和亚洲部队的死亡率之间的差异是显著的。我们曾自然而然地预期，中国这个地区隆冬盛行的极寒天气，对后者的体格比对前者的体格影响更大，但情况实际正相反。而在英国士兵中，1 月份的死亡率与 9 月至 10 月间香港的死亡率相当，这是那儿最致命的两个月。

锡克人的死亡率比英国士兵的要小得多，要找到解释这种情况的一个合理理由是不容易的。前者中没有一人死于依赖于温度或气候的任何疾病，虽然本月的入院比例高于英国人，但入院病例的情况通常很轻微。

据说锡克人的习惯比我们的士兵更节制，但这只是部分原因。作为一个种族，他们非常偏爱烈性饮料，而且，似乎所有死亡士兵中归因于这种放纵恶习的不超过 3 例。我从驻军地法国军队的主治军医处得知，在这支军队的士兵当中，他们的习惯肯定比英国士兵更节制，但 1 月份的死亡比例高于我们。

锡克人数量太少，而且观察时间太短，我们无法从他们提供的数据中得出任何结论；因此，我们只是按实陈述。

在英国人当中，温度变化对特定疾病的进展产生了显著影响。胃和肠道的感染由于低温而严重恶化，在有些情况下，寒天温度骤降时就会发生意外死亡。在这种性质的病例中，尸检显示，由来已久的器质性疾病已经存在；在某些重要的方面是，发现的情况是内脏扩大，尤其是心脏、肝脏、脾脏和肾脏。事实上，在天气非常寒冷的时候，之前已患器质性疾病的士兵可能会突然病亡。[①]

在 12 月我们有必要指出，在锡克人中发现发烧率与胃肠疾病发生率之间存在巧合。这个月在发烧发生率和肺部疾病发生率之间又发现了一个巧合。

根据这些观察附加的统计表，事实变得很明显，即锡克人因患病的入院率一般要高于英国人，尽管前者的死亡率远远低于后者。

事实上，死去的那名锡克士兵，死因与当地气候无关。他长期吸食鸦片，因此已经陷入全身恶病质的状态。他感染了梅毒，同时偷偷地服用本土药物，流涎症变得很严重，再加上他原本很弱的身体条件，最终伤及他的性命。

本月发生死亡人数最多的疾病是发烧；在频率上排第二的是肺部疾病；接下来是肠道疾病。然而，直接照顾病人的医务人员已经说过，存在很大的可能性是，士兵会接连染上不同性质的疾病。因

---

① 大家可能记得，英国 1 月份非常寒冷，其直接后果是公共卫生受到严重影响。另外从那个月 20 日的《观察家报》的附录摘选中可以看出，当时在伦敦的死亡原因与在天津观察到的死亡原因非常相似。据那份报纸说，"后期恶劣的天气严重影响了公众健康。过去两周伦敦那个大城市的死亡人数比过去十年的平均水平多出 700 多人。老年人尤其受到影响。人性地讲，那么多原本可能活上若干年的老年人，突然就病逝了。当进行分析时，户籍总署登记的资料显示，突然死亡的人数可能高于此前英国曾有过的记录。事实上，那场严寒使患病多年的人整体受影响。死亡的主要原因是肺炎、肺充血和中风。在伦敦，死亡率已经过高。前几年同期各周的平均死亡人数为 67 人；在过去一周中，死亡人数为 95 人，比 1848 年伦敦市发生致命的霍乱那第一周的死亡人数只少 7 例。上周四，当整个大城市被严重的浓雾笼罩时，大量人员丧命，好像被枪杀。莱西比医生在给城市污水管理专员的报告中写道：'大气中的有机物蒸气、硫酸铵和细粉煤烟的数量是前所未有的。在每立方英尺空气中有四粒，那对眼睛和脆弱的支气管黏膜的影响最为刺激。这可通过因急性肺部感染导致的大量患病和死亡率来确证。例如，肺炎在过去四周内从只有 1 人死亡升到 11 人，分别为 1 人，2 人，5 人，11 人，因支气管炎死亡的人数从 5 人升到 25 人。'然而，在伦敦市，寒冷并没有像英国许多其他地方那么严重，那些地方的温度已经低于零下几度；因此，如果认为稍许寒冷导致死亡率的快速增加，那么在更严寒的情况下，应该会有更高的死亡率。"

此，在许多情况下，由于某种疾病而住院的患者在接受治疗的同时，另一个器官或一组器官可能会患上疾病，从而身患数病，共同影响，直到他倒下死亡。

在本月非常寒冷的天气里，冻疮病例没有预想的多，也没有预想的严重。这无疑是由于对兵营保暖给予了极大关注，同时在白天给士兵们提供了大量保暖的衣服，以及在夜间提供保暖的床上用品。报告中只有一例被冻成了"凝胶"。这是微不足道的，并且发生在一个具有放荡习惯的老兵身上，尽管囚禁在军团囚室里，他的脚后跟和手指尖被"咬"得非常严重，不久就满是水疱，最后变成顽固性溃疡。

不同军团中的患病和死亡盛行的程度大相径庭，这足以让人感到奇怪。一个很明确的事实是，一个部队特定部分的患病和死亡有时比另一个更普遍，没有任何原因能说明为什么会这样；而且在相当长的一段时期内，患病和死亡率的比例几乎不会完全相等。在目前的情况下，有理由相信在遭受患病和死亡最严重的军团中，这些士兵不是一开始就被提供了与其他人一样好的营房。因为这个原因在当时不幸是无法避免的，当地的房屋不得不被占用，之后可以为我们的部队提供最好的装备。

然而，我不禁想起与一个军团中的士兵比另一个患病更频繁有关的一些其他情况，并且我相信仅仅提到我对这个问题的印象，就可能有助于吸引指挥官的注意力。与我们在天津类似的情况下，绝对必要的是在与士兵卫生有关的事项上，应该立刻友善地同意医务人员的意见，而该医务人员的职责是对任何可能影响士兵健康的不良行为进行警告。

在这种情况下，恐怕有理由相信，在遭受患病和死亡最严重的军团中，外科医生关于提供士兵衣物和床上用品的建议，没有在最初提出时就得到指挥官方面的立刻同意，而其他持同样意见的医务人员则同意了。结果是，在寒冷季节早期就本应该已经做出的安排，直到后期以及实际上在这些士兵开始受苦后才做出。

关于部队军官的患病统计数据，情况有些奇怪，当然有个人解释了关于军官的特殊习惯对健康的影响，即他们的患病率高于士兵，尽管后者必须在夜间守卫以及承担一些前者不需要做的使人疲劳的工作。我们发现本月的军官人数为154人；其中有26名在病人名单上，每月比例为16.75%，而每年比例为210.00%，也就是说明显高于士兵。

1861 年 2 月

军队的患病和死亡率比之前要好得多。气象观察成为另一章的主题。因此，我在这里只评论说这个月和1月份的温度平均值几乎相同。因此，我们不能将这种情况下的患病和死亡率的下降归因于气候的改善，因为这并没有发生。不太好的另一种情况似乎是，1月份的严寒在那个月内几乎使所有的病人丧命，他们的疾病或体质使他们不能忍受低温的影响；因为尽管我们有很多观察的机会，持续的低温与持续的高温都像镇静剂那样强大。

关于这一系列的统计数据有一种说法似乎是必要的，即不时提供的数字代表了那些计算准确的疾病和死亡率。

本月的报告显示，这支部队的兵力是3 473名英国人和291名锡克人。前者中有356人住院，后者有23人；从而使白人的住院率达到每月为兵力的10.25%，或每年为123.00%；而在黑人当中，每月为7.90%，或每年为94.80%。

本月发生的7例死亡包括一名被发现死在兵营中的士兵，他被认为死于醉酒过度。这些都是英国人；从而使每月的死亡比例为兵力的 0.20%，或每年为 2.40%。

锡克人军队中没有发生死亡；而当我们考虑到英国人的死亡率与上个月相比时，我们要庆祝一下在患病严重性上发生的有利变化。

为了使这两个月的死亡率差异更加明显，我会说 1 月份的死亡率在全年保持不变，一个 1 000 人的军团因患病而死亡的人数为 78 人；而在具有相同兵力的军团中，其 2 月份的死亡率在全年 12 个月内保持不变，只有 24 人丧生；所以实际上与 1 月份相比，2 月份我们在天津的士兵死亡率的差异代表了救活的人数，相当于每月 1 000 人中有 54 人。那我们确实可以庆祝这一有利的变化。

就健康而言，锡克人军队仍然有英国人的优势，而且这个月比 1 月份所具有的还要更多，因为他们在 2 月份没有发生致命的病例；尽管他们的住院率百分比要比英国人的高 0.24%，在 2 月份高达 2.35%，低于白人的比例——这是一个巨大的差异，而这个差别自然会使我们去研究背后的原因。

我仔细考虑了这个问题，并在仔细考虑后得出结论，即解释可以在这个事实中找到：除了军事训练以外，英国军团和分遣队的每个士兵在过去几年中，均受气候等其他原因的影响，这必然危害了士兵的卫生条件。他们都在国外，并且直接从印度回来，而第六十七军团就士兵的患病人数和死亡率而言，遭受的损失最大，他们最近驻扎在广州，士兵们在此严重遭受盛行的发烧影响；康复的人仍然衰弱，而且体质受损，并因最近结束于北京的战事而得到进一步加剧。

按照已经通过的安排，我们考虑到依赖于气候原因的患病月份的流行率。假定这在合适的地方给出的表格形式中做得足够明确。

如果我们将该表的结果与1月份的相应结果进行比较，我们会发现在英国人当中，所有气候病的发生率都有很大的下降，除了风湿病，和1月份患病的士兵数量一样。在锡克人当中，肠病的发生率大幅增加；而奇怪的是，他们的发生率和前一个月相同。此外，我们还发现在2月份，锡克人发烧比英国人还要多一些；在1月份也一样。至于风湿病，锡克人比英国人患得多一点；但亚洲人完全没有患肝脏疾病。在这后两个方面，我们重复了1月份所提到的情况。尽管当前月份英国人因气候疾病的住院率为6.05%，而锡克人只有4.11%，所以在这类疾病方面，后者比前者几乎要更健康三分之一。

本月不仅导致死亡的疾病本身数量不多，而且参照报告可以看出，每种疾病的死亡人数都只有1例，从中可观察到本月和上个月之间发生了很大的差异。

关于中风的病例，只需要说明，这发生在一个士兵身上，他在死后被发现脑组织软化。恐水症几乎不用说都是致命的，这发生在我们驻扎在大沽的某个军部，但没有包括在目前的一系列统计数字中。患这种可怕疾病的士兵23岁。他似乎并没有被狗咬伤，但事实证明，他所养的一条狗在大约三个星期前就已经出现了恐水症症状，并且因此死亡。因此，可以推定这条狗可能在该士兵抚养它的某个时候舔了他的手，而在严寒盛行期间，无疑存在"皲裂"，病毒就这样进入了身体系统。这起病例由负责的医务人员详细进行了说明，他的报告也被送回了国内以便出版。

因为是在1月份，我们有理由担心冻疮的情况可能会变得很普遍，却发现本月我们对这方面的预期并没有实现，这让人感到满意。在报告中，得冻疮的病例并不严重，无外乎冻伤了一点皮

第十章　天津的死亡率 ┃ 315

而已。士兵没得冻疮显然是由于提供了他们充足的保暖衣物，以及照顾到了他们营房的舒适度；但也毫无疑问，这在一定程度上也要归因于我们享有的干燥天气。因此，这些士兵不容易受湿气影响。如果受到影响，他们的脚和脚趾最有可能受冻。

与之前的数字一样，这个月的统计数字表明了不同军团的患病和死亡盛行情况不同。环境在一定程度上产生了作用，但并非全部原因。在第六十七军团的情况下，营房的缺陷只要环境允许就得到了补救。但是，要记住该军团最近驻扎在广州，在那里士兵受到 7 月至 10 月间盛行的恶性发烧的严重影响。群众的卫生状况因此降低，结果这个军团更容易病倒，并且自后期战事以来，比其他军团失去的士兵人数更多；由于军事训练，他们似乎也因此患病，根据他们的职责的重要性，他们不仅挨冻受寒，而且骑马时，会因为训练而不能马上保暖，因此，他们也更容易遭受意外。然而，在其他情况下，作为皇家工程师和炮兵的一部分，恐怕这些人本身的性格与患病率高也有很大关系。

在士兵和军官中一样，住院率比 1 月份要低。本月的兵力为 154 人，其中 20 人出现在病例名单上，从而本月的比例为 12.98%。和士兵一样，军官的数字也比 1 月低；但是，我们必须计算出如果这个月和 1 月一样也有 31 天时的比例是多少。有 22 人住院，即比例为 14.28%；而可以观察到，1 月份的比例为 16.75%；所以事实上和理论上，军官和士兵的患病率都得以减少。

在得出本月的观察结论之前，从统计的角度来看，附上一张表来表明在军官当中，某些军团的患病要比其他多，并且无疑同样的原因造成了未授军衔士兵之间的差异，这非常有趣。我指的表格如下所示，即：

军团	兵力	入院数
皇家工程师	4	—
第三炮兵连,第十三皇家炮兵旅	6	—
第四炮兵连,第十三皇家炮兵旅	4	—
辎重队	14	6
第三十一军团	32	3
第二工兵营,第六十军团	30	1
第六十七军团	32	7
参谋部	21	3
费恩骑兵团①	11	—
总计	154	20

如果被熟悉统计的人解释,这些数字如何确定刚刚举出的原因的真相是非常明显的。然而,它也说明了非常重要的另一点:这在先前已经被提及,但可能会重复。也就是,虽然因各种原因患病的比例在英军部队的士兵中为兵力的 10.25%,但上述数据显示,军官的比例每月为 12.99%,或每年为 153.88%。因此,我们可以进一步说明,尽管吃粗粮,在夜间工作,以及后者工作环境的卫生状况可能不佳,军官生活的环境使他们更容易受到疾病的侵害。

1861 年 3 月

本月天津的英国军队的住院率为 9.20%,或每年为 110.40%;印度士兵为 5.86%,或每年为 70.32%;所有疾病中有 9 例死亡是英国人,因此每年的死亡率为兵力的 3.12%,也正是 11 月份的比例。

据说,锡克人在健康方面与英国人相比仍然有很大优势;前者

---

① 费恩骑兵团即英印军队第十九枪骑兵团,由沃尔特·费恩(Walter Fane,1828—1885)在 1860 年招募组建,参与了第二次鸦片战争。曾在张家湾和八里桥等地与当时的僧格林沁蒙古骑兵直接交手过并大获全胜。后来参与了占领北京的战斗。——译者注

的患病实际数量不仅比后者少，而且没有发生致命的情况。

本月份因肠道疾病导致的死亡率要高于之前，这会在报告的数字中得到体现。环境也得到了观察，即在这些疾病的致命病例中，患者接受治疗的时间相当长。这表明虽然这些人实际上并没有因2月份盛行的严寒的不利影响而死亡，但是却受到非常严重的影响，从而即使在当月气候发生了有利的变化，但他们的生命力已经下降，在某种程度上已无法从中获益。

关于发生死亡的疾病，可以提供几点简短的说明。患癫痫病的一个士兵，直到癫痫发作时，并没有显示患病的倾向。在发生严重的典型抽搐后，他变得无意识，之后在活着的短时间内一直如此；住院后又发生一连串的抽搐，在这种非常严重的发作中，他死去了。在他生病期间，他的瞳孔收缩，呼吸苦难，面容苍白。据推测，他在患大脑慢性疾病的情况下劳作，而验尸检查显示，大脑的坚固性就像灰泥一样，像在酒中泡过一样，其密度实际上已经大大增加超出了其正常状况。

关于那个间歇热的病例，据说死亡发生在发病两天后的短时间内。其报告指出，病人入院时，处于间歇热的低温阶段，他没有从该状态中复原。死后发现肺和肝脏存在大量充血。这是我们在本月份遇到的唯一突然死亡的病例：不能说这是由于低温导致的，因为1月份发生的类似病例明显是由低温造成的。该病例住院前一周的温度状态范围为最低20.8℉，最高59℉。

年纪高达42岁的士兵往往不会在医院接受治疗，因为这个简单的原因：很少有人到这个生命期还会继续有活力。一个人不幸在本月受到治疗，然后死了。他的情况说明了已经陈述的事实，即尽管中国北方冬季的低温似乎对年轻人和健康者来说有强身健体的作用，但似乎对老年人或那些曾经患过疾病的人具有最不利的影响。

这个情况进一步说明了另一种言论，即如果有人身患某种疾病，似乎就会形成一种诡异的倾向，病人入院时初病未愈，就接二连三遭受其他疾病的侵害，这种情况绝非少见。

我提到的士兵属于第二营第六十步枪队。他在军队已经二十二年了，在这期间，他曾在西印度群岛、北美、好望角、印度，最后在中国服役。似乎去年秋初他感染了间歇热和痢疾，并且因为这个原因被送到医院船上。11 月他在天津患上支气管炎，并因此住院一个月。在 1 月 21 日，也就是说，在持续一周的温度从最低-8℉到最高 31℉之间变化之后，他因为支气管炎住院，并且再次恢复。然而他并没有出院，因为同时他患有内痔，但毫无疑问他最终死于痢疾侵害的开始；因为记录有 "3 月 16 日，他遭受稽留热侵袭，这引起了他的老毛病、慢性痢疾，从而很快病倒。" 据说这个人的习惯毫无节制。

除了发烧之外，锡克人比英国人受气候病影响的程度要低；与预期的情况相反，到目前为止他们比白人更受这种疾病的影响。另外值得注意的是，3 月份和 2 月份之间他们的发烧率有一点相同；因此，虽然这个发生率在前者中为 1.72%，但在后者中为 1.71%。这两个月的肺病是相同的，但肠病和风湿病的发生率却大大降低。

从常规报告我们可以得知，3 月份军官的患病，也就是在天津的住院人数，如下所示，即：

军团	兵力	入院数
皇家工程师	4	—
第三炮兵连,第十三皇家炮兵旅	6	—
第四炮兵连,第十三皇家炮兵旅	2	—
辎重队	13	6
第三十一军团	35	3
第二工兵营,第六十军团	26	3

（续表）

军团	兵力	入院数
第六十七军团	32	2
参谋部	25	1
费恩骑兵团	9	—
总计	153	15

如上个月给出的，军官兵力的差异是由于一名军官因病假去了南部，最后他在 1 月份受到了肺炎的危险侵害。不过，从上面的数字来看，我们可以发现它们显示住院率为 9.8%，或每年为 117.60%。而士兵的住院率显示为 9.20%，所以像之前那样，我们仍然发现，理论上应该最健康的那类士兵中的患病数最多。

1861 年 4 月

这个月的住院人数英国部分比例为 8.96%，或每年为 107.52%。锡克军人当月的住院率为 10.72%，或每年为 128.64%，显示出比 3 月份的情况大大增加，而当时的温度没有现在适宜。然而，据观察，锡克人的病情轻微，并且没有发生致命的病例。

根据其他地方给出的表格，我们认为与 3 月份相比，在气候病方面，发烧和肠道感染事件在本月的发生情况有所颠倒；因此，发烧在锡克人当中最为普遍，而肠道疾病没那么普遍。本月这种情况却相反。风湿病在其发病率上也有所增加。

就这些士兵中疾病的流行程度而言，迄今为止的理论都有误。他们相对来说没有太多受到感染，但根据理论，他们却被认为是最容易受感染的。我们可能倾向于将现在观察到的肠道疾病和风湿病的增加归因于环境，因为好天气的到来，他们采取了自己本土的着装模式，但这却完全不适应这种气候；但是，发烧和胸部的普通疾病的发作也可能受到严寒的影响，如风湿病和肠道疾病的发作。那为什么他们发生率的增加也不一样呢？

同一报告的数据显示，即使在寒冷季节，英国人的发烧发病率与其他月份相比，没有太大差异。这个月初确实发生了发烧病人暂时性的增加，因为这段时间空气温度有了相当大的升高。在某些情况下，发烧的病例同时伴有玫瑰疹。在其他病例中出现了脑充血，并伴有精神错乱，同时在这些情况下，眼睛或多或少都充血；有些瞳孔缩小，而其他的则扩大。总而言之，存在很大的复发倾向，而且康复期缓慢。然而，这种形式的发烧在军队中并没有持续相当长的时间；如果我们比较整个月的统计数字，与3月份相比，可以观察到因为这个原因而住院的人数有所减少。

士兵当中发生的另一种形式的发烧可能被提及。其中发烧不严重，但从发病之初就存在明显的肺充血，且干扰呼吸过程。发生了一起这种形式发烧的致命病例，其中验尸检查显示肺组织存在压缩，且显然是陈旧性病变。因此，我们可以假设在其他情况下，发烧会带来所提及的并发症，这些器官中可能存在旧疾，从而导致其以活跃形式复发。

4月份，肺炎和肺结核这两种肺病已有所减少。但是，如果只观察肺结核，我们会发现其患病率有所增加，而且事实上这3例都已经证明是致命的。这些都不能被认为与今年的这个时期的气候和天气有关；恰恰相反，它们都发生在那些最初在严寒期间病重的士兵身上，所以应该添加到这几个月来已经导致的高死亡率中。

肠道疾病的发生频率比3月份要低，但比2月份多。因此我们无法将其流行率归因于与本月的温度有关，同样这也适用于风湿病和肝脏疾病。我们的数据太有限，无论是关于士兵人数还是时间长度，都无法证明从个别月份得出的结论——而仅仅记录事实，并且相信之后得出的结论。

本月发生的死亡人数中，有一人是因为患了破伤风。一名年轻的士兵被马从胫骨前踢了一脚。伤口很小，长度不到一英寸，但是这使骨头裸露了。但是，这种性质没有什么可以引起担忧。不断使用冷涂剂，而且看起来很干净。在受伤的第十二天，患者开始主诉他的下巴有一点僵硬，但他认为是因为受凉中感冒了。在几天的时间内，这种僵硬延伸到胸部的肌肉，然后到腹部的肌肉，呈间歇性痉挛。

腰部的肌肉现在已经受到攻击，尤其是与伤口相对应的一侧。询问时，病人声称感到伤口开始痉挛，然后向上延伸，虽然实际上并没有攻击四肢。同时伤口的外观并没有发生改变，在生病时也没有变得更疼痛。据说痉挛非常强烈是这种可怕疾病中的常态；它们的时间短，但发生迅速，从而让患者无法休息和睡觉。最初几天肠道严重便秘，随后药物通便，并使他处于腹泻状态。

在破伤风中通常所开的所有药物都依次施用，但没有持久的良好效果。氯仿在吸入时会有暂时的缓解。乌头似乎没有产生任何效果。脉搏的节律起初没有受到影响。随着疾病的进展，痉挛的频率增加，但严重程度较低。从破伤风症状第一次出现时，通常伴随这种疾病的是僵硬、焦虑的表情。尽管兴奋剂和浓汤可自由施用，但很快就显现出生命力逐渐消退。该病在十二天内的治疗并不见效，给患者施用了一定剂量的巴豆油和甘汞，所依据的原理是这种治疗方法在印度患中风的情况下通常是有益的。然而，各种症状组合所产生的严重后果似乎增加了患者的体弱状况，患者因此迅速病倒，并在患破伤风第 13 天和受伤后第 25 天死于非常严重的抽搐。对尸体进行了非常仔细的检查，但是在受伤的肢体、脊髓或大脑的神经中没有发现病态表象。

有几个死亡的士兵不只患有一种疾病。这种情况说明了在中国的士兵遭受了一种又一种疾病影响的大趋势，而且还没有从最初病倒的疾病中完全恢复。例如，现在所说的疾病是致命的发烧病例，伴有过度的肺充血，腹泻伴有肺结核，以及支气管炎伴有肝炎。

在这个月的早些时候，一部分兵力搬进营地，以便在天热期间增加士兵的可用空间。我们建立了一系列比较统计数据，以表明营中士兵和市里的士兵更容易患的各种疾病的患病率。

这些统计数据的结果如下。但必须指出的是提供给这些士兵的帐篷并不是所考虑的那种类型。印度帐篷之前用过，但给出的却不是这种类型，而是提供了"棺罩"。

下表包括从本月 16 日至最后一日这段时间，即：

疾病	营房 兵力，1 318		帐篷 兵力，509	
	入院	死亡	入院	死亡
间歇热与风湿热	—	—	1	—
稽留热	12	—	6	1
肺病	2	1	4	—
肠道疾病	5	—	3	—
风湿病	1	—	—	—
性病	11	—	15	—
眼炎	2	—	1	—
天花	—	—	—	—
肝病	—	—	—	—
总计	33	1	30	1
每 100 兵力发病率	2.60		5.40	

我们发现帐篷的发烧和性病患病率要高于营房的，这些疾病发生率的百分比如下：

	营房	帐篷
各种发热	0.91	1.37
性病	0.83	2.94

然而，与其他情况一样，这些观察延续的时期太短，从而无法证明从中得出的任何结论。

从上述给出的死亡率表可以得知，虽然 4 月份士兵的死亡率远高于上个月，但大多数证明致命的疾病在寒冷的季节就已经袭击了这些受害者；事实上，破伤风的不幸事件和因震颤性谵妄导致的死亡（这两种疾病都与气候无关），一例是发烧，另一例是肺炎，这些都是在本月实际开始的。

关于军官的患病数，每个单独军团的住院人数如下所示，即：

军团	兵力	入院数
皇家工程师	4	—
第三炮兵连,第十三皇家炮兵旅	6	—
第四炮兵连,第十三皇家炮兵旅	3	—
辎重队	12	1
第三十一军团	35	1
第二工兵营,第六十军团	26	—
第六十七军团	30	5
参谋部	25	1
费恩骑兵团	9	—
总计	150	8

由此我们可以得知，4 月份军官的患病率为兵力的 5.33%，或每年为 63.96%；因此，他们首次比普通士兵表现出更高的健康状态。一名军官因病被送走了，因为他一再受到发烧的侵害，从而健康整体受到损害。除此之外，军官当中没有发生严重的疾病。

1861 年 5 月

本月的住院率在天津的英国人当中每月为 8.26%，或每年为 99.12%。而在锡克人当中每月为 10.03%，或每年为 120.36%。从这些数据中我们可以了解到，随着这个季节高温的增加，印度军队的患病率不像所预期的那样低于英国人，而是更高。

我们发现，通过比较本月与 4 月份的统计表，在英国人当中，发烧率可能如预期那样在天热时比自从冬天以来的发生率有所增加。然而要注意的是，这次增加的很大一部分是发生在住帐篷的士兵当中，这在下文中会更具体地说明。因其他气候病导致的住院人数发生了惊人的减少，除了风湿病；而且与可能寻找到的情况相反，这一感染的增加主要是在士兵当中。

在锡克人当中，与 4 月相比不仅发烧率几乎翻了一番，而且这些印度当地人比英国人患有这种疾病的比例更大。他们当中没有出现肺病。胃肠感染虽然比上个月少了一点，但与英国人相比却更为盛行；风湿病的发生比 4 月份少，并且与英国人相比患的比例也更少。

据认为，刚刚对构成这一军力的两类士兵中的特定疾病的患病率，以及同年不同季节的同一类别中进行的比较，本身就是一个有意思的调查主题。此外，它还往往说明了已经暗示的内容，即这个理论到目前为止在疾病及其患病率方面是错误的，而据此我们可能会被引导期待以及不期待的。事实上，中国在疾病方面似乎与我们迄今为止所习惯的不同，因为这个国家在社会、政治以及事实上其他方面，都与在其他地方所见的这些各个方面情况不一样。

比较两类士兵的报告，我们发现 5 月份英国人当中的患病比例在锡克人当中的要小一些。然而，这必须在一定程度上受到限制，因为我们发现后者的 29 位入院人数中，5 次是由性病引起的。

在这个月的早些时候，一定数量的病人（71 位）被派送到香港，以送往英国。这些士兵在寒冷的季节所感染的疾病使他们丧失了能力。

以下是这些士兵所患疾病以及因每种疾病病倒的人数的摘要，即：

间歇热	2	黑内障	1
哮喘	1	智力缺陷	1
慢性卡他	2	头痛	1
支气管炎	5	瘫痪	1
肺炎	1	眼炎	4
心脏病	1	脓疱病	1
心包炎	1	慢性风湿	8
肝炎	8	滑膜炎	2
腹泻	5	挫伤	1
慢性痢疾	18	半脱位	1
痴呆	1	挛缩	1
贫血	1	耳聋及虚弱	1
肺结核	2		
总计	71		

因此，我们观察到，这些士兵所患的疾病正是到目前为止这个驻地所发生的大量疾病；我们还观察到，那些士兵因此病倒的比例在 6 个月内几乎是兵力的 2%。迄今为止所显示的这一比例和死亡率都将使我们得出全年的病倒人数是总数的 8%。令人满意的是，本月的死亡率虽然远远高于英国的平均水平，但考虑到部队的环境，这仍然不高。

来自香港的一封信表示，截止至 4 月份的这个季度期间，3 500

名英国人当中只有 14 人死亡；即每年每 1 000 人的兵力有 16 人死亡。自 11 月份部队离开以来，在过去的那段时间内，我们在天津的死亡人数为当年每 1 000 人死亡 71 人。而我们的病倒比率高达40%多，即死亡率比柏蓝波（68.80%）、钦苏拉（68.40%）或加尔各答（68.96%）的更高。

在 2 月、3 月和 4 月份，我们的死亡率如果按当年相同的比率计算，将达到每年每 1 000 人有 36 人死亡；所以实际上同期我们的患病人数比中国南方的部队要高两倍。

然而本月我军部队的健康状况不断上升，将大幅度降低如上图所示的全年比例；但我们必须承认，即使是至今的统计数字也显示我们的军队受损最严重。

我们观察到，唯一造成死亡率显著提高的疾病是发烧。因发烧致命的情况一般是由于明显的脑并发症，或是由于病变广泛而牵涉到大肠内壁的腺体斑块。后一种疾病的进一步特征是暴发到身体表面，出现瘀斑，如英国发生的伤寒。腹部同时鼓胀，牙齿上覆盖有痂，舌头两侧有厚厚的一层，而中心成红色，呈现出条纹状，就好像被剥离了膜一样；从舌根到舌尖都是干的。

在这种病的情况下，有时使用冷水冲洗，几乎立即缓解，例如，蒙眬的眼睛和前额的头痛表明大脑受到影响。在其他情况下，发现用海绵沾冷水擦拭不仅对患者有用，而且也是有价值的辅助用药。一些医务人员在治疗这些疾病时大量使用兴奋剂；在其他情况下使用红酒，因为治疗结果令人鼓舞，从而对这种饮料的描述成为人们的最爱，而且对患者尤其有益。

参考这些表格可以发现，虽然发烧（即那些不具爆发性的）在英国人当中比前一个月的程度要低，并且在同样程度上与 3 月份相当，但是因这种病导致的死亡率并不如 4 月份那么高，但比 3 月份的实际数字大三倍。因此，这种情况可能会使我们注意到这一事实，即天气温度的升高并不是引起发烧疾病增加的原因；但是因此导致的死亡率与士兵患病的可能性并不一定按比例增加；对印度受到观察的各种疾病也做出了同样的评论。

几乎整个 5 月，部队的分遣队和上个月一样继续睡在城墙外线的帐篷里；这些帐篷如所观察到的那样，并没有很好地进行改装以达到他们的目的，给这些"囚犯"提供了不完美的保护。4 月上旬的天气干燥，尘暴频发，只下了微量的雨。在 23 日，前两天下雨的雨量已经把帐篷所在的地方变成沼泽地；士兵的衣物和床上用品已经完全浸透了，因此这些军队立即从帐篷中被撤离，然后搬进市里匆忙为他们准备好的公共建筑物。在这种情况下，只能比较以下疾病在营房士兵当中以及后者在帐篷中 23 天的发生率，即：

疾病	营房 兵力,1 493		帐篷 兵力,413	
	入院	死亡	入院	死亡
间歇热和弛张热	4	—	—	—
稽留热	22	1	5	1
天花	—	—	—	—
肺病	2	—	1	—
肝病	1	—	—	—
肠道感染	10	—	2	—
风湿病	3	—	—	—
性病	29	—	10	—
眼炎	7	—	7	—
其他疾病	18	—	3	—
总计	96	1	28	1
每 100 兵力发病率	6.64		6.77	

除上述表格中显示有 1 例军营的士兵死于稽留热之外，5 月过后没几天又有 1 例军营的士兵死亡。

上述数字并没有表明在这种情况下，帐篷里的士兵比营房里他们的战友受害程度更高。我们发现两类士兵的发烧和性病的发生率如下：

	营房	帐篷
各种发热	1.74%	1.21%
性病	1.94%	2.42%

因此，我们发现与现在所看到的相反，帐篷中士兵的发烧率不仅比营房中的小（尽管炎热的天气日益增加以及这些士兵劳作时还有其他不利情况），而且实际上比 4 月下旬更小。然而我们发现，性病在帐篷中的士兵当中比在营房当中的更为普遍，可能是因为前者经常离开居住地到处闲逛以进行消遣或打发无聊时间。

现在只需要对这个月军官的健康状况进行评论。因此，按照已经采用的方法，所附的表格代表每个军团的兵力和患病情况，即：

军团	兵力	入院数
皇家工程师	3	—
第三炮兵连,第十三皇家炮兵旅	6	—
第四炮兵连,第十三皇家炮兵旅	2	—
辎重队	13	4
第三十一军团	30	3
第二工兵营,第六十步枪队	25	2
第六十七军团	30	2
参谋部	25	1
费恩骑兵团	9	—
总计	143	12

这些数字使我们能够得出军官的住院率每月为 8.39%，或每年为 100.68%；也就是说，比士兵们的稍微要高一点。还需注意，一名指挥军官因为健康状况差被送走进行短期休假，同时两人被派去香港，以送往英国；据此，关于军官的健康状况没有士兵好这一情况，之前所做的评论在上个月的情况中得到了进一步说明。

1861 年 6 月

这个月的住院率在英国人当中为 13.20%，或每年为 158.40%。在锡克人当中为 9.34%，或每年为 112.08%。在所有英国人当中死亡人数为 8 人，从而每年的死亡率达 2.77%。

本月住院人数中有相当一部分是由性病引起的。以下所附的表格代表了在过去几个月中，自占领军队形成以来因患这种病而造成的住院人数。

英国人性病入院人数

11 月 16 日—30 日	12 月	1 月	2 月	3 月	4 月	5 月	6 月
2	80	73	72	56	79	92	100

这种疾病的发生显示有很大增加，因此需要对这个话题进行一些观察。在相邻的岛国日本，卖淫是一种被认可的机制，并且受到政府的严格监督，而在中国，或至少在该帝国的这个地方，卖淫不受任何制约。中国人的道德准则本身就和任何其他国家一样高，根据法律，对卖淫的处罚非常严重。然而，不幸的是，在这方面，理论和实践在很大程度上是不相符的。在向他们提到卖淫场所这种不愉快的话题时，中国政府会试图通过表达不可能在中国发生这样的事情来逃避这个问题；直到他们收到关于存在让人反感的卖淫场所的明确告知和质疑时，他们才会考虑这个问题。然而一旦要谈论时，他们对这个问题进行充分讨论，结果是这个月底这些场所都被

关闭了，他们的囚犯被送出了这个城市，并由当地治安法官发出命令，任何后来在这个地区可能被发现的人，都将被立即移交给他们。因此，有待于看看处理这个问题的这种大规模方式会产生什么影响，由此才制成了上表。

我们发现本月在英国人当中，与 5 月相比发烧率几乎翻了一倍。这种情况在胸部感染方面没有任何重大的增长；但在肠道疾病方面的增加最严重；与 5 月份相比士兵的患病率在 6 月份几乎增加了 2 倍。风湿病有轻微的减轻，而肝脏疾病略有增加，但只有发烧和肠道疾病的流行率才发生了真正的重大差异。

在印度军队当中，发烧与 5 月份的发病率相比并没有任何重大差异。肺病在 5 月份完全没有，而现在似乎微乎其微。肠道疾病的发病人数翻倍，而风湿性疾病的增加微乎其微；肝脏感染仍然完全不存在。

如果将锡克人与英国人进行比较，我们可以发现在发烧方面，后者比前者遭受更多。考虑到这两个种族的本土气候，这是可以预期的。锡克人比英国人更多受到胸部感染，但在程度上不足以需要特别注意。两类人的肠道疾病患病程度几乎相当；锡克人患风湿病的程度比英国人更高；而肝脏疾病迄今为止完全没有在印度人身上发生。

暂时回到性病这个主题，我们发现本月份住院的人数比例在英国人当中为兵力的 2.92%；在锡克人当中为 1.03%；也就是说前者的患病人数只占很小的一部分，与自己的恶习造成的结果以及肠道疾病的程度相当，从而形成了一个炎热国家最严重的流行病之一。锡克人的受害程度较低，但是恐怕这个事实本身就不构成他们更高死亡率的标准，而是恰恰相反。他们是东方人，而且包括中国的在内这些东方人沉迷于不便启齿的恶习。

据说早期驻守在这个地方的士兵，同期温度下降严重，发生了一些突然死亡的情况。在过去的一个月中，两名士兵突然死亡，而且都是由于心脏疾病；第三名士兵在入院后几个小时就死亡了，如尸检情况所示，他在发烧后胃内壁发生了大面积的炎症反应。这些言论进一步证实已经做出的断言，即就疾病而言，类似的影响往往是由于相反性质的原因起作用而产生的。

与寒冷的月份相比，6月份疾病的主要增加是由发烧和肠道感染造成的。在极其干燥、寒冷天气持续的情况下，胸部感染在很大程度上普遍存在，而现在的程度不值得一提。

这个月的统计数字显示，锡克人再次拥有较低的患病率，而且完全没有致命的。解释为什么他们比英国人拥有更高程度的健康，以及比他们在香港的兄弟印度人所拥有的健康程度也更高，这并不是件容易的事。

关于盛行的疾病，需要观察几个有趣的点；因此我们发现死亡率发生的进展很快；但在一般的类别中，与印度相比存在显著的差距。因此，除了一例发烧，其中存在一些中暑的症状，并且在颞动脉切开之后缓解，在印度士兵中没有遇到过类似的病例。

间歇热的病例很少，而且我们所观察的那些士兵当中并没有我们在印度所见的严重的脾脏并发症。相反，感染疟疾的士兵开始出现特殊的变白和贫血脸色，这使香港的一些居民，特别是该岛南部的居民立刻显得有所区别。

即使肠道感染，在天津所发生的与之前在印度观察到的特征也有明显的差异。在天津，症状一般来说没那么紧迫，他们在早期阶段更多的是腹泻，而在印度却不是如此。痢疾的症状不如该国严重，但在致命的病例中，验尸检查发现坏死物、严重溃疡以及其他盲肠和直肠的破坏，类似于在孟加拉所观察到的最严重的疾病形式。

据说随着时间发展，从患有严重的疾病中康复的时间变得越来越长，这无疑是高温盛行的结果；因此，医院迅速住满了人，同时需要为越来越多的病人增加住宿。

在发烧的病例中，其中一例非常显著是因为病人的生命力遭受了疾病的极度打击。他过去不是体弱者，当患上稽留热时，他迅速地陷入了疲惫的状态，使用兴奋剂也很难从这状态中唤醒他。这一疾病危机过去之后，发现他的右脚和下肢部分变得铁青，而且它们的感觉受到很大的损害。不久下肢出现水泡，脚趾变得干燥、干瘪和黑色，很明显发生了大范围的坏疽。过了几天，体力得到了支持，膝下开始形成一条分界线，不规则地穿过膝盖。

因此，在大腿下三分之一处进行截肢，首先施用氯仿。手术期间，皮瓣保持切割时的样子，没有显示出皮瓣通常那样的收缩；此外，发现肌肉纤维颜色为不健康的黑色。与预期相反，不仅他在手术下振作了起来，而且后来恢复了体力。然而，发现皮瓣之间没有发生任何黏合的迹象；因此，在一段时间之后，线完全溃烂了，骨头发现未愈合。第13天绷带从股骨开始包扎。然而开始生褥疮，在这种状态下，这名男子被写进了本月的报告。

据推测，这些言论说明了在这一年的这个时期盛行的一般疾病类型；可以补充的是，虽然患病率无疑很高，但在所有情况都被考虑的情况下，死亡率一直没有很高。

这个地方的情况包括：一个拥挤的城市，围着高墙；狭窄的街道，充满了最可恶的污秽；一排排低矮、狭窄、建得不好的房屋，只有一层高；地板由劣质砖块组成，松软地放置在地板上，从而使得地上的潮湿和恶心的气味可以自由地逃过它们之间的裂缝，这些情况在他们在天津时，并没有改变到所考虑到的卫生程度。不幸的是，他们最有可能发生在天气炎热时增加最多的那类疾病；而且在这里临时安置部队所需的情况下，我们也要描述已经转移给部队使用的地点。

士兵和军官住在一楼的房间这一事实，无疑对其一般卫生状况带来不利影响。甚至在国内也是如此，而在中国情况尤其臭名昭著。在某种程度上，发烧和肠道疾病无疑是由于这个原因引起的，但影响我们当前兵力的邪恶疾病却无法避免，同时它还是占领军的特征。

对于这些军官，我们应该发现他们的健康比例并没有预期的那么高，因为他们并没有普通士兵所受的那些不适和疲劳。

所附的表格是为了代表本月各军团的兵力和患病情况，即：

军团	兵力	入院数
皇家工程师	4	—
第三炮兵连,第十三皇家炮兵旅	6	1
第四炮兵连,第十三皇家炮兵旅	3	1
辎重队	13	3
第三十一军团	31	10
第二工兵营,第六十军团	25	3
第六十七军团	31	2
参谋部	25	2
费恩骑兵团	8	—
总计	146	22

军官的患病比例每月为兵力的 15.06%，或每年为 180.72%。可以记住，在普通士兵中分别为 13.20% 和 158.40%；在锡克人当中为 9.34% 和 112.08%。因此我们认为，这些官员中盛行的疾病在程度上要比士兵当中的实际上大得多；而且他们的疾病也不比士兵当中的更轻，而是恰恰相反；虽然没有人真的丧命，但仍有两人不得不因病被送走。有点奇怪的是，军官的主要患病数量竟然比一个军团的要低，而且这绝不是在士兵当中观察到的患病数量最多的那个军团。

1861 年 7 月

本月士兵的患病率达到了迄今尚未达到的程度。在英国人当中，住院人数为兵力的 17.51%，或每年为 210.12%。在锡克人当中只有 10.41%，或每年为 124.82%。

关于卖淫和性病患病率方面所作言论的延续，可以看出在这个地方，一旦疾病数量达到规定的数量，就会按照命令，关闭这些臭名昭著的房屋。然而，尽管采取了这样有点一刀切的措施，而且警方严防死守这些房屋，但士兵们还是被感染了。因此，这一邪恶没有被彻底铲除，只是在某种程度上受到了遏制。6 月份因这个原因导致的住院人数有 100 人，本月已降至 59 人；所以这个措施的好处已经变得明显了。

参照本月气候病的报告数据，可以发现英国人的发烧数近乎翻了一番，但锡克人的却下降了一半。前者的肺病感染有所增加，但后者在报告中完全没有。腹泻和痢疾在英国人中增加到令人震惊的程度，但在锡克人当中程度较小。与上个月相比，风湿性疾病的发生率没有显著差异，不值一提。

肝脏疾病在英国人和当地人中更为普遍，但其增加主要是由于黄疸的发病；因为在英国人当中发生的 14 例肝功能异常，8 例为黄疸；锡克人当中 2 例也是因为黄疸。

然而，尽管在中国的这个地方特发性肝炎病例比较罕见，但这种疾病的形式实际上频繁发生，而且在炎热的季节尤其如此。在绝大多数致命的痢疾病例中，验尸检查发现或多或少有许多广泛的肝脓肿；大多数情况下这些都在肝实质深处，在患者生前并没伴有任何明确的症状，甚至实际上起初都没有受到怀疑，直到死后经常发现，才引起对环境的注意。

在许多情况下，在疾病发展的不同阶段已经观察到肝组织向脓肿的逐渐变质，起初肝脏的软组织出现局限性的、有点软化的浅灰色斑点，最后，如上所述，出现脓肿并有脓液沉积。

英国军队中的实际患病数量，以不断生病的人数为代表，一直是非常巨大的；因此，我们可以发现虽然 68 名士兵从医院被送到了大沽，在本月的 20 号和最后一天之间另外还有 3 名营房的患病士兵；统计数字显示，医院的日平均人数仍然是英国人有 304 名；除此之外，平均每天有 30 人因小病而不用值班；而在锡克人当中，平均每天有 13 人生病，以及 2 人不用值班。相应地从这些数字我们可以得知英国人每天的生病率为 8.52%；每日不值班率，但不在医院的，占 0.84%；整个月因患病而完全不适于值班的每日为 9.36%；这些数字不包括已经提到被送往大沽换个环境休养的士兵。同样我们可以发现锡克人的比率是——每天在医院的为 4.51%；不值班的为 0.68%；每日完全病倒的为 5.19%。因此，黑人部队的健康程度比我们自己的国民要更高，这变得非常明显。考虑 7 月份的每日住院人数可知，由于空气的平均气温，因发烧和肠道疾病导致的住院人数首先上升，然后第二次上升，之后第三次上升。值得注意的是，这个月的空气一般状况比前一个月湿润得多，而且平均气温较高。我们还观察到，随着这些状况的延续，特别是由于它们的一次次增加，肠道疾病的发生显著增加。痢疾和腹泻通常是这些表现的形式，但在某些情况下，这些表现出明显的霍乱症状；在少数情况下，由于具有印度霍乱所有特征的疾病的零星侵害而发生了死亡。

然而，在其他一些情况下，士兵们受呕吐、米泔水样腹泻、痉挛，然后病倒的困扰；这种声音并没有获得在印度如此明显的独特特征，但保持强烈。然而，有两三个这样的病例发生了死亡；而且发现这种疾病的病人以前曾经患过疾病，已经从医院出院，但是虽然在兵营中履行职责，身体仍然不健康。对这些人的验尸检查显示，胃内膜存在大面积溃疡和发红的情况；一例病变范围如此之广，这个人如何能够长久地存活下来让人感到非常惊奇。

这些霍乱发作并不局限于英国人；在锡克人当中也观察到了，其中一人因此而丧命。本地人也没有免于这些疾病。恰恰相反，几个中国人因为这个原因而死亡；而且虽然霍乱似乎并没有以流行病的形式在此处发生，但是偶发的几例从已知的情况来看都在炎热的天气下发生，就像今年一样，每次都摧毁了几条生命。

本月出现了一种明显的情况，在度过冬季和初夏的士兵以及在香港周围的小屋或帐篷里住过几个月的士兵当中，发生了严重的患病和死亡率，而且因此卫生条件降低了。

第六十军团第二营的新兵和士兵小分队，由于在去年初冬时无法在大沽登陆，必须要回到香港，从而忍受了现在所描述的情况。在那里，士兵受到这个地方流行病的严重影响，在 6 月当这支小分队航行前往中国北部时，其中很大一部分士兵实际上是不适合值班的。然而，有人认为中国的这个地区的健康气候会使他们振作起来，似乎相应地被送到疗养院。

在 7 月 12 日至 7 月 17 日期间，这支由 249 名士兵组成的小分队加入总部，下列统计数字显示，与此后组成军团总部的 649 名士兵相比，他们患病的程度如何；在新兵到达之后一个月的时间内进行比较，既有新派遣的士兵，也有原来的士兵。

从本月 17 号至 31 号，经确认原来在总部的士兵中患病率为 9.08%，在新加入的士兵中为 30.13%。同一短时间有 3 人死亡；前者的比例为兵力的 0.61%，后者为 2.00%。因此，我们可以看出新兵的患病程度更让人惊恐。

本月的发烧和肠道疾病最严重，而它们和中暑是造成死亡的主要原因。以下摘要显示了第六十军团总部原来的士兵中以及 7 月份新参军的士兵中每种疾病的患病率和死亡率相对程度，即：

	总部人员		派遣人员	
	入院百分比	死亡百分比	入院百分比	死亡百分比
发热	2.24	0.15	16.06	0.00
肠道疾病	4.31	0.30	11.64	1.20
中暑	0.61	0.15	3.61	0.80

从这些数据可以看出，来自中国南方的士兵不仅更容易受到疾病的袭击，而且比那些在这个地方已经驻扎一段时间的士兵的死亡率高。这个事实可以看作证实了我之前关于这点已经表达的看法，因为这是第六十七军团，驻扎在广州的士兵在那里遭受了严重的疾病，尽管卫生状况低下，但还是被送往北方服役，其状态使他们不能够抵抗疲劳和战役所带来的影响。

部队的死亡率，特别是英军的死亡率一直很大。其数量以表格形式表示；但对其表达进一步看法之前，需简要说明这个病史，其中在上个月进行了截肢。在这个病例中，患者的生命力大大减少，几乎不会预料到他会从手术的冲击中幸免于难。然而他确实振作了起来；但几天之后，很明显并没有发生愈合的迹象；绷带通过溃疡穿过皮瓣，并且在支撑件完全从残肢中移除之后，皮瓣脱落，使骨头裸露并突出。患者之前遭受了一段时间的腹泻，严重程度不断增加；臀部形成褥疮。他逐渐一病不起，最后死于身体衰弱。

仔细查看这个月中暑的士兵年龄，表明所有年龄段的士兵都有可能受到这种疾病的侵害。在那些由于中暑而失去生命的士兵中，其中一人只有 20 岁，他的病情进展非常迅速，在他从兵营被带到医院前就已经死了。3 名 31 岁的士兵也是其中的受害者，此外年龄较大的，有 2 名 34 岁，1 名 36 岁，1 名 40 岁，还有 1 名 43 岁。在所有的患病人中，大多数都是年轻士兵；其中有几个是因为其他疾病而在医院接受治疗，总而言之，在这种情况下我们没有理由相信这些患者主要是迷恋酒色和放纵的人。

所采取的治疗方法与在印度遇到的疾病治疗中最为成功的相同；在天津对其治疗的成功，毫无疑问是非常好的。冷敷的优点变得非常明显，因此兵营士兵们在其战友们首次患有这种疾病症状时，对其采用这种方法，从而早期使用的补救措施拯救了几个生命，而若在他们送达医院前没有采取任何措施的话，他们原本会丧生。

该病第一次发生在本月 17 日，并在接下来的 7 天内继续盛行，而此时的温度已经非常高。本周，士兵中共发生 56 例；其中 15 人死亡，6 人治愈出院，还有 35 人仍在治疗中；第六十七军团的一名军官受到这种疾病的攻击，但迅速康复；同一军团的另一名军官正患有严重的天花，于本月 21 日死亡，并伴有中暑症状。下表列出了不同军团中发生的病例数量，即：

军团	入院	死亡	痊愈出院	留院	
第三炮兵连,第十三皇家炮兵旅	1	1	—	—	该病例因稽留热入院
第四炮兵连,第十三皇家炮兵旅	1	—	—	1	1 例因间歇热入院; 3 例因稽留热入院; 一些因痢疾入院
皇家工程师	—	—	—	—	
辎重队	4	2	—	2	
第三十一军团	11	4	1	6	
第二炮台,第六十步枪队	22	3	2	17	
第六十七军团	15	3	3	9	1 例因稽留热入院
A. H. C	2	2	—	—	
C. S. C	—	—	—	—	
费恩骑兵团	—	—	—	—	
总计	56	15	6	35	

　　因气候导致的死亡率不仅很高，而且这些天其他疾病形式的病例都比通常更为致命。对当时盛行的大气条件的影响从下表显而易见：

7月	温度		湿度			臭氧		下午3点风向	下午3点天空	下午3点与气压计相连的温度计	下午3点气压计	致命疾病						评述
	最大	最小	早上9点湿度	下午3点干球	下午3点湿球	早上9点	晚上9点					中暑	急性痢疾	腹泻	稽留热	霍乱	总计	
17	95	73.5	64	90	80	2	1	北	晴朗	89	29.65	—	2	—	—	—	2	
18	104	77	53	101	80	—	—	西南	同上	91.5	29.73	1	—	—	1	—	2	
19	105	80	53	101	83	1	—	西南	同上	92	29.78	1	1	1	—	1	4	
20	108	82	53	101	78	—	—	西南	同上	92	29.80	1	—	—	1	—	2	
21	107	83	45	102	80	1	—	西	同上	95	29.79	5	—	—	1	1	7	
22	108	82	54	102.5	78	—	—	西南	同上	94	29.79	6	—	—	—	—	6	下午3点有少量阵雨
23	105	81.5	43	102.5	78.5	1	—	西南	同上	95	29.60	1	—	—	—	—	1	
												15	3	1	3	2	24	

本月军官的患病情况如下：

军团	兵力	入院	死亡
皇家工程师	3	—	—
第三炮兵连,第十三皇家炮兵旅	3	—	—
第四炮兵连,第十三皇家炮兵旅	7	1	1
辎重队	13	4	—
第三十一军团	31	8	—
第二工兵营,第六十步枪队	28	5	—
第六十七军团	29	5	1
参谋部	24	3	—
费恩骑兵团	9	—	—
总计	147	26	2

从以上可看出，7月份的军官住院率为17.68%，或每年为212.16%。本月的两例死亡使那段期间的死亡率为1.36或每年为16.32%——这一比率不能被认为很高。

如前所述，其中一名军官死于患天花期间中暑；另外一名在大沽患病的，出现低烧症状，并因此迅速一病不起。他是一名年轻的炮兵，和新兵一起从香港来的，几乎刚到就患上了这种致命的疾病。本月6名军官因病假送离天津；所以总的来说，他们的身体健康状况比普通士兵更差。

1861年8月

本月的住院率在英国人当中为兵力的13.85%，或每年为166.20%；在锡克人当中为10%，或每年为120%。由于最近对其来源决定采取的措施，性病的发病率仍然进一步下降；但是这些措施虽然很严格，却没有完全达到目的，因为从本月由这个原因住院的47人这一事实中显而易见。

关于通常归因于气候原因的疾病，我们发现本月英国人的发热人数与上个月相比有所减少；不过在锡克人当中，因这个原因住院的人数大幅增加。然而可以注意到的是，患病的严重程度已经下降了。英国人患肺病的实际数量有所增加，而且患病的严重程度也是如此。这种增加是由于结核病危及了这些患者这一事实。与英国人相比，锡克人继续明显免受肺病的影响。

英国人的肠胃病发生率有几点表现得非常有趣。为了使这些细节更突出，不妨扼要概括以下细节：7月份，这类疾病的入院率为7.32%；8月份为5.42%；在前一个月，实际生病的日平均数为108.03；本月已升至131.29。因此明确显示8月份因这类疾病导致住院的顽疾比例有了很大的提高。这实际上在病房中显而易见，许多7月份的患者在本月持续接受治疗，其最初的疾病以各种方式变得复杂，最常见的是肝脏受影响。

在锡克人中，我们可以发现7月份的住院率为3.47%，而住院的日平均数为2.09；8月份因肠道病变导致的住院率为1.73%；住院的日平均数为2.41。因此，我们认为患病的频率已经下降，但是本月的严重程度却有所增加。

我以前经历过在当地患消化道疾病的经验，在此腐烂的动物比比皆是。一个显著的例子是在从印度航行回国的船上。大量腐烂的动物已经被船底的污水浸泡了；蛆以惊人的数量繁殖；废水布满整只船上，足以改变涂有白铅的所有面板的颜色。乘客中出现发烧、腹泻和蜂窝组织炎，其中少数人逃过了这种或那种或所有这些疾病。过去两个月在本驻军地发生类似的情况。炎热气候引起了天津及其周围各地方的大量动物腐烂分解，肠道疾病已经达到最大值，住院人数实际上有几次已经达到所有病人的三分之一。

第六十步枪队的士兵记录又发生了3起霍乱，其中2例是致命的，但是这些疾病与在印度遇到的在许多方面都有所不同。在天津所观察到的任何病例中与在印度发生的类似病例没有实质的共同特征。然而，在这两起致命的疾病中，其中一例的尸检情况很大程度上与在印度发现死于霍乱的那些人相似，在肛肠中发现了绦虫。在第二个致命的病例中，死亡后发现的唯一异常情况似乎是脑膜动脉充血程度增加，大于脑室的正常浆液渗出。在英国人当中，风湿病仍然处于无足轻重的程度，在过去一个月中，比锡克人 7 月份发生的程度还要低；尽管治疗的总人数与 7 月份相同，但入院人数比例几乎是那个月的两倍；因此，显然病例的严重程度已经下降。

在肝病方面，报告并没有给出正确的患病率情况，由于已经提到的原因，即虽然原发病并不常见，但是由于在痢疾病例以及一些发烧的病例中还有并发症，它们是非常普遍的，如前所述发生了潜在的肝组织损害。若是并发症，在有些情况下，即使医务人员已经注意到它们的发生，也没有发现任何症状表明潜在损害正在进行，直到在某些情况下静脉中的物质由于肝脏边缘的肿胀变得明显，而在其他情况下，直到通过尸检才能显示。

报告中，肝病的 24 例中，至少有 20 例属于黄疸。因此，这种形式的疾病高度流行必须被视为显著的。有些病例伴随着肝区的疼痛，但另一些病例却没有伴随疼痛。至于这个月内每日患病的士兵人数，我们发现在英国人中只占 8.64% 实际是住院的，还有 0.98% 无法值班，即占总数的 9.62%。在锡克人当中，分别为 5.90% 和 0.69%，共计 6.59%。因此，从这些数字来看，我们有进一步的信息说明了 8 月份治疗病例的严重程度比 7 月份的更高；因为英国人的住院率在后者中为每月 17.51%，而在前者中为 13.85%，平均每日的病人 7 月为 9.36，8 月为 9.62，正如所述；在锡克人当中，没有发生重大差异。

比较看来，尼科尔森医生统计的第六十步枪队第二营的每月返回人数，8月由于最近来自香港的新兵达到了 240 人，所以住院人数为 91 人，或每月为 37.91%；从而每年的比例为 454.92%。死亡人数为 6 人，从而每月的比例为 2.5%；或每年的比例为 30%。同期的老兵兵力为 638 人，其中有 42 人住院；即每月比例为 6.58%，或每年为 78.96%。死亡 5 人，从而本月的死亡率为 0.78%，或每年为 9.36%。因此这些数字显示，即使比上个月的报告数更为醒目，晚来的士兵患病和死亡率比在这个驻军地待过一段时间的士兵的要高很多。

下表列出了两类士兵之间因盛行的主要疾病导致的患病和死亡率，即：

	总部人员		派遣人员	
	入院百分比	死亡百分比	入院百分比	死亡百分比
发热	1.41	0.15	16.66	0.00
肠道疾病	2.35	0.62	14.58	1.66
中暑	0.00	0.00	0.83	0.83

这些数字显示与老兵相比，新兵的发烧与肠道疾病的发生率超出了预期的范围。因此这一情况证实了关于士兵劳作的不利情况的描述，这些士兵在中国南方患有疾病，随后在炎热的季节被送到北方，希望环境的改变能使他们的身体状况有所好转。

在 7 月份病情严重的情况下，如果暂停军队中的每一项职责，这种情况可以避免；然而 8 月初恢复射击训练，除此之外，士兵被要求履行的职责非常轻微。然而因为士兵所在的建筑物面积过广，因此要求大量士兵进行日常守卫，从而只提到士兵连续睡觉的夜间次数，即：皇家工程师 17 次，皇家炮兵队 7 次，军训和步兵军团各 5 次，因此实际上这些职责与他们平时在英国的驻防城市一样劳累。

我们发现这个月的军官患病情况如下，即：

军团	兵力	入院	死亡	病假中
皇家工程师	3	—	—	—
第三炮兵连,第十三皇家炮兵旅	7	—	—	—
第四炮兵连,第十三皇家炮兵旅	4	—	—	—
辎重队	14	2	—	—
第三十一军团	29	6	—	1
第二工兵营,第六十步枪队	28	2	—	—
第六十七军团	29	10	—	—
参谋部	25	2	—	—
费恩骑兵团	6	—	—	1
总计①	149	23	—	2

这些数字显示军官的住院率每月为 15.44%，或每年为 185.28%；这比英国或印度士兵中所观察到的要高得多；但是显然 费恩骑兵团的病例没有完全报告，而且其中一名军官已知在本月休 了病假，而根据报告没有军官生病。

1861 年 9 月

本月英国部队的住院率为 9.78%，年住院率为 117.36%；锡克 军队部队的住院率为 5.03%，年住院率为 60.36%。

我们观察到，性病的发病率有轻微上升。在英国部队中，上月 性病染病人数为 47 人，本月升至 50 人。这种情况表明士兵有意地 在躲避警察为尽可能减少此种病例而进行的警戒活动。

通过对比皇家工程师本月和 8 月份的数据，我们可以发现，最

---

① 该表中总计数字与表中数据累加不吻合,但原文如此,故予以保留。——编者注

近从中国南方过来的士兵中，患病人数已经减少，达到和他们在南方时的相同水平。

数据表明，随着本月气温降低，患病人数显著下降。在患病率达到顶峰时临时修建的医院等其他救治机构，如今已不再需要了。

如今越来越多的士兵经过治疗后康复了。然而，经过若干重大疾病轮番肆虐之后，人们的生命力并没有迅速恢复。尽管现在的死亡率仍然在较高水平，但是主要的致死病例依旧是由过往几个月高温疾病所导致的。

锡克军队在气候性疾病面前，仍展现着比英军更强大的免疫力。就肝病而言，前者比后者的患病率有了微弱的上升，但也只局限于一个小规模的锡克军队的团体中。

就英国方面来说，气候性疾病的患病人数有所减少，但肝脓肿的患者保持原有水平。这种病情有潜伏性，一旦发病会导致大规模的死亡。

本月英国方面平均每天住院人数比例为 7.89%，因治疗原因缺勤的比例为 0.65%，因疾病导致的无战斗能力的人员比例为（前两者共计）8.54%。在锡克军队中这些数据依次为 3.77% 和 0.62%，共计为 4.39%。

通过观察这些数据，我们发现印度本土部队在维持自身健康方面，相较于英国，依然保有优势。我们可以毫无疑问地断定，在他们的军队中，这种患病人数的大量减少主要是源自于 9 月温和、宜人的气候。

接着我们就第六十步兵团以前的士兵及刚刚到来的士兵进行分析。我们发现，对于后者而言，9 月申报兵力为 235 人，其中有 38 人住院治疗。即，月住院率为 16.16%，年住院率为 193.92%。只有 1 例死亡病例，因此月死亡率为 0.42%，年死亡率则为 5.04%。

对于以前的士兵来说，申报兵力为 641 人，整个 9 月有记载的住院人数为 33 人，即月住院率为 5.14%，年住院率为 61.68%。1 例死亡病例，使得月死亡率为 0.15%，年死亡率为 1.80%。

　　由此我们可以发现，尽管相对于以前的士兵，新调来的士兵遭受着更多的病痛，但二者都尽可能地维持较低的患病率和死亡率，因此较前几个月相比，他们的情况有非常显著的改善。这同时也是气温变得更加温和所带来的优势。

　　在某些重大疾病方面，已经在天津经过过冬天和夏天的士兵和那些新来的士兵的患病率的比较，见下表：

	总部人员		派遣人员	
	入院百分比	死亡百分比	入院百分比	死亡百分比
发热	0.90	0.00	5.52	0.42
肠道疾病	2.02	0.15	6.80	0.00
中暑	无		无	

　　由此表我们可以得出结论：相较于前几月，在气候性疾病的下降率中，新派遣的士兵比长期在中国北部驻扎的士兵表现得更为显著。军队在七八两月卫生条件的改善，尤其在 7 月，是显而易见的。

　　并发的痢疾加重了发烧的致命性。有腹泻症状的病例或多或少都会受溃疡或肠功能严重退化等并发症威胁。事实上，从几个月前开始，痢疾就成了士兵易感染的主要疾病，而肝脓肿通常会作为并发症出现。化脓会在毫无任何发炎征兆的情况下突然大规模爆发。

　　人们推测，肝内脓肿是由器官内初期微小的脓肿一点点累积而来。在上述病例中，肠道的吸收功能因溃疡而不能完全发挥作用。然而这种推测完全建立在理论的基础之上，无任何事实依据。在对病人尸体进行解剖后人们发现，在不同阶段的死亡病例中，肝组织的变性坏死比肠道病变更严重。由此我们断定，内脏内部的小型脓肿的累积导致有些疾病在此地流行，正是这种疾病侵扰着驻扎在中国北部的军队。

中暑现象到现在为止已经完全消失。然而对霍乱这个可怕的疾病来说，尽管之前的几月以及现在都没有表现出发展成为流行性疾病的趋势，它依旧对我们构成威胁。

除了在 9 月份发病死亡的人，仍有大量的士兵因疾病原因变得不再有战斗能力而不得不退伍。为避免即将到来的寒冬而被遣返的驻天津士兵达到 96 个。还有 5 人从大沽被遣返。也就是说，共计101 人被遣返。

在公职人员之中，患病的情况为：

军团	兵力	入院	死亡	病假中
皇家工程师	4	—	—	—
第三炮兵连,第十三皇家炮兵旅	8	—	—	—
第四炮兵连,第十三皇家炮兵旅	3	1	—	1
辎重队	14	1	—	—
第三十一军团	30	3	—	—
第二工兵营,第六十步枪队	27	1	—	—
第六十七军团	28	5	—	—
参谋部	26	2	—	3
费恩骑兵团	11	—	—	—
总计	151	13	—	4

数据显示，所有官员月住院率为 8.60%，年住院率为 103.20%。其中并没有人死亡。但其病情较为严重，不少于 4 名职员被遣返。在这 4 人中，有 3 人严重感染，1 人染上痢疾，其余 2 人为肝脏疾病。然而在本月中，英国官员染病的比例仍小于士兵。

考虑到所有这些情况，我注意到，在本月 101 名被遣散的人员中，有 5 人在启程之前发病身亡。他们的死亡也应计算在本月的死亡率中，尽管这个比例已经相当高了。

我参照宾登医生和兰普瑞医生转寄给我的图表，尽我所能补充了有关医疗统计的简要资料，如下：

（1861 年）10 月

通过研究寄回英国的图表，我们发现本月感染发热的比例基本和 9 月相同。肺部疾病染病率大幅下降。胃肠型疾病的患者也有了较小下降。因风湿病而住院的人占较大比例，但肝脏疾病的染病人数由于某种原因依旧最多。

尽管致命性疾病的发病原理尚未查明，但死亡率以每年 2.41 个百分比的速度显著下降。

另外，因锡克军队在月初便离开了驻地，因此，本月及随后的数据都只涉及英国。

（1861 年）11 月

基于对以往同一来源的数据的研究，我们发现这个月发热的发病率进一步减少了。肺部疾病，像我们所预期的那样，大量地增长。肠道疾病和肝脏疾病患病者减少，感染风湿病的比例与 10 月份持平。

就死亡率而言，它显著降低，与本土的死亡率相当。

从这些数据及相关记载中，我推断出下表所呈现的不健康的发展趋势。以月份为单位，将健康情况最为良好的月份排在顶部，底部为最致命的月份。另注，11 月表示着 1860 年和 1861 年 11 月死亡率的平均值。

月份	年度死亡率
5 月	2.04
11 月	2.10
2 月	2.40
10 月	2.41
6 月	2.77
3 月	3.12
12 月	5.16
4 月	5.64
8 月	6.48
9 月	
1 月	7.80
7 月	12.36

下表将展示 1860—1861 年间，驻扎在天津和大沽的英军及印度军队中因气候性疾病而住院的比例。

		发热	肺病	肠胃	风湿病	肝
11 月	英国人	无信息				
	锡克人					
12 月	英国人	0.72	0.56	1.44	0.18	0.05
	锡克人	1.02	0.46	1.02	0.54	0.00
1 月	英国人	1.50	4.06	2.07	0.54	0.36
	锡克人	3.08	3.08	0.68	1.02	0.00
2 月	英国人	1.20	2.85	1.23	0.54	0.23
	锡克人	1.71	0.34	1.03	1.03	0.00
3 月	英国人	1.62	1.09	1.48	0.50	1.53
	锡克人	1.72	0.34	0.68	0.34	0.00
4 月	英国人	1.25	0.94	1.28	0.29	0.35
	锡克人	0.68	0.34	1.73	0.68	0.00

（续表）

		发热	肺病	肠胃	风湿病	肝
5 月	英国人	1.52	0.20	0.96	0.43	0.17
	锡克人	2.07	0.00	1.38	0.34	0.00
6 月	英国人	3.36	0.24	2.98	0.35	0.24
	锡克人	2.06	0.34	2.42	0.68	0.00
7 月	英国人	5.73	0.35	7.22	0.38	0.41
	锡克人	1.39	0.00	3.47	0.34	0.69
8 月	英国人	3.71	0.40	5.42	0.27	0.65
	锡克人	2.03	0.33	1.73	0.67	0.00
9 月	英国人	1.74	0.32	3.31	0.40	0.27
	锡克人	0.94	0.00	0.62	0.00	0.31
以下结果来自兰普瑞医生						
10 月	英国人	0.75	0.15	3.06	0.34	0.55
11 月	同上	0.55	1.31	2.06	0.35	0.20

在下面的表格中，除其他事项外，还有流行的疾病，也被称为"酶性"传染病，我并没有把所有平时记下的疾病都包括在内。这些"传染性疾病"，在有些人看来，可能包括所有"在所难免的疾病"，也包括不少隐忍意志力薄弱而非暴露在对人体有害的气候中而得的疾病。我将在下文挑选下列疾病进行说明：

发热　　　霍乱

斑疹伤寒　腹泻

卡他　　　风湿病

痢疾　　　疮

从这点我们可以看到，这个与气候性疾病相关的表格并不包括全部的将病因归咎于当地气候的病，也不包括在许多情况下可以治愈的疾病。上表也没能包括所有受当地气候和其他情况引起的疾病。

1860年11月16日至9月30,每月天津军队健康情况备忘录

	11月 英国人	11月 锡克人	12月 英国人	12月 锡克人	1月 英国人	1月 锡克人	2月 英国人	2月 锡克人	3月 英国人	3月 锡克人	4月 英国人	4月 锡克人	5月 英国人	5月 锡克人	6月 英国人	6月 锡克人	7月 英国人	7月 锡克人	8月 英国人	8月 锡克人	9月 英国人	9月 锡克人
1. 目前兵力,即进行计算的兵力	3 585	313	3 488	293	3 516	292	3 473	291	3 378	290	3 346	298	3 415	289	3 416	289	3 565	288	3 667	288	3 688	318
2. 每月最后一日住院病人	206	25	244	29	282	12	241	10	217	9	201	14	164	11	259	10	283	13	321	13	189	10
3. 整月入院人数	484	36	402	62	472	40	356	23	311	17	301	31	282	29	451	27	675	30	508	29	359	16
4. 整月死亡人数	10	—	15	—	23	1	7	—	9	—	16	—	6	—	8	—	37	1	20	—	20	—
5. 兵力死亡率(按照人院人数计算或按照全年人数计算)	13.50 162.00	11.50 138.00	11.52 138.24	21.15 253.80	13.42 161.04	13.69 164.28	10.25 123.00	7.10 94.80	9.20 110.40	5.86 70.32	8.96 107.52	10.72 128.64	8.26 99.12	10.03 120.36	13.20 158.40	9.34 112.08	18.68 224.68	10.41 124.92	13.85 166.20	10.00 120.00	9.78 117.56	5.08 60.06

（续表）

	11月		12月		1月		2月		3月		4月		5月		6月		7月		8月		9月	
	英国人	锡克人	英国人	锡克人	英国人	锡克人	英国人	锡克人	英国人	锡克人	英国人	锡克人	英国人	锡克人	英国人	锡克人	英国人	锡克人	英国人	锡克人	英国人	锡克人
6. 每年兵力死亡率	3.12	—	5.16	—	7.80	4.08	2.40	—	3.12	—	5.64	—	2.04	—	2.77	—	12.36	4.08	6.48	—	5.48	—
7. 传染性疾病占总人院人数百分比	70.34	33.33	47.50	70.98	58.26	65.00	52.80	52.17	42.44	52.94	37.20	38.70	41.48	37.93	51.66	59.26	65.62	60.00	70.66	41.37	62.39	31.25
8. 每月最后一日传染性疾病患者比例	66.83	32.00	53.19	33.87	53.76	50.00	41.93	30.00	45.11	44.44	43.28	14.28	65.81	18.18	51.35	40.00	65.37	38.46	69.47	38.46	62.91	33.33
9. 因传染性疾病死亡人数占总死亡人数百分比	80.00	—	100.00	—	47.82	—	28.57	—	77.77	—	31.25	—	83.33	—	75.00	—	61.35	100.00	85.00	—	95.00	—
10. 行动中受伤人院人数	—	—	—	—	—	—	—	—	—	—	—	—	—	—	—	—	—	—	—	—	—	—

1860 年 11 月

	疾病	死亡人数	平均患病时长	病人平均年龄
英国人	卡他	1	未记录	未记录
	肝炎	1	未记录	未记录
	慢性痢疾	1	未记录	未记录
	腹泻	2	未记录	未记录
	总计	5		
锡克人	无			

1860 年 12 月

	疾病	死亡人数	平均患病时长	病人平均年龄
英国人	发热	5	17 天	31
	斑疹伤寒（天花）	2	8 天	23
	痢疾	6	28 天	27
	腹泻	1	38 天	25
	放纵（？）	1	—	23
	总计	15		
锡克人	无			

1861 年 1 月

	疾病	死亡人数	患病时长（天）	病人年龄
英国人	稽留热	3	18	26
	发热伤寒	2	15	30
	间歇热	2	7	29
	肺炎	5	12	25
	支气管炎	1	32	39
	急性肝炎	1	1	21
	慢性痢疾	3	63	26
	中风	1	1	29
	肺结核	2	27	28
	蜂窝组织炎	1	8	23
	震颤性谵妄	1	2	33
	酒精中毒	1	1	36
	总计	23		
锡克人		1		

1861 年 2 月

	疾病	死亡人数	患病时长（天）	病人年龄
英国人	稽留热	1	9	20
	天花	1	19	26
	肺炎	1	9	23
	肺结核	1	62	26
	慢性肝炎	1	56	30
	中风	1	6	32
	酒精中毒	1	发现时已死亡	33
	总计	7		
锡克人	无			

1861 年 3 月

	疾病	死亡人数	患病时长（天）	病人年龄
英国人	间歇热	1	2	28
	稽留热	1	69	42
	急性肝炎	1	7	37
	慢性痢疾	2	105	25
	腹泻	3	48	25
	癫痫	1	5	37
	总计	9		
锡克人	无			

1861 年 4 月

	疾病	死亡人数	患病时长（天）	病人年龄
英国人	稽留热	1	7	25
	肺炎	1	5	21
	肺结核	5	56	26
	支气管炎	2	72	34
	慢性心脏病	1	81	27
	慢性肝炎	1	45	30
	慢性痢疾	1	45	27
	腹泻	2	48	29
	震颤性谵妄	1	12	26
	破伤风	1	13	26
	总计	16		
锡克人	无			

1861 年 5 月

	疾病	死亡人数	患病时长（天）	病人年龄
英国人	稽留热	5	11	28
	肺结核	1	44	35
	总计	6		
锡克人	无			

1861 年 6 月

	疾病	死亡人数	患病时长（天）	病人年龄
英国人	稽留热	4	11	28
	急性痢疾	2	11	22
	慢性心脏病	2	突发	25
	总计	8		
锡克人	无			

1861 年 7 月

	疾病	死亡人数	患病时长（天）	病人年龄
英国人	稽留热	3	9	28
	发热后截肢	1	59	25
	痢疾	11	31	24
	腹泻	3	17	28
	霍乱	4	1	25
	中暑	15	2	28
	总计	37		
锡克人		1		

1861 年 8 月

	疾病	死亡人数	患病时长（天）	病人年龄
英国人	间歇热	1	15	32
	稽留热	1	12	30
	痢疾	10	28	26
	腹泻	3	6	26
	霍乱	2	1	23
	中暑	3	14	29
	总计	20		
锡克人	无			

天津部队中的致命疾病

1861 年 9 月

	疾病	死亡人数	患病时长（天）	病人年龄
英国人	发热	3	27	29
	肝炎	1	8	30
	痢疾	9	24	27
	霍乱	2	2	24
	腹泻	5	31	29
	总计	20①		
锡克人	无			

自 1860 年 11 月起以下类型官兵在天津的年入院率

月份	英国士兵	英国官员	锡克士兵
1860 年 11 月	161.28	138.24	138.00
1860 年 12 月	138.24	166.56	253.80
1861 年 1 月	161.40	201.00	164.28
1861 年 2 月	123.00	153.88	94.80

---

① 9 月转移的 101 名伤病员中，在最后上船之前，已有 5 人死亡。

月份	英国士兵	英国官员	锡克士兵
1861 年 3 月	110.70	117.60	70.32
1861 年 4 月	107.52	63.96	128.64
1861 年 5 月	99.00	100.68	120.36
1861 年 6 月	158.40	180.72	112.08
1861 年 7 月	224.16	212.16	124.92
1861 年 8 月	166.20	185.28	120.00
1861 年 9 月	117.36	103.20	60.36
十个月总数	1 490.62	1 653.34	1 387.50
据十一个月数据所得每年比例	135.51	150.30	126.13

乍一看，上面显示当期的染病率在黑人部队中最低，在英国士兵中较高，在官员中最高。然而根据相关理论研究，官员们应该保有最高的健康水平。

驻天津英国和锡克军队平均每日染病率

月份	英国人			锡克人		
	院内日百分比	岗外日百分比	无效日百分比	院内日百分比	岗外日百分比	无效日百分比
1860 年 11 月	无信息			无信息		
1860 年 12 月	5.13	未记录	5.13	6.48	未记录	6.48
1861 年 1 月	7.67	0.93	8.60	7.26	1.03	8.29
1861 年 2 月	7.37	0.48	7.85	3.78	1.03	4.81
1861 年 3 月	6.42	0.53	6.95	2.41	1.03	3.44
1861 年 4 月	6.36	0.29	6.65	4.49	0.69	5.18
1861 年 5 月	4.80	0.35	5.15	6.57	0.68	7.25
1861 年 6 月	6.58	0.49	7.07	4.49	0.69	5.18
1861 年 7 月	8.54	0.84	9.36	4.51	0.68	5.19
1861 年 8 月	8.64	0.98	9.62	5.90	0.69	6.59

（续表）

月份	英国人			锡克人		
	院内日百分比	岗外日百分比	无效日百分比	院内日百分比	岗外日百分比	无效日百分比
1861 年 9 月	7.89	0.65	8.54	3.77	0.62	4.39
（总计）	69.40	5.54	74.94	49.66	7.14	56.80
十个月平均数	6.94	0.55	7.49	4.96	0.71	5.68

这个附属表格以简明的方式展现了英国和锡克军队从 1860 年 11 月至 1861 年 9 月的住院率和死亡率。

月份	英国人		锡克人	
	年入院百分比	年死亡百分比	年入院百分比	年死亡百分比
11 月	161.28	3.12	138.00	—
12 月	138.24	5.16	258.00	—
1 月	161.40	7.80	164.28	4.08
2 月	123.00	2.40	94.80	—
3 月	110.40	3.12	70.32	—
4 月	107.52	5.64	128.64	—
5 月	99.00	2.041	120.36	—
6 月	158.40	2.77	112.08	—
7 月	224.16	12.36	124.92	4.08
8 月	166.20	6.48	120.00	—
9 月	117.36	6.48	00.36	—
总计	1 566.96	57.37	1 331.76	8.16
十一个月平均	142.45	5.21	121.07	0.74
推测十二个月	155.40	5.68	132.07	0.80

根据医院外科医生宾登从英国寄来的图表中，我可以继续分析如下数据：

月份	英国人		锡克人	
	年入院率	年死亡率	年入院率	年死亡率
10 月	118.08	2.41	无	无
11 月	105.00	1.29	无	无

再结合其他途径所得数据，得到被遣散部队的相关信息，罗列如下：

1	在 5 月	71
2	送至大沽换环境	70
3	在 9 月	101

没有锡克士兵真正被遣返。但有五至六人被认为不适合服役，其中有两人手掌及手腕被中国人严重损伤。此外，他们中还有被认为不适合服兵役的囚犯。

因此，为了给予最权威的数据分析的结果，我认为平均每天因疾病原因不适合服役的人数应为：英国人，5.49%；锡克人，2.68%。

	英国人	锡克人
表中所示年度入院率	155.43	—
死亡率	5.68	0.80
新增遣返比例	4.18	0.00

因此，我们认为驻扎在中国北部的军队的年损失比为 10.59%。

为了与其他地区的数据进行对比，我注意到在半岛战争中平均患病率为 21%。[①] 然而我们发现年龄在 15 至 25 岁的英国士兵中，即能够驻扎在天津的士兵群体中，年死亡率仅为 1%。在克里米亚，士兵因受伤而死亡的比重为 3%，因疾病而死亡的为 18%（这一数

————————

① 英格兰及我们的士兵。

据不包含被遣返的人）。

同时，为了进一步进行比较，我研究了那些我们伤亡比率最高的据点，如下表：

牙买加	6 至 13
白沙瓦	5 至 12
迪纳普耳	2 至 11
钦苏拉	2 至 14
威廉堡	3 至 8
达姆达姆	3 至 20
柏蓝波	6 至 9

通过对比这些数据，我们不得不承认在中国北部的损失完全谈不上惨重，尤其和其他我们的军队偶尔驻扎的据点相比。

我意识到，正如罗纳德·马丁先生所言，某一年的死亡率不能作为某一特定地区平均死亡率来进行参考。尽管如此，我仍然相信，这一数据具有一定代表性。这会给予我们一个关于军队损失的大体概念，指出我们军队各个级别的空缺，同时还体现出士兵伤残比例，以供将来相似的情境进行参考。

下面的表格并非没有意义，因为它显示了 1860 年一年中因死亡或因病退役而损失的兵力的比例。摘选表格中的报告确实包括了他们驻扎天津的部分时间，但是在此摘录只是为了进行比较，所以这就无关紧要了。

军团	兵力	死亡	因病退役	因疾病损失兵力比例
第十连队,皇家工程师	78	1	—	1.28
第三炮兵连,第十三皇家炮兵旅	202	12	3	7.42
第四炮兵连,第十三皇家炮兵旅	209	10	12	10.52
辎重队	250	16	5	8.40
第三十一军团	1 137	28	10	3.43

（续表）

军团	兵力	死亡	因病退役	因疾病损失兵力比例
第二营,第六十步枪队	816	56	30	10.53
第六十七军团	854	46	26	8.43
锡克人	310	53	16	21.63

上表所呈现的内容足够支持我们的分析。这些数字表明,在不同的部队之间,人们感染疾病的情况有十分显著的区别。因此,我们应该研究染病率究竟在何种程度上取决于每个兵种的特殊情况。

对于皇家工程师来说,统计数字太有限,我们无法得出任何结论。并且,这个部队相较于其他兵种来说,较少地暴露在致病环境之中。

第十三皇家炮兵旅第三炮兵连从孟买调至中国。调遣途中士兵们非常健康,但在5月,他们在香港东边的深水湾的小帐篷扎营期间,有2例死于肝炎。1例死于弛张热的侵袭,据称很大程度上是因为士兵们在登船北上的过程中遭遇的潮湿环境所致。据称,在孟买登船之前不久刚加入炮兵队的一批年轻士兵的患病率要低于老年士兵。据报道,该炮兵队驻扎中国北方期间,有1例死于虚弱和贫血。病理解剖显示病人没有明显的器质性病灶,这一点与我们在香港所见的病例一致。在驻扎在天津的大部分时间中,据说大规模暴发的疾病是腹泻和痢疾。

第十三皇家炮兵旅第四炮兵连来自马德拉斯。我们获悉在派往中国的旅程中,养马的甲板很热。有几位士兵据说感染了伤寒症,其中2人死亡。因此,他们不得不在新加坡停留,让所有的士兵及马匹下船,清空船舱并进行清理。当他们继续行程时,士兵们的健康状况有了明显好转。但是他们一到香港,就在深水湾扎营,一登陆就遭受弛张热和痢疾的侵袭,这些疾病被认为是暴露于临近稻田中所散发的恶气引起的。

辎重队主要由年轻士兵组成，他们直接从英国被派遣到中国。他们的任务使他们在最大程度上必需暴露在致病环境中。

第三十一军团从印度派来，其主要人员为老年士兵。在此次远征之前，他们并未经历过艰苦任务。然而，根据时任主治外科医师的记录，他们在中国北方染病及发病的症状与香港的病例极为相似。

第六十步兵团第二营的大部分成员为年轻士兵。他们最近在好望角驻扎，并在印度兵变中执行了一小部分任务。我们获悉这个部队中肆虐的疾病主要是腹泻和发热。间歇热的发生主要是那些在印度就已得病的士兵。关于稽留热，主治医师说在海滨一带，疾病的侵扰大多数是暂时的。越到内陆，尤其是在北京附近地区，疾病越为疯狂。关于腹泻是由多种原因导致的：1. 一部分人过度饮用当地的烧酒；2. 大量食用水果；3. 中国北方土地盐碱化导致水质污染；4. 士兵经常在潮湿的地面上睡觉。

第六十七团在此次任务前驻扎在广州。他们在那里就饱受发热困扰。在北上以前，他们的身体已经不堪重负。

1. 稽留热——2. 斑疹伤寒热——3. 间歇热——4. 恶性麻疹——5. 天花——6. 卡他和支气管炎——7. 肺炎——8. 肺结核——9. 心脏病和动脉瘤——10. 中毒——11. 震颤性谵妄——12. 癫痫——13. 破伤风——14. 中风——15. 昏迷——16. 中暑——17. 肝炎——18. 霍乱——19. 腹泻——20. 急性痢疾——21. 慢性痢疾——22. 慢性消化不良——23. 蜂窝组织炎

　　首先我必须声明，以下有关在天津死亡的士兵尸检表象的记录，均来源于当地医院的死亡登记册。而令我遗憾的是，这些记录在很多重要节点上信息缺失，另外在其他重要节点上对表象的描述语言也不够精确。但即便如此，我认为这些记录或许有助于我们了解疾病对身体的破坏；再补充一点，鉴于我们驻扎在天津，严重且致命的疾病在军队中蔓延，消耗了医疗官员们大量的时间和精力，但是除了有些方面尸检表象报告存在一些缺陷，不管从哪个方面讲，它们已经周备详尽。对此做如上评述，言归正传，下面是记录部分。

1. 稽留热

　　在该病引起的死亡病例的统计报告书，有 16 份尸检报告保存完好；由此我们获悉以下详情。

A. 大脑和脑膜的情况。

8 例报告未提及大脑和脑膜的表象。1 例据称大脑中叶和后叶内表面各发现一枚鸡蛋大小的血凝块（！）①；脑回之间有大量的弥散性积血。有 1 例脑底有大约 2 盎司浆液，并且渗出至软膜之下。1 例称大脑健康，除了脑膜下有少量浆液增多；此外侧脑室中也有少量带血浆液。有 1 例右侧颅骨有明显陈旧性骨折的痕迹。此侧大脑整个硬膜色泽暗淡，并不纯净；脑室中有粉红色的浆液；报告称这位死者身患致死疾病时的一个明显症状就是谵妄。1 例据称脑膜下大量浆液渗出，并有静脉充血。脑组织柔软。脑室有少量液体，脉络丛充血。有 1 例的报告简单记录了严重的脑膜下积液、静脉充血和脑室少量积水。有 1 例大脑的状态描述为健康；但是报告又做了补充，"脑后和脑底有不寻常量的液体"。1 例的脑底有浆液渗出；大脑纵裂两侧脑叶有轻微的粘连，但是（报告称）并非活动性炎症所致；小脑和大脑结合处的脑膜充血；脑本身苍白，表面血管充血。

B. 肺

在有肺和胸膜情况记录的 16 例报告中，有 1 例报告称双肺前部正常，后部轻微充血。1 例称双肺后部均与胸壁粘连，充血严重，充满泡沫状黏液。1 例报告称右侧胸膜有广泛炎症，胸膜腔内有渗出液和淋巴液；右肺有几个结节。1 例称有广泛陈旧性粘连，双肺后部充血，呈深紫红色，分布有深色斑点。1 例双肺后部均有

---

① 我应该声明，此处及之后他处的言论，如若出现含糊不清的情况，这不是我个人责任所致。这些言论摘选于根据死亡登记而为我准备的一份摘要，我情愿原样摘录，而不愿擅自修订，因为增删修订后的意义有可能和现在所摘录的文字同样含混不清。

充血，且呈深紫色。1 例左肺尖粘连，支气管壁增厚，管腔扩张。1 报告称左肺因陈旧性粘连紧紧地粘在一起，双肺前部皆为健康；而双肺后部均严重充血。1 例报告仅简单描述为双肺充血，双肺后部深色。另有 2 例报告称后部充血；有 1 例报告称后部重度充血。1 例右肺因陈旧性粘连而粘连；双肺后部呈深色、铅灰色，有些许充血。1 例左肺健康；右肺尖有白垩沉积物。1 例双肺皆健康。1 例右肺因陈旧性粘连而粘连，后部有充血，含有大量血清，总体呈深色；1 例双肺部无血色，肺尖呈浅红色；右肺大部分因陈旧性粘连而粘连。

C. 心脏

16 份报告有关于心脏的记录。其中 1 例报告称心脏肥大，瓣膜无损；右心室有血凝块。1 例心脏小，右心室内有一个松散的、脱色的血凝块。1 例据称心包膜内有少量渗出液，心脏肥厚，二尖瓣狭窄，左心室壁增厚。1 例据称心包膜内有两盎司积液，心脏无血色，肥厚，右心室扩大，二尖瓣轻微狭窄。1 例据称心脏健康，右心室有一巨大血凝块，左心室空无东西。1 例心脏小，右心室充满一纤维蛋白性凝块。1 例心脏有大量的脂肪沉积。1 例心脏松弛，血管充血，此外整体健康，右心室内有一小凝块。在 4 例心脏记录为健康。1 例心包膜内有约 3 盎司透明浆液，心脏质地松弛，心脏表面有脂肪沉积。1 例心脏大而松弛，心包膜内有约 1.5 盎司液体。1 例心脏松弛，表面附着大量脂肪，左心室离心性肥大。1 例心脏极度松弛，右心室有血液，心包膜内有少量浆液。

D. 胃

11 份报告中记录了胃的表象。其中 1 例胃已经收缩，黏膜有轻微炎症。1 例胃部有两三块深红色斑块。1 例胃黏膜有几处红色斑块。1 例胃黏膜表面有数处充血的红色斑块。1 例食管从喉头至胃部呈现暗红色。此份报告中进一步提到，胃切开时里面几乎为空，大静脉充满暗红色血液，四分之三的胃、尤其是胃大弯部分，因为小静脉充血变厚，呈树枝状。上述胃的大部分与下面健康的部分有一条分界线，有些地方界限清晰，有些地方呈粉红色弥散状，此处的黏膜色深、柔软、易被剥落（这种情况发生过剧烈呕吐，胃被急剧排空，胃快速耗竭）。在 1 例报告中，胃据称呈现暗灰色，但勉强算作健康。1 例胃偏大；胃大弯上的静脉充血。有 2 例胃被简单描述为"健康"。1 例胃显示有充血的迹象。1 例胃大弯上有一小块暗红色斑块。

E. 大肠

16 份报告中有关于大肠的描述。1 例大肠有溃疡迹象，有几个肿大的腺体。1 例大肠与周边脏器轻微粘连，黏膜健康。2 例大肠健康。1 例结肠下区和直肠的黏膜严重充血，升结肠和降结肠充血，布满暗红色斑块。1 例整个降结肠可见多处暗紫色斑块，升结肠和横结肠也有相似斑块，只是颜色稍浅。1 例大肠的外表面严重发炎，黏膜也有炎症斑块。1 例大肠挛缩，呈现灰绿色，肠壁增厚，黏膜全部病变，呈深红色，有暗色条带，分布着颗粒状渗出物；这些条带有炎症，溃疡的趋势。1 例大肠整体呈现粉红色。1 例大肠呈现浅灰色，无充血，整个表面嵌满一个个轻微肿大腺体，导管开口表现为一个黑点。1 例大肠的上区有大量的凸起溃疡，有些形成不久，有些显然是旧疾所致。这些溃疡布满几乎整个大肠，但是越往下区，数量越少，溃疡越小。1 例部分大肠呈浅灰色，其余部分呈酒红色，黏膜表面有污浊的渗出物，可见几处浅表性溃疡。1 例大面积的溃疡布满整个大肠，部分大肠因沉积变厚，厚度已达四分之一英寸。1 例整个大肠有充血斑块；有些呈深红色，有些呈蓝黑色。1 例据称大肠黏膜整体健康，只是升结肠头部和直肠有些许泛红。1例整个大肠总体呈现粉红色，显示黏膜病变和溃疡正在愈合，病变最严重的部位在直肠。

F. 小肠

16份报告记录了小肠的表象，其中我们发现有1例小肠下段约12英尺长存在丘疹，许多有溃疡。1例小肠下段粘连，盘曲的小肠之间也互相粘连，因为压迫太严重，肠道堵塞。1例记录为健康。1例回肠有几处轻微炎症。1例小肠下段有一些微小的丘疹，有些白色，其他呈红色，有炎症。派尔斑也很明显，呈现暗红色。1例到处有斑块，小丘疹带黑色小点。1例黏膜有不少充血斑，小肠上段健康，下段可见丘疹，靠近回盲瓣段变红、发炎。1例整个小肠下段呈现粉红色，靠近盲肠处，颜色变深，且斑块明显。此处也有大量白色的丘疹。1例从十二指肠开始往下，肠道呈现浅灰色，嵌满了白色的丘疹，靠近回盲瓣处增多。一两处派尔斑显示充血严重。1例整段小肠都布满白色小点，像图钉头大小；派尔斑突起，颜色发暗。1例整段小肠都布满苔藓状的丘疹。1例小肠勉强算作健康，但是到处都有明显病变的腺体，尽管程度不算重。1例回肠远端有约6英寸长的一段有最近发炎的痕迹，黏膜增厚。1例派尔斑明显可见。1例小肠大部分都树状结构，程度不一，到处散布着半透明的丘疹。1例小肠有一些红色斑块和许多苔藓状丘疹。

G. 肝脏

记录了肝脏情况的报告有16份，我们可知其中一份提及肝脏增大，表面有颗粒，与腹壁和结肠有粘连，粘连处有一脓肿破裂，从而形成许多小脓肿。1例增大，有颗粒，表面有几处黄斑。1例记录显示肝增大，充血，脂肪多。1例颇大，有黄斑浸润。1例肝脏表面散布黄点。一例报告称肝"正常"。1例上部和外侧表面粘连，其他各方面健康。1 例肝脏暗淡，无充血。1 例表象健康；大血管内充满静脉血，胆囊充满稀薄的深色胆汁。有 2 例"健康"。1 例比正常的大，暗淡，表面有"蜡色"斑，质地均匀。1 例增大很多，暗淡，肝小叶界限清晰。1 例简单称肝脏增大，暗棕色。1 例据称增大，但是健康；胆囊充满胆汁。1 例肝脏被描述为增大，结构坚实，暗淡，呈槟榔状，内有黄色沉淀物。

H. 肾脏

16 例因稽留热致死的病例中提及了肾脏。从中可知，有 1 例报告称肾脏颜色暗淡，有白色小点。1 例报告称颜色暗淡。1 例报告称肾脏增大，脂肪多。1 例报告称肾脏暗淡，脂肪多。1 例报告中的描述为，双肾皆增大，但是总体健康。1 例凸缘有一小包囊，内有液体，双肾皮质均比正常厚。有 4 例报告中肾脏被描述为健康。有 1 例肾脏切起来粗糙，表面有轻微的颗粒。1 例肾脏小，皮质和实质颜色暗淡。1 例肾充盈，无充血，实质颜色暗淡，有弥漫性沉淀物，皮质和其余组织的界线模糊。1 例双肾增大，但状态健康。1 例色深，有充血。1 例报告称肾脏过大，坚实，皮质中有沉淀。

I. 脾脏

16 例稽留热病例报告中有脾脏的尸检，以下是关于脾脏描述的概括，即：1 例脾脏小而厚实。1 例充血，增大，色泽比正常深。1 例充血，易碎。1 例相当柔软。1 例非常易碎。1 例小。1 例只有正常的一半大小，表面褶皱。1 例轻微充血。1 例颇小。1 例健康，但颇大。1 例既无充血也无增大，呈栗色。1 例增大、柔软。2 例健康。1 例增大至自身两倍，易碎。1 例过度坚实。

2. 斑疹伤寒热

死于该病的人中只有两例的报告中有脏器情况的描述，但其描述绝非尽如人意。其中没有关于大脑和脑膜的记录，其他脏器的记录如下——

B. 肺

1 例右肺粘连，慢性肝样变，左肺受压迫。另 1 例胸膜大面积粘连，双肺充血。

C. 心脏

1 例报告中，心脏被描述为变大、多脂肪，呈现出左心室扩张性肥厚有一个"纤维蛋白凝块"。1 例心脏多脂肪，除此之外则健康。

D. 胃

1 例胃与周围器官粘连。1 例胃受到压迫，并被肝脏占位，胃内有血液。

E. 大肠

只有 1 例记录了大肠的情况，大肠通过假膜与腹壁粘连。

F. 小肠的情况只有 1 例有记录。这份报告称小肠内有一些血液；腹腔壁、肠系膜和网膜上都有脂肪。

G. 肝脏在 1 例中增大很多，一处切面显示早期"槟榔"化的表现。另 1 例显著增大、脂肪多。

H. 肾脏在 1 例中双侧均增大、不规则、嵌入一团团假膜中。另 1 例报告没有提及肾脏状况。

I. 脾脏仅有 1 例记录了表象，增大，不规则。

3. 间歇热

仅有 2 例死于间歇热的有尸检表象记录，而报告的情况很不尽如人意。从中我们发现——

A. 大脑及其充血情况：大脑表象未记录。

B. 肺及其充血情况。

1 例报告中，双肺描述为大而肥厚，充满胸腔，绝对没有肺气肿引起的无张力性膨胀。1 例左肺完全肝样变，右肺后面高度充血；肺内腔室充满液体。

C. 心脏

从 1 例报告我们可知，心脏整体肥大，如此之大，使其更像公牛的心脏，而非人的心脏。另外 1 例心脏健康。

D. 胃：未提及。

E. 大肠

在提及大肠检验的 1 例报告中，大肠被描述为健康，但是偏大，有隆起。

F. 小肠

小肠的情况也只有一份报告中有，描述与大肠相同：健康，但是偏大，有隆起。

G. 肝脏

1 例中肝脏增大，但没有脂肪。另 1 例中，肝脏增大、易碎、充血、呈槟榔样。

H. 肾脏

1 例中肾脏仅为正常的一半大小。1 例正常。

I. 脾脏

1 例脾脏增大。1 例健康。

4. 恶性麻疹

记录中有一人因此丧命。从病史看，这更可能实际上是一种恶性天花，病人还没有完全出疹就已经死亡；抑或因为病人可能本身有坏血病，该病就呈现为出血症，例如在印度有这样特殊体质的人就会得此病。不过遗憾的是，这位病人的尸检表象记录残缺不全。根据上文已经采用的器官顺序，我们发现 B. 肺部的描述为"后部充血"，其余则健康。

E. 大肠

大肠内表面附着一层黏稠的血液。

F. 小肠

小肠内表面也附着一层黏稠的血液，有一些即将溃烂的小点。

这例报告中，我们可知，死者这个身体和大腿上布满深色凸起疹子，前额的右侧弥漫深色充血，左右腕背有巨大水疱，向上延伸到手臂，向下延伸到手背。

5. 天花

仅有一例因天花致死病人的死后表象有记录。从中可知，B. 肺的表象为：双肺前缘气肿，后部充血，致其硬如肝样变。双肺可见小的沉淀物，大小如豌豆。

D. 胃

胀气，内有绿色不透明液体。

E. 大肠

升结肠健康，其余全部有病变，有多处乳白色分泌物斑块。

F. 小肠

报告称"健康，外观看颜色可能发白"。

G. 肝脏

相当大。看起来健康，但过于坚实，切开时有软骨的感觉。

H. 肾脏

记录称既坚实又硬，皮质暗淡，有颗粒。

I. 脾脏

扁平，坚实，有肉质感。

6. 卡他和支气管炎

因此致命、主要脏器尸检表象有记录的病例有 6 份。根据上文已经采用的顺序，描述如下：

B. 肺

1 例左侧胸膜描述为全部粘连，肺部因旧疾而萎缩、肝样变。右肺尖有急性炎症，且部分实变。1 例左肺前面粘连；分离胸膜时发现胸膜腔内有大量脓液，因为脓液挤压，破坏了肺部的细胞组织；右肺健康。1 例左侧胸膜腔充满血凝块；右肺肺尖有部分粘连；双肺其余则健康。1 例左侧胸膜粘连；肺部充满带血浆液；左肺后部有黏稠脓液积聚。1 例右侧支气管充满脓液，右肺布满结节。左肺粘连，且有两个火鸡蛋大小的空腔，部分充满脓液。（显然这是 1 例真正的结核病病例）。1 例左胸膜内充满液体，压迫整个肺，除了顶端，但顶端已因结核性沉积而实变；右肺健康。

C. 心脏

1 例心脏描述为正常。1 例心脏脂肪多，且因心室肥大而变大。1 例中在主动脉弓和降主动脉结合处可见一开口，呈缝隙状，周长为 2 英寸，边缘光滑，与嵌于左肺上叶的一个囊包相通，囊包破裂后流入肺部上、下叶支气管之间的裂隙，继而流入胸膜腔。（显然，病人死于主动脉瘤破裂。）1 例心脏的状态被描述为"暗淡、增大、松弛"；右侧扩张，左侧肥大。1 例心脏萎缩严重，颜色暗淡。

D. 胃

仅有 3 例提及胃。2 例胃健康。1 例胃容易撕裂，呈灰色。

E. 大肠

5 例提及大肠的情况，其中 3 例健康。1 例部分大肠有炎症，肠系膜上的腺体增大，有结节。1 例大肠表面覆盖一层油脂。

F. 小肠

仅有 5 例报告提及小肠的状况。其中 3 例健康。1 例覆盖小肠的腹膜下有空气，状如大疱。1 例颜色暗淡，腺体轻微肿大。

G. 肝脏

有 6 例记录了肝脏情况，其中 1 例健康。1 例肝脏显著增大，左叶有脓疱。1 例肝脏增大，表面不规则。1 例增大变硬，切割时破碎，表面有斑点，分成几个小叶。1 例肝脏小、暗淡。1 例切割时有沙砾感，嵌有白色小颗粒。

H. 肾脏

有 3 例记录肾脏健康。1 例轻微增大，皮质多脂，肾小管发炎，挤压时有脓液渗出。1 例双肾小，暗淡。

I. 脾脏

1 例记录为健康。1 例颜色深，既不柔软也不易碎。1 例脾脏小。1 例脾脏是正常大小的 4 倍，实质中有脓液。

7. 肺炎

肺炎致死的病人中，保留了 7 人的尸检表象记录。从中我们获悉以下内容：

A. 大脑

大脑情况未记录。

B. 肺

7 例中，1 例左肺后部呈坏疽状态；右肺呈现肺炎早期症状。1 例支气管内膜充血；左肺底严重充血，非常易碎，但并无真正的肝样变；右肺前面和下面状况相同。1 例右肺与胸腔壁紧紧粘连，左肺实变，以至于"像肝脏一样"。1 例左肺肝样变。1 例左侧胸膜有粘连；肺部充血。1 例小支气管内充满脓液，右肺充盈带血泡沫样液体，散发恶臭，布满结节；左肺情况相似，但是结节数量更多，且有破裂。1 例右肺与胸腔壁粘连，肝样变；左肺充血。

C. 心脏

在 7 例有心脏状况记录的报告中，1 例据称心脏健康。1 例轻微增大，心包内有 10 盎司液体。1 例心脏略微增大，但是健康；右心室内有一纤维蛋白凝块。1 例心脏显著增大。1 例心包内有 10 盎司脓液，心脏表面粗糙，包裹着一层纤维蛋白，心内膜充血蔓延至大血管，无沉淀。1 例心脏增大，暗淡、肥厚，瓣膜健康。1 例两个心室都充满纤维蛋白凝块。

D. 胃

仅有 2 例报告提及胃的状况，且均为健康。

E. 大肠

在 6 例提及大肠的报告中，有 1 例大肠下段有旧病表象。3 例大肠健康。1 例大肠的外表呈贫血状态。1 例大肠有发炎的迹象，增厚，但无溃疡。

F. 小肠

6 例报告记录了小肠的表象，其中 4 例健康。1 例小肠外表苍白。1 例派尔斑增大，但无溃疡。

G. 肝脏

在提及肝脏状况的 7 例报告中，2 例健康。1 例肝脏增大，但实质仍然健康。1 例肝脏增大，但是脂肪不多。1 例肝脏比正常大，呈现槟榔状。1 例增大，肝脏小叶壁上有白色沉淀物。1 例肝脏右叶轻微增大，其实质弥散浅黄色斑块。

H. 肾脏

5 例报告似乎检验了肾脏，从中可知，1 例肾脏增大，除此之外一切健康。1 例肾脏的管腔部分因皮质侵蚀而受损。1 例肾脏健康。1 例肾脏增大，皮质增厚，颜色比自然状态浅。1 例有充血症状但是健康。

I. 脾脏

有 5 例报告提及脾脏的状况。其中 2 例健康。1 例易碎，增大至正常的两倍。1 例增大，质地较正常的坚实。1 例缩小且有粘连现象。

8. 肺结核

死于肺结核的病人中有 8 例记录了尸检情况，从中我们可知以下器官的状况：

B. 肺

1 例双侧肺尖均与胸腔壁粘连；左肺的实质健康；右肺实质散布着结节和充满脓液的脓腔。1 例左侧胸膜有陈旧性粘连现象；肺实质健康，右肺上叶散布着结节。1 例双肺均与胸膜有陈旧性粘连，且均有充满脓液的脓腔。1 例右肺健康，左肺与胸腔壁粘连，切开时，里部坏疽，且有强烈的恶臭。1 例右肺粘连，且有一巨大空腔几乎占据了大部分实质，且几乎充满了脓液；左肺尖有轻微充血，除此则健康。1 例据称双肺的上部紧紧粘连，双肺上叶皆因结节沉积而实变。1 例右肺因结节沉积而实变之外，还有少量小空腔；左肺的上面部分同样有实变，但是下面部分健康。1 例右侧胸膜紧紧粘连；右肺尖有空腔，空腔内充满黏稠的脓液，右肺布满结节；左肺的结节呈软化状态。

C. 心脏

从 6 例提及心脏状况的报告中，我们可知 2 例心脏健康。1 例心脏小，松弛。1 例心脏暗淡，且松弛。1 例显示心包有多处陈旧粘连，心包内有两盎司积液。心脏表面较正常状态有大量的脂肪。1 例简单记录为心脏小。

D. 胃

4 例提及胃的表象，其中 3 例据称健康。1 例 "健康，胃内空"。

E. 大肠

3 例记录显示大肠健康。1 例大肠黏膜增厚，有发炎的迹象，但是无溃疡。1 例据称大肠因胀气而膨胀，内含少量污浊物质。1 例大肠暗淡缺血。1 例大肠表面布满铅灰色和泛红的斑块，除此则健康。1 例大肠有的发灰，散布红色的斑块，最大的有六便士硬币大，肠系膜上的腺体增大。

F. 小肠

2 例报告显示小肠健康。1 例小肠因胀气严重扩张，肠腔空。1 例小肠暗淡，缺血。1 例空肠和回肠上有许多小溃疡。1 例据称小肠内有深色液体，可见数个小溃疡，有一圈圆形增厚边缘，同时有一些红点或丘疹正发展成溃疡。1 例派尔斑发炎，黏膜变薄。

G. 肝脏

1 例肝脏记录为健康。1 例肝脏增大，呈现槟榔样。1 例肝脏大幅度增大，暗淡，质地柔软。1 例暗淡易碎。1 例暗淡，且呈现槟榔样。1 例稍微充血，颜色杂，坚实。1 例大小正常，颜色明亮，表面颜色杂乱，看上去有颗粒，过度坚实，切割起来粗糙。

H. 肾脏

4 例据称双肾健康。1 例皮质相当窄，此外则健康。1 例双肾过度暗淡，且有浅黄色沉淀物。1 例皮质增厚。

I. 脾脏

2 例记录脾脏健康。1 例脾脏小但是健康。1 例增大且易碎。1 例脾脏小，呈现脏巧克力色，凝块状。1 例呈红色巧克力色。1 例暗淡，增大。1 例增大，有结节沉积。

9. 心脏病

死亡登记册中，有 1 例因心脏病丧命，我们发现其尸检表象记录如下：

B. 肺

左肺尖粘连，右肺尖粘连；右肺尖有一厚壁空腔；同样右肺内有白垩色沉淀物。

C. 心脏

心脏比正常的更大，颜色更浅；右心室显著扩张，室壁萎缩，十分柔软松弛；左心室增大，室壁增厚；瓣膜健康；半月瓣发红，延伸至主动脉。

D. 胃

胃黏膜易剥离，且柔软。

E. 小肠

呈现浅褐色，派尔斑充血发炎。

F. 肝脏：充血。

G. 肾脏：充血。

H. 脾脏：充血。

主动脉瘤：以上记录中有 1 例因此死亡。表象如下：

B. 双肺上部与胸腔壁粘连，且因结节沉积而实变。

C. 心脏

偏大，但是健康；有一个动脉瘤，可以容纳一品脱液体的体积，累及主动脉的三分之二，内含有序排列的纤维蛋白和沉积不久的淋巴。

G. 肝脏：增大很多，充盈。

H. 肾脏：健康。

I. 脾脏：健康

10. 中毒

在尸检表象记录中有 3 例因中毒死亡。从中我们发现以下情况：

A. 大脑

1 例的记录称表象只有大脑萎缩，静脉内的血液发黑，颅底有约 12 盎司的浆液；脑膜色泽如珍珠，脑膜下有坚实的浆液渗出。

B. 肺

1 例气管内有胃的内容物；右肺健康，只是肺尖有一些瘢痕；左肺充血。1 例双肺除前面部分以外全部充血，且内含大量浆液；后部不透气。1 例左肺支气管内有大量黑色黏稠液体，口腔和鼻腔充满呕吐物，双肺严重充血。

C. 心脏

1 例健康。1 例表面覆盖一层脂肪，右心壁薄，腔室扩大，实质多脂肪。

D. 胃

1 例健康。

E. 大肠

1 例健康。1 例肠道腺体突起，且有不透明乳白色扁平丘疹。

F. 小肠

1 例离回盲瓣 3 英寸处的腺体呈上述乳白色。1 例健康。

G. 肝脏

2 例肝脏健康。1 例肝脏增大，色深，脂肪多。

H. 肾脏

1 例肾脏健康。1 例肾脏表面覆盖一层厚厚的脂肪，实质多脂。

I. 脾脏

1 例脾脏坚实，颜色深。1 例脾脏是正常尺寸的两倍，颜色深。

11. 震颤性谵妄

有 2 例震颤性谵妄有尸检表象记录，记录如下：

A. 大脑

1 例蛛网膜间有相当多的浆液渗出，右半球情况比左半球严重。

B. 肺

1 例右肺情况糟糕复杂，组织有脓液浸润，左肺实变。1 例右肺后部和底部实变；左肺实变，且其前面整个与胸膜的肋骨部分粘连。

C. 心脏

1 例心脏增大，脂肪多。心包内有 4 盎司积液。

D. 胃

1 例健康。

E. 大肠

2 例均为健康。

F. 小肠

2 例均为健康。

G. 肝脏

2 例肝脏均显著增大，组织内有浅黄色沉淀物（2 例表象的描述十分相似，值得注意。）

H. 肾脏

1 例健康。1 例暗淡，含有与肝脏内相似的沉淀物。

I. 脾脏

1 例健康。

12. 癫痫

1 例因癫痫丧命，其所见尸检表象如下：

A. 大脑

大脑内外皆有相当程度的充血；"坚硬，就像在酒里泡过一样"。

B. 肺

右肺与胸腔壁粘连，充满粟粒状结节，结节开始化脓；左肺病状相似。

C. 心脏

肥大，扩张，外部有脂肪积聚。

E. 大肠

健康，只是直径缩小。

F. 小肠：健康。

G. 肝脏

明显增大，充血；实质明显有大量的脂肪积聚。

H. 肾脏："脂肪多"。

I. 脾脏

比正常的大，实质易碎。

13. 破伤风

这里病人吃尽苦头，但很遗憾，其尸检表象记录少之又少。现存资料仅有大脑和腹部。大脑与脊柱无异常，腹部绷紧鼓胀。局部表象包括左侧胫骨紧挨膝盖下方有一伤口；可见骨头已坏死，周围比正常的更加柔软、湿润。骨头里有少量的脓液，左侧坐骨神经附近血管比正常情况多。

14. 中风

仅 1 例因中风丧命的病人有尸检表象记录，表象记录如下：

A. 大脑

蛛网膜间可见大量的动脉血凝块；血管高度充血，静脉和动脉均有；前叶内有溢血。

B. 肺部

健康，有轻微的充血。

C. 心脏：健康。

D. 胃：健康。

E. 大肠：健康。

F. 小肠：健康。

G. 肝脏

显著增大，表面斑驳，非常易碎。

15. 昏迷

死亡登记册上，有 1 人因此丧命。其尸检表象记录如下：

A. 大脑

无充血；左脑室内有少量浆液，右脑室内充满浆液；脉络丛发红，颅底的脑膜也泛红。

B. 肺

表面斑驳，暗淡，呈暗蓝色；无充血。

C. 心脏

相当松弛，表面有脂肪，心室内无血块或凝血。

D. 胃

有浅红色斑点。

E. 大肠

表面有灰蓝色的点，丘疹布满肠道，且散布一个个大腺体；无溃疡。

F. 小肠

表面整体泛红，切开时可见弥散的白色丘疹，派尔斑相当清晰，明显病变。

G. 肝脏

无增大；表面斑驳，内有黄色沉淀物。

I. 脾脏

正常大小，切割时感觉相当坚实，肉样感。

16. 中暑

有 11 人确认因中暑致死，在死亡登记册中有尸检表象记录；根据其概述，具体情况总结如下：

A. 大脑

1 例据称头皮上浅表的血管充血，大脑中的静脉亦有充血；脑室内有少量的浆液，颅底发现大量浆液。1 例硬脑膜和大脑表面的血管充血；每个半球的颅顶蛛网膜下都有浆液，外观如淋巴；脑实质无充血，脑室内和蛛网膜下腔均有少量带血浆液。1 例剥离头皮

时有大量血液流出；大脑表面血管严重充血，似乎即将破裂；大脑轻微充血；侧脑室内有带血的浆液。1例头皮的血管充血，大脑静脉亦有充血；脑室内有少量浆液，颅底有大量浆液。1例脑内血管总体无充血，脑膜下有渗出液，脉络丛暗淡，脑室内几乎充满浆液；覆盖两个半球的脑膜泛红，且有点状充血，充血处脑膜增厚。1例脑膜（蛛网膜?）下和颅底有大量的渗出液。脉络丛暗淡、有水肿；右脑室内有带血浆液。1例头皮血管充血，大脑血管也充血；脑室内发现少量浆液，颅底有大量浆液。1例头皮充血，脑室和颅底有液体。1例据称大脑的血管轻微充血，侧脑室内有少量浆液。

B. 肺

有10例报告记录了肺的表象，从中我们获悉，1例双肺严重充血。1例肺的后部轻微充血，此外则健康。1例双肺后部严重充血，且有大量泡沫样浆液。2例仅提及肺的后部充血。1例后部严重充血。1例据称双肺的后部和上部充血，且颜色发暗。1例双肺均充血，触感湿软。1例双肺描述为严重充血，此外则健康。1例肺后部充血，充满泡沫状血液。

C. 心脏

有10例提及心脏的状况。1例心脏暗淡，松弛。1例心脏内部充满深色没有凝结的血液；右心室壁大幅增厚，瓣膜健康。1例心脏相当松弛，表面有沉淀物，心室壁薄，瓣膜健康。1例健康，只有表面有脂肪；右心室和右心房内充满深色血液，左侧相对较空，心包膜内的浆液多于正常。1例心脏大且松弛，心包膜内有大约12盎司透明液体。1例据称健康，几乎为空。1例心包膜内有约3盎司浆液，此外则健康。1例心脏颇大，颜色暗淡。1例据称心包膜内有少量液体，心脏健康。1例心脏描述为过度松弛，外表有脂肪积聚，内空。

D. 胃

3 例胃为充血状态。2 例健康。1 例胃切开时，在食管口周围，沿着胃小弯一直到幽门口呈现深紫红色，看上去像天鹅绒一样柔软光滑；食管也相当红。原报告此处有一脚注，解释了胃中观察到的这种深紫红色的原因，极有可能是因为服用巴豆油的作用所致。1 例据称胃内似乎有水和某种白酒。1 例据称胃黏膜发红，像天鹅绒一样柔软光滑。

E. 大肠

8 例大肠描述为健康。1 例据称大肠内几乎为空；盲肠呈现与胃中所观察的状态相同，深紫红色，像天鹅绒一样柔软光滑，此外还有大量白色尖头丘疹。这些丘疹稀疏布满整个所剩大肠，其他方面大肠正常。1 例升结肠和降结肠呈现深灰色；一个个腺体清晰，肠壁增厚，黏膜易分离。1 例升结肠的下段与腹部粘连，显然已经很久了；黏膜大部分发暗，此外则健康。

F. 小肠

7 例小肠描述为健康。1 例描述为整个小肠都明显暗淡，距离回盲瓣 1 英尺处有溃疡，六便士硬币大小，界限清晰，显然时间已久，除此之外健康。1 例描述为健康，但是紧接着写道"所有的器官都很热"。1 例至回盲瓣 9 英寸以外健康；从此处到回盲瓣之间可见一些边缘隆起的小溃疡。1 例据称小肠大部分都过度暗淡，回肠下段 3 至 15 英寸的长度有暗红色斑块。

G. 肝脏

此器官的状态记录如下：1 例肝脏充血，大小正常，胆囊扩张，胆汁暗淡。1 例肝脏大，呈槟榔样。2 例健康。1 例严重充血，表面有一些白色斑块。1 例肝脏颇大，呈现暗棕绿色，胆囊内充满胆汁。1 例肝脏颇大，外表如槟榔，切时感觉坚韧。1 例无充血，表面明显可见黄色小结和沉淀物。1 例记录为增大很多，外表如槟榔，胆囊内充满胆汁。1 例严重充血。

H. 肾脏

3 例肾脏健康。1 例双肾颇大，呈分叶状，结构明显健康。1 例健康，但有充血。1 例无充血，皮质暗淡，呈现衰老状态。1 例充血。

I. 脾脏

4 例脾脏状态健康。1 例大小正常，相当坚实。1 例大小正常，坚实，肉样，有白点。1 例充血。

17. 肝炎

"死亡登记册"中，仅记录了 4 例死于肝炎。以下为他们的尸检表象：

B. 肺

1 例一些气管内充满泡沫状带血黏液。双肺严重充血，右肺尖有一些结节。1 例小支气管内充满脓液，左肺尖内有一空腔。1 例右肺尖记录有轻度粘连，双肺后部均严重充血。1 例据称双肺健康，左胸膜后部粘连。

C. 心脏

1 例心脏正常，表面覆盖脂肪。1 例心脏描述为萎缩至正常的一半大小，二尖瓣收缩。1 例简单提到心脏表面覆盖脂肪。

D. 胃

仅有 1 例提及胃的表象，据称胃小，但是外观正常。

E. 大肠

1 例据称大肠严重紧缩，靠近盲肠处的一块黏膜发炎。其余肠道柔软、增厚。1 例大肠暗淡。1 例盲肠和结肠上段可见溃疡，余下肠道也有溃疡，程度不严重，乙状结肠弯曲处也发现一处穿孔。（因此，显而易见致命疾病实际上是痢疾）。

F. 小肠

1 例简单记录网膜上有脂肪。1 例肠道健康。1 例颜色暗淡。1 例派尔斑发炎。

G. 肝脏

有 4 例记录了肝脏的情况，可知 1 例中肝脏增大至正常的两倍大小，外表呈现亮红色，里面颜色暗淡，质地有颗粒。1 例肝脏描述为轻微增大，脂肪多。1 例肝右叶充血，比正常的大，但是不易碎。1 例肝脏增大很多，非常暗淡，后部有一个大脓肿，已经穿透膈肌，进入肺里。很遗憾，我对记录者对此例描述的精准不敢恭维。因为在其报告中，当描述双肺的表象时，并未提及双肺被穿透，虽然在这里对肝脏的描述中，很显然双肺被肝脓肿穿透。

H. 肾脏

报告显示，1 例双肾增大至正常的两倍大小。1 例脂肪很多。1 例暗淡缺血，增大很多，尤其是左肾，左肾还发现两颗小结石。1 例肾脏增大，暗淡，皮质增厚很多。

I. 脾脏

1 例据称脾脏是正常的四倍大小，呈暗紫色。1 例大小正常，但是易碎。

18. 霍乱

"死亡登记册"记录了 1 例死于该病，其尸检表象记录如下：

B. 肺：健康。

C. 心脏：松弛，暗淡。

D. 胃：轻微充血。

E. 大肠：健康。

F. 小肠

严重病变；一个个腺体看起来像煮熟的西米粒，派尔斑增厚。无须多言，就这份简单记录而言，其所提供信息的价值微乎其微。不管此份记录，还是其他一些记录，在进行尸检时，一些卫生官员们应该更加仔细细心，对此我们只能表示遗憾。

19. 腹泻

只有 9 例死于腹泻的人有尸检表象记录，但是这些记录均远远未尽人意。只要报告中有记录，各种脏器的状态如下：

A. 大脑

仅 1 例死于霍乱引起的腹泻的报告中提及大脑的状态。颅底有1.5 盎司浆液，脑室内也充满浆液。

B. 肺

4 例报告记录了肺的状态。1 例据称健康，只是肺底有一些充血。1 例双肺的前部有肺气肿，后部充血且肝样变，有一些结节弥散。1 例右胸膜有几处粘连，右肺后部一小部分肉质变；左肺后部也有充血现象。2 例双肺部分健康。1 例右肺有陈旧性粘连；左肺整个实质弥散结节，并且开始软化。1 例双肺与胸腔壁粘连，肝样变且有脓液浸润。1 例据称双肺皆粘连；左肺尖有一个陈旧性空腔，实质弥散结节；此外，双肺都胀满草莓色泡沫样液体。1 例双肺后部和肺尖紧紧粘连，有肉质感，不规则萎缩，实质内有一些小空腔。

C. 心脏

心脏表象有记录的报告中，1 例心包膜与心脏表面有陈旧性粘连。1 例心包膜内有 3 盎司浆液；心脏本身健康。1 例心脏简单描述为"多脂肪"。1 例"健康"。1 例"偏小"。1 例偏小，右心室萎缩，且与心包膜紧密粘连。1 例右心室内记录有 1 个无色凝块。左心房瓣膜增厚，且边缘增生。

D. 胃

根据报告 1 例胃为健康。1 例据称胃黏膜的颜色发灰，胃内有深色恶臭液体。1 例胃黏膜十分黯淡，胃大弯处有乳白色小颗粒，按压后排空，随即消失。

E. 大肠

1 例大肠黏膜呈现暗蓝色，无溃疡。1 例整个大肠表面描述为病态，且变粗糙，总体发红，一些地方暗灰色，靠近肛门处有环形溃疡。1 例结肠左曲以下 4 英寸左右位置有最近发炎的症状，此处还有缩窄，肠道几乎消失。1 例盲肠扩张至自身的两倍大小；外膜变薄，整个大肠充血；整个大肠弥散比图钉头大的黑点。1 例大肠被简单描述为发炎。1 例整个大肠弥散黑色隆起，隆起下面可见许多小溃疡；黑色隆起似乎是血凝块变质后形成的，将其除去之后下面可见一个小溃疡；直肠增厚，无溃疡。1 例整个大肠严重病变；盲肠有 3 处穿孔，横结肠 1 处穿孔，直肠 1 处穿孔；穿孔周围有许多沉淀物，且增厚。1 例肠黏膜呈黑色，整个弥散陈旧的粘连。

F. 小肠

1 例小肠记录为健康，只是腺体轻微肿大。1 例派尔斑发生溃疡。1 例除小肠下段 6 英尺以外均健康；这 6 英尺呈砖红色。1 例小肠下段发炎有溃疡，黏膜呈灰色。1 例下段有 1.5 英尺有充血现象，此外则健康。1 例下段的三分之一有严重的炎症；有数个紫红色斑块环绕整个小肠，累及 1.5 英尺长。我们可知 1 例小肠健康，只是靠近大肠的部分呈充血表象。1 例健康，只是离盲肠 3 英寸处有白色沉淀物，呈煮熟的西米状。1例回盲瓣周围有数个明显斑块，因有沉淀物而增厚；余下的小肠颜色非常暗淡。

G. 肝脏

2例报告中肝脏健康。1例肝脏严重增大，呈槟榔状。1例显著增大，非常柔韧，呈浅黄色，脂肪多。1例肥大。1例比正常的大，实质有浅色沉淀物浸润。1例肝脏增大很多，表面有比正常部分颜色更白的斑块。解剖时柔软，有白色渗出物积聚，充满小叶间隙。1例肝脏暗淡，整个肝脏弥散着颜色鲜艳的沉淀物。

H. 肾脏

2例报告显示此器官健康。1例双肾大，多脂肪，右肾表面有结节样增生。1例皮质"相当狭窄"，此外则健康。1例双肾暗淡，显然是由于白色沉淀物所致；皮质增厚。1例据称双肾暗淡；皮质增厚至约1寸厚；髓质发白。1例双肾小，但是健康。

I. 脾脏

1例脾脏增大很多。1例增大，柔软，易碎；颜色比正常深。1例健康。1例脾脏增大且柔软。1例整个脾脏表面有粘连。

20. 急性痢疾

"死亡登记册"中有9人录于该病下面。以下概括了这些死者的不同脏器表象：

B. 肺

3例报告中，肺为健康。1例右肺前部粘连，双肺轻微充血。1例双肺肺部罕见的完全没有充血症状。1例双肺严重充血，且均与胸腔壁有陈旧的、牢固的粘连。1例双肺健康，但是没有血液。1例双肺轻微充血，后部呈紫色。1例健康，只是后部有轻微充血。

C. 心脏

在记录了心脏表象的报告中，1 例据称心脏小且暗淡，外面有脂肪积聚，瓣膜健康，心包内有 2 盎司液体，心包膜无炎症迹象。1 例心脏健康，但是松弛；心室空。1 例心脏暗淡，非常松弛；右心室内有一很大的无色凝块；左心室内有一些黏稠的血液。1 例心脏相当暗淡，偏大，松弛；心包内有半盎司液体。1 例心脏被描述为健康。1 例心脏小，健康；心室内有一些血液。1 例心脏松弛；心包内可见大量浆液，心脏表面有脂肪积聚。1 例心脏描述为松弛，右心室内有一较大的无色凝块；左心室有深色血液。1 例心脏暗淡，松弛。

D. 胃

从胃的状况记录中，我们可知 1 例胃黏膜轻微发红，胃内含有黄色胆汁。2 例胃健康。1 例胃发红，但并不是急症也不是炎症所致。1 例胃部有深紫色点状和条状斑，胆囊内有像胆汁一样的液体。

E. 大肠

1 例整个大肠都有溃疡，大小从豌豆大到直径 1 英寸都有，各种程度都有。许多溃疡的边缘都增厚，虽然有些溃疡深，但都没有穿透肠道。1 例大肠在盲肠和乙状结肠的弯曲处非常牢固的粘连，用力撕才能分开；整个大肠内外均呈黑色，盲肠头部、乙状结肠的弯曲处和直肠处均有坏死的溃疡。1 例大肠与周围结构轻微的粘连，盲肠和升结肠有不少坏死的溃疡；其余大肠颜色发暗，但溃疡数量没有那么多。1 例整个大肠被描述为全是病变。盲肠和直肠处的溃疡非常大，肠道增厚很多。1 例肠道内有大量的白色沉淀物，肠臂增厚，溃疡数量多。1 例整个大肠有病变，直肠和肛门处尤为严重，这两处增厚很多且溃疡严重。余下大肠溃疡没有如此严重，但是呈李子的暗红色。1 例整个大肠被描述为全是病变，有 3 处大的穿孔；肠外膜因白色沉淀物增厚；溃疡呈现不规则锯齿状，显然处于慢性状态。1 例肠道内有黏稠的带血物质；整个表面有炎症，颜色深；结肠增厚相当多；溃疡的范围没有这种疾病通常情况下多；溃疡显见，界限清晰。1 例大肠因间质沉淀而增厚，且有多处大溃疡。

F. 小肠

1 例整个小肠都病变迹象，派尔斑和一个个腺体发炎增大。1 例记录显示派尔斑增大，有几处轻微充血，除此之外小肠健康。1 例派尔斑被描述为显眼，小肠无充血或炎症。2 例据称健康。1 例距离回盲瓣 2 英尺处的派尔斑发红，黏膜"偶见"同样的发红情况。1 例除了临近回盲瓣几英寸的小肠，其余描述为全部健康。1 例肠道有大量乳白色黏液。1 例据称派尔斑增大，增厚，比通常明显。

G. 肝脏

就肝脏状况，从记录中我们可知，1 例增大，比正常的暗淡，表面有发白斑块，斑块比周围组织柔软，使其有油腻感。1 例肝脏大，暗淡，无充血；表面有黄色斑块，轻微侵入实质，实质因为相似沉淀物而颜色不均。1 例据称此脏器颜色浅。1 例肝脏相当大，颜色暗淡。1 例肝脏增大，因发白的沉淀物而颜色暗淡；可见白色条带，解剖时柔软，比别地方有更多的沉淀物。1 例肝脏延伸到肋骨和胸口下方，达 3 英寸宽。肝脏中嵌有小脓肿，靠近表面处尤其多。1 例肝脏增大很多，前面粘连，整体颜色暗淡。此外，肝脏上还有 4 个脓肿，每个脓肿内有大约 10 盎司的脓液，恶臭；实质内可见白色条带状沉淀物，质软。1 例肝脏增大，整个实质弥散颜色明亮的沉淀物，胆囊内充满深色胆汁。1 例肝脏被描述为"增大、圆球状"（？），表面的白色沉淀物导致颜色暗淡，而且完全掩盖了原来的小叶状外观。

H. 肾

1 例双肾被描述为比正常的暗淡，皮质增厚（半英寸），肾小囊易剥离。1 例双肾勉强健康，皮质因浅色沉淀物渗出而显暗淡。1 例双肾据称健康，但是颜色很浅。1 例双肾大，"暗淡，发白"，皮质增厚很多。1 例双肾颜色发暗；右肾内发现一个结石，其余则健康。1 例双肾很大，暗淡，有白色沉淀物，与肝脏中的沉淀物相似。1 例双肾颇大，实质中有与上一例描述相同的沉淀物。1 例双肾轻微充血，皮质增厚很多，实质暗淡。

I. 脾脏

1 例脾脏较正常的小，质地更硬。1 例部分有陈旧性粘连，大小正常，切割时感觉坚硬且粗糙。1 例颇小，坚实，有肉质感。1 例"非常的小"。1 例轻微增大。1 例大小正常，过度坚实，嵌有白色小点。1 例脾脏被描述为相当坚实。1 例增大，柔软。

21. 慢性痢疾

15 例死于慢性痢疾的尸检表象得到记录。以下为表象描述的概况：

B. 肺

11 例报告中提及肺的情况；从中我们可知，1 例右肺轻微充血，右侧胸膜有炎症和粘连。1 例双肺的后部呈紫色，部分实变，易破碎。3 例健康。1 例左肺肺尖处粘连；实质有结节，处于软化状态，肺的余下部分弥散粟粒样结节；右肺充血。1 例双肺的前部均健康，后部充血，有肺炎的小斑块。1 例双肺健康，颜色有一点深。1 例右肺上部因为与胸膜形成结核性粘连而有实变，左肺的上叶有孤立的结节。1 例左肺后部呈酒红色，内有不少浆液；右侧的胸膜腔有液体；肺尖粘连，部分萎陷。1 例左肺的后部实变，其中散在一块块结节；右肺紧紧粘连，肺尖可见白垩色结节状沉淀物。

C. 心脏

11 例报告中记录了心脏的情况，其中 1 例心脏被描述为松弛。1 例相当松弛，右心室因有一个坚实的凝块而膨大。1 例健康。1 例心包内有约 10 盎司积液；心脏增大，松弛；瓣膜健康。1 例心脏比正常的小。1 例被简单描述为"小"。1 例脂肪多、萎缩。1 例心脏小，萎缩，几乎为空。1 例心脏小，萎缩，松弛。1 例松弛，心室空。1 例暗淡，萎缩，外表有脂肪积聚。

D. 胃

遗憾的是，关于胃的记录十分不全，我们仅仅可知，1 例胃静脉充血，另有 2 例健康。

E. 大肠

1 例大肠的状态被描述为"易碎"。1 例有轻微的粘连；包膜易碎，无增厚；有一些不规则的小溃疡。1 例盲肠和横结肠有不同程度的溃疡；其余大肠增厚，收缩；黏膜增厚，呈病态，表面像"擦掉皮"一样。1 例这个结肠都有病变，有许多不规则的小溃疡。1 例黏膜整体发红，呈发炎状态，黏膜不规则隆起，形成一个个"小岛"。1 例大肠起始处可见陈旧性溃疡。1 例记录显示大肠病变严重，靠近盲肠的黏膜几乎完全被溃疡破坏。1 例大肠相当"易碎"，除了盲肠头部位均收缩；无溃疡，但是黏膜粗糙，增厚，颜色灰暗。1 例有一块块的溃疡和炎症。1 例大肠至横结肠一半处都有扩张，从这里开始收缩颇多；无充血，黏膜总体健康。1 例从盲肠至直肠段溃疡严重。1 例升结肠和横结肠的黏膜暗淡，降结肠颜色变深，且有红点和蓝色斑块，其中有小溃疡。1 例有很多被黑色沉淀物覆盖的大斑块，更确切地说，黏膜变了颜色，出现边缘清晰的数个溃疡。

F. 小肠

我们从记录获悉 1 例小肠"易碎"。靠近回盲瓣的派尔斑可见。1 例距离幽门 6 英寸处可见一些明显的丘疹。1 例部分回肠被粘连住；整个小肠道健康。根据报告 1 例小肠健康，只是回肠下半段轻微发红，有一个小溃疡。1 例简单记录为"回肠下段发紫"。1 例派尔斑呈管状，凸起。1 例回肠下段 3 英尺长严重病变（溃疡），腹膜腔内有 1 夸脱浆液。1 例小肠健康，只是回肠下段有约 7 英寸长发红，发炎。1 例有多处大块的炎症，还有多处溃疡。1 例小肠有点粉红色，黏膜上有凸起的丘疹。1 例回肠末端可见不规则的小溃疡。1 例小肠外表面呈灰色，距离回盲瓣 3 英尺处有两个微红的斑块；还有一处小溃疡。1 例记录显示派尔斑发炎，软化。

G. 肝脏

13 例报告中提及肝脏的状况，由此我们发现如下表象：

1 例轻微的增大，有硬化。1 例右叶的上部有一个巨大的脓肿。1 例肝脏增大颇多，切割时感觉坚韧，外表多颗粒。2 例管道周围有致密的白色组织，胆囊充满黏稠的胆汁。1 例肝脏轻微增大，在深色肝样斑块周围有黄色的沉淀物，使肝脏表面看起来呈颗粒状。1 例肝脏粘连，增大，严重充血。1 例增大，槟榔状外观清晰。1 例健康。1 例简单描述为比通常的小。1 例增大，呈槟榔状。1 例无增大，坚实、肉质感。1 例除了增大之外，其余健康。1 例增大，暗淡，有颗粒。1 例轻微增大，脂肪多。

H. 肾

双肾的情况记录如下：

1 例双肾有些增大，暗淡，有颗粒。1 例健康。1 例健康，但是小。1 例皮质部分狭窄；其余健康。1 例据称皮质增厚很多，颜色暗淡。1例双肾增大，过分坚实，切割时根据坚韧，有些颗粒状。1例双肾正常。1例皮质部分非常狭窄，左肾增大。1例双肾颜色被描述为非常暗淡；皮质的厚度为半英寸。

I. 脾脏

就脾脏的情况而言，我们获悉有8例有相关信息，即为如下信息：

2例脾脏被描述为"自然状态"。1例脾脏未增大，但坚实，肉质感。1例正常大小，与胰腺粘连。1例"健康"。1例小，肉质感。1例小，健康。1例仅有正常的一半大小，颜色深。

为了比较孟加拉和天津两地死于痢疾的病人的尸检表象，我们绘制了以下图表。关于此表，只需说明一点，有关印度的资料都选自马丁的作品《热带气候》第527—529页[①]；而有关天津的资料，则来源于综合医院[②]所保存的"死亡登记册"。

	孟加拉的痢疾				天津的痢疾			
	急性		慢性		急性		慢性	
	160例欧洲士兵	百分比	55例欧洲士兵	百分比	9例英国士兵	百分比	18例英国士兵	百分比
肝脓肿	21	13.12	6	10.90	2	22.22	1	7.69
肝肿大	40	25.00	5	9.09	8	88.88	7	53.84
肝饱胀	4	2.50	—		—		1	7.69
肝缩小	7	4.37	8	14.54	—		1	7.69

---

① 这里的马丁即第54页的罗纳德·马丁。1856年，他重写了当时著名的有关热带地区疾病的专著《热带气候的影响》（*Influence of Tropical Climates*）即这里所说的《热带气候》，原著作者是詹姆斯·约翰逊（James Johnson）。——译者注

② 这里的综合医院（General Hospital）应指1860年11月16日成立的随军医院。作者在该书第十章第二段提到过它的成立。——译者注

（续表）

	孟加拉的痢疾				天津的痢疾			
	急性		慢性		急性		慢性	
	160 例 欧洲 士兵	百分比	55 例 欧洲 士兵	百分比	9 例 英国 士兵	百分比	18 例 英国 士兵	百分比
肝颜色苍白	26	16.25	11	20.00	7	77.77	1	7.69
肝颗粒状	22	13.75	—	—			5	38.46
肝软化	12	7.50	1	1.85	1	11.11	1	7.69
肝硬化	5	3.12	4	7.27	—	—	2	15.38
肝瘢痕	3	1.87	1	1.85			—	—
肠道								
大肠溃疡	160	100.00	50	90.90	9	100.00	9	69.22
大肠穿孔	8	5.00	1	1.85	1	11.11	没有 记录	没有 记录
回盲瓣溃疡和破坏	3	1.87	—	—	—	—		

22. 慢性消化不良

死亡登记册中有 1 例死于慢性痢疾。以下为其尸检表象：

B. 肺：健康。

C. 心脏：健康。

D. 胃

胃随处可见轻微的发红；坚实，有褶皱。

E. 大肠

整个大肠发红；黏膜增厚，有溃疡；"显然是慢性的"。

F. 小肠

肠系膜腺体增大，小肠严重充血，整个回肠多管状结构，腺体斑块上尤为如此。

G. 肝脏

增大，有颗粒，呈现黄色。

H. 双肾"颜色暗淡"。

I. 脾脏

大小正常；与胃部轻微粘连。

23. 蜂窝组织炎

记录中有 1 例死于该病。以下为其尸检表象：

B. 肺

右肺尖粘连；双肺其余则健康。

C. 心脏：增大，心室肥大。

D. 胃：健康。

E. 大肠：健康。

F. 小肠：健康。

G. 肝脏

增大；呈槟榔样变性；无脓液积聚。

H. 肾脏：健康。

I. 脾脏：健康。

这例报告中有一备注写道"距骨和跟骨之间有脓液。距骨后面骨膜剥蚀。其周围的软组织呈腐烂状。脚和腿变色；踝关节两侧均有 1 个开口；腿部有 2 个开口。"

第十二章
中国的医院

一家为中国病人而建的医院——疾病的评述——恐水症——破伤风——我们的
俘虏和中国人的俘虏——医院和传教

1月初，我们开设了一家接收中国病人的医院。我们认为建立这家医院的裨益颇多，不仅给那些身患疾病或者身有外伤者带来福惠，还在于其更加长远的影响。尽管我们军队凭借军事占领驻扎此地，既然战事已经结束，我们希望当地人能在我们的医院得到救治。我们热切希望当地人能享受欧洲科学所带来的福惠；我们还相信，通过我方热心于医院事业的人员与当地人的交往，当地人对我们的既有观念能有所改观，对我们产生更多好感，而目前为止他们对我们的观念是官吏和高官灌输的结果。设立医院的想法最初是由笔者提出的；除此之外，与其他热心人士相比，笔者对医院的巨大成功所做的贡献，要说有，也是微乎其微。建立医院的想法提出不久，数名军官就干劲十足开始行动了。很快筹集了一笔数目不菲的款项，一个军团的医务人员也同意担当医生的职责，就这样，筹建工作很快全面展开。

医院的名声迅速传播开来。大量的男病人为了治疗各种眼疾蜂拥而至，不仅有来自本城的，还有来自相对较远地区的，因为如前所述，很多人都得眼疾。没过多久，大量的妇女也开始来看病了。英国人的手术给病人带来福惠显然迅速得到了病人的充分认可。最初，地方官对此并没有真正在意。很有可能出于自身的原因，他们不愿意此时表现出直接的反对；而且有这么多的患者获得了极大的好处，除非受到直接胁迫，他们也不愿意打消前来医院就诊的念头，或是停止向亲朋好友推荐。在我与医院接触的时间里，中国北方人的一些典型性格和一些特征显露了出来，这些特质对于本书并非没有记录价值。

手术显然是最受我们病人赏识和信任的医疗科别。但是他们认为，欧洲人所奉行的医学远远比不上他们自己的大夫采用的那套体系。他们认为，所有肉体病痛的根源都与以下原因有关："龙"的力量，或者说"阴和阳"，而在"道"家的理念中，这些术语代表了万物萌生中的阴阳两种要素。他们的治疗方法皆基于这些离奇的学说、符文、咒语，当地人所用的歪门邪道的疗法在别处有述及，构成了他们现在使用的主要疗法；而这一切没有一点得到我们的医学体系的承认，于是，在他们看来，我们的医学体系建立在完全错误的原理基础之上。但是，他们也不至于顽固到认为咒语可以让断手断脚愈合，或者认为符文可以如同英国外科医生手里的手术刀一样有效，除去身体和四肢上的病变组织。

他们对手术疼痛的忍耐力叹为观止。通常在进行大范围手术前，会给病人使用氯仿，这种神奇药物的神奇效力立刻吸引了所有见证者的注意力，并得到他们的崇拜；经过两三人的口口相传后，这种药物甚至被描述为效力超强，在他们看来如果可能的话，其效力超越了龙的力量。

手术时大多数病人不使用氯仿，除非手术时间意外延长，病人们既不哭喊，也不畏缩。有些甚至不会攥紧拳头或者咬紧牙关，当用手术刀切开肌肉，用锯子切割、钳子分离或凿子凿开骨头时，他们躺在手术台上一动不动。

这很有可能是因为中国人的神经系统不如欧洲人的敏感。这仅仅是种推测；但即便是事实，仍然不足以解释他们身上所见的那种面对疼痛时的无所谓；因此，这很大程度上归功于道德训练。中国人从很小的时候就被教导要忍受身体的疼痛和生活本身。他们从小就被灌输了对自己要严酷的观念，渐渐的这就成了天性；这种灌输卓有成效。一次，我甚至看到当一个病人的手术在一步步推进时，旁边的人和亲戚们谈笑风生。还有一次，一个病人刚动完手术，从手术台被转移到了紧邻的病床，他看着手术刀刺入下一位病人的身体，血液从颤抖的肌肉里淌出，竟然露出了微笑，仿佛正在享受对方的痛苦。

除了这些性格之外，中国人绝非忘恩负义。一些人表示外科医生恩深义重，能让那些靠他们赡养的人重拾健康；患病时，他们也不缺彼此的善待或者关照。当病倒时，兄弟间能够互相照顾，这种情况我在任何所谓的文明国家从未见过。由此看来，中国人的性格中固然有许多让人反感之处，但是他们也有一些挽回颜面的美德。

医院建成不久之后，有一点成了明摆的事实：有时候男性病患对同一病房的女性非常粗鲁，情况如此严重，导致后来大量的女性病患离开，即使留下来的，也是一边哭，一边忙着准备离开。现在暴露出来的事实是，男性无法理解我们出于什么样的动机把最好的病房分配给女性住。他们毫不顾忌地提出想要住女性的病房；而且悄悄地说"她们住哪儿都行"，比如还会有点嘲弄般地再加一句"不过就是个女人而已"。在此之前，我们的所见所闻已经足以让我们确信，中国女人地位低下。这只是再一次印证了这个丑恶的现实。

动过手术的病人认为他们因为手术很自然把医院当成了家。下午或者傍晚，他们呼朋唤友，很习惯地聚集在医院的院子里，而院子里用草席搭了一个凉棚，更好地给他们遮挡刺眼的阳光和暴晒。

医院的管理人员还在凉棚下放置了一张桌子、几把椅子、几把凳子和几把长凳；每个造访的人都手持小烟管，而烟管是中国人的随身携带之物；桌上摆上几个小茶杯，一个大茶壶，茶壶从不拿开，传着倒茶，人们抽着淡烟，喝着味道更淡的清茶，谈天说地，对感兴趣的话题侃上个把小时；让我们热情希望他们不要用那些充满敌意的话对我们这些"蛮夷"说三道四，而这些话他们最近才习惯使用。

总体来说，医院的建立是一个很大的"功绩"。从中受益的当地人数以千计，其中除了极少，绝大多数人对医院给自己的福惠感恩戴德。

在此期间，我们自然有机会看到一个中国妇女长期受习俗制约，因缠脚而变形的脚，很难想出世上还有比这更难看的东西。依我们看，脚的大部分被完全破坏，其形状看起来丑陋、畸形。4 根小脚趾被拗折至脚底心，本来的足弓被人为隆起，脚的大部分蜷缩至原来是脚背和脚踝所在的位置。缠足的人只能靠脚后跟和大脚趾尖支撑走路。大部分缠足妇女的腿就这样都被废掉了，不过肯定不是完全没用了；英语中所指的"脚踝"已经"消失了"；在我们的观念中，"金莲"（即缠足后的人造小脚）不仅本身就很丑，而且让拥有它的人走起路来像传说中的森林之神萨梯一样。

在这里我就不便花大篇幅讨论在这家医院里留意到的病人。但是有一个例子值得一说，因为它不仅是一种可怕的、但好在罕见的疾病的例证，而且也给那些爱狗人士对一种叫作"京巴"的狗的危险性警示，因为这种狗很有可能在英国流行起来。

8 月下旬，一名强壮的中国人因患恐水症被送往医院。他是 2 个月前被一条小京巴狗咬伤的 3 个人之一。其余 2 人在被咬 5 天后死于恐水症。他只是在入院前一天才有症状发作，这种可怕疾病的最初症状是吞咽困难，而他是那天早上想喝水的时候发现的。虽然被狗咬伤的地方已经完全愈合，但是大拇指处还是留下了醒目的牙印；牙印处没有任何疼痛或者不适。上午，病人的胸口发生十分严重的强直性痉挛；一看到水、甚至想到水都会引发这种痉挛，即使是最微弱的风都能叫他抽搐不止。他的面部表情痛苦而焦虑，眼睛发直；此时他的神智还未受损。到了夜晚，病情进一步发展到令人不忍直视的地步。刚才他从医院里出来，沿街狂奔。发狂过程中还咬伤了两位企图去拦他的苦力的手，咬人之后似乎兴奋难抑，遂倒在地上抽搐。当他躺倒时，人们就用绳子将他捆住，捆好之后带回医院。我在医院再次见到他时大约是晚上 10 点，他仍然被绳子死死的捆住。他的面部表情狂躁，嘴角满是黏液；下巴上下摆动，似乎在做咬的动作；每隔几秒或者几分钟，他就会用汉语惊呼"快跑，快跑"，然后马上失去自我控制，接着就是一阵剧烈的痉挛，发作过程中冲着空想的仇敌破口大骂，并企图咬住垫在头下的枕头。当时他被放在铺在院子里的旗子上，因为大家都不敢把他搬进病房。看到他遭受这种可怕的痛苦，有人建议在他嘴里放一些冰块可能会让他舒适一些。这个建议当时是用汉语说的，当听到有人提到冰，好像引起了一阵抽搐，比之前的发作都厉害。尽管双手双脚被反绑在一起，但在肌肉强烈的抽搐下，他数次翻滚折腾，直到墙根，不能再往前滚动，他的腾挪就此打住，但他仍然不停用头猛烈撞墙，直到过了一会儿，抽搐似乎平息。抽搐发作的间隙越来越短，程度却越来越深剧烈；在短暂的间隙，他的神志仍然清醒，但是此刻脸部表情依然狂躁、兴奋。

第二天早上，他的抽搐症状明显减轻，但神志开始下降，呼吸困难，呼吸时断时续；牙关紧闭，状如破伤风的症状；中午以前，他筋疲力尽，气数已尽，一命呜呼。

另有一个案例也值得记述，病人因为创伤而感染了破伤风，但是没有死亡。那是一个强壮的当地人，四十岁上下，一辆满载的本地马车的一个车轮从他的脚上碾过，导致大脚趾和趾骨复合性粉碎性骨折。受伤的大脚趾实施了截断手术，并且仔细清除了骨头碎片。没过多久，病人就出现了严重的破伤风症状，起初病情只限于受伤的一侧，后来发展到累及全身。

医院的负责人兰普瑞医生尝试了所有常规的破伤风治疗方法，用了一种换另一种，但是效果都一般。病情时不时发作，持续了几天，病人的体力明显耗尽。于是给病人用了氯仿，重新打开伤口，寻找骨头碎片；并且发现了一小块碎片，马上取出，麻醉效力过后，就规劝病人吸食鸦片，尽管他起初对鸦片恐惧至极，因为之前从未抽过。过了片刻，鸦片开始起效了，在其镇静效力的作用下，他就跟别的鸦片吸食者一样，暂时陷入了昏睡；当部分意识恢复之后，破伤风症状又出现了。于是再让病人吸食鸦片，如此反复吸食持续了大约 20 天（因为遗失了部分笔记，这是我尽全力回忆的结果）。整件事情最有意思的地方在于，病情发作逐渐减少，直到最后不再复发；但是病人面部、下巴和脖子处的肌肉很长一段时间里都绷得很紧，甚为奇特，而且病人对鸦片上瘾严重，费了很大力气、下了很大决心才戒掉这个习惯。

虽然该医院为当地人所设，但在治疗的人中，有一些是满族士兵，他们在战斗中受了不同程度的伤，在克灵顿爵士①的主张下，他们被军队押解到医院。他们都被子弹击中，严重受伤，如果没有英国医生至少 6 个月的精心照料，恐怕早就丧命了。在我们的综合医院中，他们可以接受与我们英国病人相同标准的治疗，而后来被转移到专门收治当地人的医院以后，还得以继续享受之前的特权和照顾。他们床上用品充裕，衣服暖和，伙食配给与士兵相同；他们还有很多额外的待遇，特别是红酒和啤酒，随便饮用，没有限量。因为这些人对享乐没有种族偏见，他们很快就喜好上了"Bass"和"Allsop"酒，仿佛他们天生就是撒克逊人。最后他们的伤病痊愈，认为足够健康，可以回归家庭了。当我们宣布这一消息时，他们并没有露出我们所期望的喜悦之情；显然他们更享受落在我们这些蛮夷手中所得到的照应，而不愿回归满人和蒙古人中继续过那种"苦日子"。但是，大约在 4 月中旬，他们被遣散到北京。我们募集了一笔钱，数目可观，分配给了他们。这些囚犯将会有礼有节地移交给当地官府，以便他们有机会将我们对待战俘的方式和他们对待我们那些落入他们之手的不幸同胞的方式做个对比。

然而我们很快发现，对于这些满族士兵，中国政府的想法和我们英国政府在相似情形下的想法迥然不同。他们拒绝接收这些满族士兵，或者拒绝与他们有任何牵连；他们说，这些人在战斗中倒下，就被视作已经阵亡；因此，这些士兵已经正式宣告死亡；而在中国"繁文缛节"的体制中，没有死而复生、重回岗位的先例。

让我们拿我们对待这些战俘的方式和中国政府对待落入他们手中的我方战俘的方式做个简单比较；为此，我将转述一些检查被中

---

① 克灵顿（Sir James Hope Grant, 1808—1875），英国陆军军官。1842 年来华，曾参加攻占镇江的战役。1860 年英法联军占领北京时，他是英国陆军司令。——编者注

国俘房的英国士兵的境遇时所做的笔记，那时我的记忆新鲜生动。1 月份我拜访了印度锡克军队医院，我得到了一个机会为 3 位战俘中的 2 人做伤情检查。他们都被绳子捆绑过，关进监狱，如今仍然没法履行士兵的职责。

我亲自检查了两人的手腕和脚踝。这两个地方都有明显的伤痕，手腕处尤其严重；一位士兵手腕处的伤痕至少有 2 英寸宽，这么可怕的伤痕上还叠加了一道伤痕，虽然程度要小许多；结果导致手的功能严重受损。

我询问了这些士兵被俘时的残酷遭遇。据他们回忆，被俘后的前 8 天，没有给他们吃一口饭，喝一滴水。前 4 天的痛苦最重，被俘之后他们立刻被捆住，还在手腕处的绳子上浇水，让绳子扎得更紧。捆绑他们的特殊方式如下：首先双手交叉置于后背，在此姿势下被绳子绑住；双腿从膝盖处往后背弯曲；脚踝和手腕被捆在一起；然后他们脸朝下被扔在地上，再没有人管了。

8 天之后，中国人开始定时给他们吃东西，用筷子把食物喂到他们嘴里。根据他们的讲述，刚刚过了 4 天，就有英国同伴在这种折磨下首先出现精神错乱，然后神志不清，最后一死解脱。

大约同一时期在拜访法国医院的时候，我经同意检查了一名同样在被中国人俘房期间受到摧残的士兵，他的伤情与那些印度锡克士兵身上所见的一模一样；根据他的讲述，他所遭受的折磨从各方面来说，都与我刚才所记述的我们的那几位印度士兵的遭遇完全吻合。

最近的一次军事活动中，我们的一些同胞落入了中国人的手中，他们的悲惨命运让我们联系到之前发生的情况。以下的描述来自费恩骑兵团的医疗报告。报告写道："9 月 18 日投降的军人中只有 9 人返回；1 名欧洲的副官和 8 名男子死于虐待和饥饿"。

逃脱者的描述中充满了他们所受野蛮遭遇的各种可怕的细节。似乎是被捕的第二天，俘虏们的手先被反绑在背后，然后再把双脚用类似的方式和手捆绑在一起；4、5个人被塞进容纳2人才不觉得拥挤的马车里，马车连夜奔驰在颠簸的山路上。第二天早上抵达中国防御站，俘虏们依然像之前一样捆绑着被扔进又小又脏的房间，然后脖子上被戴上沉重的铁链。

头几天，几乎没有给他们吃任何食物，却给俘虏喝滚烫的水，还在手腕的绳子上浇冷水，使其绑得更紧。他们向看守求助，讨要食物和水，换来的却是一顿拳打脚踢。

以上的描述出自一位受虐俘虏之口，但我也只是正式转述了他们所遭受痛苦的一部分，让读者自行体会这些描述给他们的感受。

医院的"贵宾"之一是罗马天主教在北京地区的主教，他的个人经历也很有意思。在北京城，罗马天主教教堂在200多年前就有了，但是在中国政府的命令下，教堂在27年前关闭了，自此以后开始对教徒进行迫害。主教不顾自身的危险处境，在信徒的保护下继续留在中国首都；北京被联军占领后，他亲自主持，庄重地重启了关闭许久的天主教堂，由此感到了极大的满足。如今的协议允许各国宗教信仰自由。

这位德高望重的老主教如今已被召回巴黎，开始四处游历；由于长期穿中国服装、说中国话，他如今看起来跟中国人没什么两样。但是细心的人会发现，他的行为举止仍然有西方人的特征；金色的项链上的十字架吊坠，也透露出他的神职身份。

在最后作总结之前，如果我赘述几句医院与传教之间的联系可能并非完全不合时宜。在此，我无须申明，我们建立的这所医院与任何宗教派别无关。我们不在乎病人持何种信仰或有何种迷信思想，我们只关心他们是否生病，或者是否因身体伤残而受苦。我承认一些传教士确实设法走进了这所医院，而我们希望他们的造访并未取得什么成效。但是基于我在医院里观察到的情况以及从医院里能说中文的同胞那里获悉的消息，我确信，要是把这家为救治中国人而建立的医院作为传教手段，让当地的中国人皈依基督教，这注定不会成功。

通过手术，通过引入我们所掌握的其他任何科学技术，我们为推广我们的哲学和宗教铺平了道路；但是当一个本地人因疾病缠身或身遭不测而无能为力之时，当他认为被送进医院只是为了治好疾病之时，如果我们却竭力劝导他转变信仰，在他及其同胞的眼中，他很像是被利用了。我充分了解我所触碰的话题之敏感性。和其他一些话题一样，对于宗教，每个人都有坚持自己观点的权利；在我表达我的观点时，毫无疑问，我的读者也可以有不同的想法，这无可厚非。

第十三章
长崎

把长崎作为中国服役的英国军队疗养地的可行性评述

皇家炮艇"斯莱尼"号正在顺流而下，马力全开，吐着蒸汽。站在甲板上极目远眺，眼前的景致使我感到前所未有的愉悦。透过双筒望远镜，我们最后一次深情地望向那座再脏不过的中国城市——天津。

起航那天（10月10日）诸事顺利；空气凉爽宜人，天上云彩恰到好处，使得阳光也不至于晃眼。一晚过后，室外温度降到了45℉。早上8点气温为55℉，湿球温度同时显示为49℉；因此从气象的角度来看，早上的气候不只是"温和"，甚至有些凉爽。

能从一个可憎的地方"返航"，无论对于公职人员还是普通人士，都是职业生涯里鲜有的享受。哎！这个臭名昭彰的地方啊，极少让它的寄居者带着健康的身体欢欢喜喜地离开，甚至失去了离开能力；得以享受返航的大多数人，是那些体质侥幸未受严重损害的。

幸好船上的人大部分身体健康，我也是其中之一，但是一种奇怪的恐惧感笼罩着我们，似乎我们有可能会被强迫回到身后那个越来越模糊不清的地方。没有电报，首都一切平安，即使有事，报告里也都是"和平和平"的字眼。天津上空没有烟火升起，说明那儿没有突然变成一片火海；事实上，我们的恐惧无缘无故，但是恐惧确实存在；实际上，我们运气太好，成为现实几乎不大可能；真费了一番功夫我们才完全反应过来，我们返航了，千真万确、毫无疑问。

"斯莱尼"号也像是捉弄我们的恐惧，时不时径直闯入白河软烂的浅滩，甚至在更为蜿蜒曲折处一度搁浅。这怪不得"斯莱尼"号；白河狭窄，水流湍急，浪高水急，像打开了水阀一般。虽然这种情况只有几分钟，但一想到有可能搁浅，不得不再次从陆地回到天津，我们就不禁打了个冷战。

但可怕的事情没有发生。相反，我们沿河而下的航行非常顺利。当天晚上天色尚早，在如今著名的大沽要塞，我们登上了停泊在此的皇家海军舰艇"伏尔甘"号。

为等"伏尔甘"号做好起航准备，我们又停留了数日。最后在14日的早晨，终于看见了蒸汽冒出，螺旋桨转了起来，锚被收起，我们又起航了。我起身去看舰艇启动，顺便环顾了这个被我描述为服役期间去过的最可憎的地方。

"伏尔甘"号据说装载的煤燃料不足，撑不到香港，这让船上的人们都很开心；因为这意味着我们必须就近停靠日本的某个港口，进行燃料补给；日本的各种优质矿产中，煤的优良品质也当仁不让。对我们而言，长崎是最方便的港口，于是"伏尔甘"号就向它驶去。

天赐恩惠，天气十分宜人，一天中大部分时间都适合待在甲板上；这并非因为可以看到无尽风光，因为去日本的整个航程中只有我们的一艘舰船；与当时世上大部分的海域情况相似，这片海域还未有从事贸易的船只来往，海军舰队也没有扫荡此处的必要。所以我们全速前进之时，四周虽无好看的景致，但也不至于沉闷无趣。

10月17日，根据地图上显示，我们的船行驶到了中国海岸的 fouchansoo 和高丽的 Basil's Bay 的中间点①，发现舰船正在穿越一道道海藻带，我们大吃一惊。这种海藻的整体外观与马尾藻有些许不同；像马尾藻一样，呈带状，接近南北向，海藻带之间有间隔，布满海域。这些条带不连续，经常会中断，而且条带间的距离比西方岛屿周边的要宽。

中国海岸和内陆少见鸟类的情况前文已有评述。从北直隶湾到日本的路上，我们仅见过一次鸟类；那是10月19日，我们刚离开济州岛；不久之前刮起了阵阵劲风，陆地上的鸟被吹离了海岸，或远或近；其中一只鸢闯进了我们的航线，极有可能被风从日本或高丽南部吹到此处，从我们看到这只鸟的地点与它飞行方向最近的陆地（扬子江河口附近）大约有三百公里的距离。

继续前进，我们先后路过了 Maek Zema 岩和一个群岛；日本和香港附近都能看到这种群岛。10月22日，我们近距离经过了 Pallas 礁石，那午后又曾与五岛岬擦肩而过。直到晚上，陆地才浮现在眼前；幸得夜色清朗，斯特罗德船长没等到天亮就做出了"进港"的决定。蒸汽船一路前行，来到了世界上最玲珑精巧的一处海湾，午夜刚过，我们就在距离码头1.5公里的长崎镇抛了锚。朗朗

---

① 根据读音和地理位置推断，fouchansoo 当指中国烟台的福山。Basil's Bay 位于现在韩国忠清南道，因来自苏格兰的英国海军军官巴兹尔·霍尔（Basil Hall, 1788—1844）曾经到过这里并在其著述中描述过此地而得名。John M'Leod（1777?—1820）在其1817年出版的 *Narrative of the Alceste's Voyage to the Yellow Sea* 一书中，对 Basil's Bay 的具体位置做了定位：北纬36°9′，东经126°32′，据此判断，应该是现在古波岛所在的加露林湾。——译者注

月光打在灰色的屋脊上，勾勒出房屋的轮廓，整个小镇清晰可见。海岸边的灯光组成一条又长又直的灯带，离水面非常近，熠熠生辉，那就是租界的位置；虽然这处港口最近才开放，许多华商已经在这里开了分店，或是正在筹措之中。

连绵的山脉大小各异，圆锥形的山顶高高耸起，有的高 800 英尺，有的高 1 400 英尺；这个港湾其实完全被陆地包围；水面平静如镜，在万里无云的天空下波光粼粼，要不是湖面上零零落落有大大小小的军舰，它会让人联想到高原平湖。

我们都清楚在这里停留的时间必定有限。我们决心充分利用停留时间，所以第一天大清早，天刚亮，我们就登上了甲板；那时的港湾被浓雾笼罩，停泊处能见度只有几码。天越来越亮，清晨的阳光一个劲地穿透笼罩在我们周围的水汽帘幕，而后随着温度上升，雾气一点点散开，一幕幕景致随着展露真容，一处比一处惊艳。最后雾气全散，四周的景致如画卷一般展开在我们四周，如此华丽、如此精巧，平生所见无一可以与之媲美，是午夜在朦胧的月光下初见此景更美，还是此时云开雾散之后的全貌更美，真难以决断。总之，白天和夜晚这种自然之美我们真难分出伯仲来，但是可以肯定，这里的美景无处可与之比拟。我们对长崎的自然之美早有耳闻，早已心生向往，准备好好欣赏一番，但绝未料到这里的美景目不暇接，勾魂摄魄。

补充燃料的行动需要快速完成，这反而让我和船上的各位感到遗憾。为了使我叙述简明扼要，为了使其有连续性，现在我将进港时白天见到的景色记述下来。

航道就像大海的一条手臂，伸进九州岛①西南端将近 6 英里。

————

① 原文为 Kin Sin，根据上下文判断，当指九州岛（Kyushu）。——译者注

航道越来越狭窄，直到仅剩不到半英里宽，然后突然转弯，又逐渐变宽，没多少路程，航道形成了美丽的港湾，完全被陆地包围，正如上文中如梦如幻地描述的那样。这片水域半径大约 2 英里，不远处四面环山，可以保护港湾免受有些季节附近海域无数可怕的飓风或台风的侵扰，因此非常适合船只停泊。

通向港湾的整段航道可见两岸山脉连绵不绝，山间深谷幽壑纵横。山峰高低起伏，从 500 英尺到 800 英尺以上都有。陡坡被人们改造成梯田，田里作物苍翠油绿。到处都是树丛；在突出的岩架上、在岩石的尖顶上、在许多浪漫又美丽的地点，都可见村庄或独立的房屋，木质结构，屋顶是两坡水，铺设了整整齐齐的木瓦。

大多数山的制高点搭建了全副武装的炮组，用以防止军舰入侵。火炮被置于精心铺设了木瓦的棚屋之下。不难发现那些火炮的口径很大，但反常的是，虽然火炮被精心保护起来，但是周围不见其他军备或是军队的踪迹。假如使用得当，对于那些暴露在其射程内的军舰，这些炮组的破坏力不言而喻。然而，如果我们有必要占领日本帝国这块区域，甚至不需要作战军官观测，我们也能毫不费力地从后方登陆、进军，逐一拿下炮组，占领环绕长崎的一些山顶，继而控制长崎。

港湾北边入口处，险峻的高鉾岛破水而出，岛的两侧由陡峭的岩石组成，有些地方的悬崖高达两三百英尺，而其他地方大约一半高。岛本身的高度为八百至九百英尺；山体整体为圆锥形，山峰汇聚成一点，山峰和山坡部分覆盖着参天大树，部分是浓密的灌木丛。当地人沿着山脚和山坡建造房子（上文提及的那种），同时我们得知，外国人不得上山。

这座岛屿有一种忧伤的气质。大约二百年前，罗马天主教徒被捆住手脚，从两侧山坡上的岩峰扔下，因此基督教在日本被抹除，命途多舛，让人恐怖。教徒们被放逐到这里之后，会等待几天，直到退潮后山脚暴露更多的礁石，他们就被头朝下推下悬崖，落地后粉身碎骨。

接下来我将着手描述白天在靠近海港的锚地眺望到的景色。长崎镇对岸矗立诸多久经海水冲刷侵蚀的石头，都不算低。海岸线、山峰和峡谷相继映入眼帘。山洼里要么是几个村落、要么是孤零零的屋舍、要么是耕田，也有一两处景色最为秀丽的地方是坟地，显然当地人选择此地的原因与中国人一样，即山清水秀。早在芝罘①，我们就看过同样的景象，通常远远地就能辨认出坟墓，因为人们会用石碑和石柱标记死者安息的位置。一处谷底，有两样东西打破了东方神韵，而指向源于西方的工业及其聪明才智。其一是一座大型贮煤场，煤炭在这里采集后供给需要的军舰；另一处是一座蒸汽工厂，建成我们在英国家乡所熟知的样子。与之毗连的是一座小型军舰厂。再往高处走，仍离海岸不远处的树丛间有一排低矮的木屋，一溜儿都是正方形的一层建筑，统一刷成青蓝色，已经破破烂烂，显然是频繁的火山活动造成的。从前火山活动造成了此山独特的地貌，如今火山仍然活跃，频率高于世上其他任何地方。

地势较为平缓的斜坡上，是一洼洼用篱笆隔开的梯田；其余的山坡显然过于贫瘠不适合耕种，只能看到一些零星的岩石、巨砾、林木和莎草样植被。我们右边是出岛②，位于陆地向海里延伸部分的末端，日语中称之为"长岬"，最近才被命名为长崎镇。小镇人口 70 000，坐落于海港东边山峦间的开阔地，此处从海岸到山体地势徐缓升高，这里有几条主大街，但不时也能看到比邻的山上有各

---

① 即山东烟台——译者注

② 长崎港内一处扇形的人工岛，在 1641 年到 1859 年期间，是荷兰商馆所在地。——译者注

色建筑。我们在锚地将上文所述美景尽收眼底，那种效果非常震撼。

小镇的南部如今成了新的租界。英国人以其独特的行动力建造房屋，平整空地、铺设道路、填平洼地、炸掉暗礁，做好了一切搭建房屋的准备。

进入小镇之前，我拜访了海港另一侧的蒸汽工厂。搭乘当地小船，停泊在一处精心搭建的码头，在没人打扰的情况下，我径直走进了工厂。里面的蒸汽机械除了规模小了点之外，与国内海军工厂里面的没有区别，全部都在运作状态。日本工人正在荷兰工头的监督下忙碌地制造蒸汽机和船的零部件。一艘正在建造中的小轮船正在安装蒸汽机；人们告诉我所有的零部件都是在这里生产的。当得知海港中一艘名为"苏格兰"号的军舰，完全是由日本人制造和操作之后，我对他们的能力钦佩有加。

除此之外，这里还生产轮轴、曲柄和齿轮之类的零件。我在一位彬彬有礼的工头陪伴下参观了工厂，他还指给我看正在为一艘大型军舰锻造的锅炉。

隔壁的场地上堆放了第二艘军舰的木材；但奇怪的是，四处都看不到拖动的痕迹，所以我很好奇，他们怎么把军舰弄下水呢？或许是像"大东方"号一样侧着下水的吧？

参观工厂让我兴致盎然。工厂的一块区域有一些锻工炉，日本工人打着赤膊正干得卖力，肤色不比我们同胞黑多少，他们正在锻打和焊接铁砧上一片片炙热的钢铁。

尽管日本人以排外著称，但是我不需要有人引荐，进去时也无须穿上制服。当我礼貌地进门时，他们以礼还礼。我对眼前的景象展现出浓厚的兴趣，工人们对我也饶有兴味，看着我注视着他们的产品，表示钦佩。由于时间有限，我无法继续停留观察，但不得不说，这是我离开英国之后印象最深刻的地方。

小镇的登陆点在出岛，是迄今为止指定给荷兰人居住的一小块外国人居留地，一直被称为出岛。这块居留地被一条小溪环绕，与日本人的居住地完全隔开，唯一的通道是一座桥。当地政府为了与这些仅有的外国邻居保持完全隔离的状态，假如某个曾经与荷兰人一起生活过的日本人将要死亡或者将要生孩子，那人就会马上被赶到桥的另一端，在那片被他们蔑视的种族居住的土地上自生自灭。

如今出岛的建筑和街道完全是欧式的。主要商店坐落于此，出售日本商品和饰品，胆子大一点的顾客通常会兑换很多日本货币——因为商贩不收他国货币，美国或英国货币换日本货币不是件易事。除非肯吃大亏，只有通过海关进行兑换，而政府官员要抽成，据说他们还偷偷摸摸做手脚，把镀了其他金属的铜板做的日币和更贵重的金属混在了一起。

出岛的购物体验和我们去过的任何地方都不一样。在大多数地方，商贩们多少会热切地引诱客户购买，但这里不会。店员们对潜在客户表现得极其无动于衷。他们甚至不愿意从铺了垫子的座椅上起身或挪一挪身体。更甚者都没有售货员看守店面。售货员可能出去拜访朋友了，可能去内地了，没人替他看店。你觉得他的铺子里有十几样你想买的东西，但没人能告诉你价格，没人能卖给你。你只能在岸上待一会儿，你的船明天一早就要起航，结果你只能抛弃你的"珍宝"，看它落入比你幸运的人手里。

这里的商人还有另外一个特质让他们与别地的同行不同，那就是他们的诚实。在他们的店里购买商品之后，你大可将它放心地寄存在店里，一天的活动结束后再把东西带回船上。假如你把东西落在店里，店员也会提醒你。至少这是我的亲身经历。

小镇本身散得比较开，因为这里的房屋不会超过两层。街道很宽，铺设良好。小溪纵横，有些汇集了附近山上的水流，有些则是连接海港的运河，河面上是密密麻麻的大船小船。

河面上有精致的石桥，石桥周围形成主要的商业中心，售卖从橘子萝卜到做工精美的摆件之类小商品。但是有些艺术品确实让人不敢恭维，在那些按照西方卑劣的品位来说受过教育的人看来，随便瞄一眼就令人有些反胃。

小镇主街道上的房子在建造的时候都有商店的功能。有布匹商店、丝织品商店、面包房、服装店、金器店、书店、老式古玩店、新式古玩店等；这些商店在别的镇上都有。唯独缺了一种商店，但我认为英国小镇可以借鉴这种做法。这里主大街没有肉铺，以免行人看到血腥场面和闻到扰人气味。肉铺通常设立在镇上人烟稀少的地方。

此处房屋的形式单一，通常像一个方壳。一堵墙将底层分割为一间临街的大房间和一间面对后院的房间。面对后院的房间被交叉的墙壁分割成厨房和更小的房间，一端有一条走廊，通过走廊可以走到后院，很方便。前屋是摆放商品的地方。商品摆放在搁板和架子上，看起来跟英国的花房中摆放花架的方式一样，商品琳琅满目，既有实用的也有装饰用的，摆放得错落有致，赏心悦目。二楼通常被分割成许多小房间，有的被用作"展示房"，其他的则是家庭用的私人房间。两层楼之间靠一部梯子连接，梯子很窄，直上直下，我们看来甚是不便，梯子全都用香气浓郁的松木做的，看起来干净漂亮。大部分房子的地基是用砖石砌成的，但墙壁和屋顶却是松木板搭建的。所以初来镇上的第一印象很奇怪，仿佛街道上矗立着一座座小木屋。显而易见，岛上盛产木材；而且九州不会出现极端天气，这里就不需要特殊材质的房屋。初来乍到的人可能会想，这里肯定天天都有火灾，而且破坏性巨大。实则相反，火灾在这里很少出现，就算出现，周围那么多水，火情也能很快得到控制。这里的人们不知道什么是壁炉。做饭的步骤也比我们简单很多。假如需要取暖，一只火盆，几块炭火，往屋子中间的地板上一放，就能满足需求。

人们不常坐椅凳，虽然实际上并非不需要。多数情况下，人们认为坐在地板上就可以了，地板也被当作沙发和床供人躺卧。人们不铺地毯，取而代之的材料不仅典雅，而且干净、舒适。

地板铺得整整齐齐，用的是产自本国的松木板，香气四溢。屋内私人房间和部分公共区域的地板上还会铺上席子，整齐、光滑、编织精美。席子的边缘还用有弹性的芦苇进行包边，一块块固定在一起，根据房间的大小被切割成规整的形状。每一块席子都精准地彼此契合，使整个房间显得非常整洁。行走其上，脚下那种弹性十足的感觉，即使是昂贵的土耳其地毯都不能媲美。坐于其上，感觉也同样美妙，它们的作用相当于垫子。每个房间里还能见到用芦苇、草包或者竹子制成的小玩意儿，样子奇特，我们得知这被当枕头使用，因为日本人可以随时将地板变成床。

清晨，席子被拿到屋外清洗通风。仔细清洗地板之后晾干。这项清洁工作不怎么费时，更换席子之后，屋子整洁至极，恐怕连最爱整洁的英国主妇都会刮目相看。和印度人一样，这里的人进屋前会在门口脱掉鞋子。上流阶级穿的袜子做工精致，且总是干干净净，样子奇特，大脚趾与其余脚趾分开，这样穿上那双像拖鞋一样的鞋子更稳，脚背上有个十字形支撑，鞋底用花带子绑在袜子上。因为脱鞋变得很方便，所以门口不需要鞋擦、地毯或是门垫。

日本人不仅将屋内收拾得整整齐齐，后院也是如此。你总能看见一个个小花园，用整齐的篱笆圈起来，大约只占几码地。景观盆栽与灌木丛交相辉映；微型假山、铜质或石材的宝塔、庙宇等建筑，都是院子里常见的装饰，假山的悬崖上长着各种各样的矮小灌木，令人惊奇的是，你难以察觉泥土、营养物和支撑物的痕迹。

院子的另一部分是人造水池景观。即便池子只占两码地，中间也总是有一座小岛屿，岛上种植着自然长成的植物。有时候还会有一座小桥连接小岛与池岸。小岛的中心还会有一座喷泉给四周的植被浇水。金色银色的鱼儿显然在这里颇受喜爱，成群结队在水池里游来游去。池子里有一种生物长相不讨喜，但形态有趣。这是一种奇特的蝾螈，数年前被西博尔德上校/博士（他的这两个头衔长崎人都熟知）从日本带回英国，此事刊载于《伦敦新闻画报》。这种生物长相丑陋，但独受这里人们的喜爱，除了摸起来手感恶心，外表也无特色。

最为可惜的是，我能在这块奇妙地方逗留的时间极其有限。我决意要尽量多看，所以我们就不顾各种不必要的客套虚礼，拿着一本记事本，毫无顾忌地穿梭于房屋之间，一会儿上楼，一会儿下楼，一会儿穿过后院，一会儿流连于"展示房"，如果一个认为英国人冷酷、教条、墨守成规，他就无法理解我这种疯癫的行为。或许有人会问，怎么没人把我按倒在地移交警方啊？我的先生女士呀，日本人可不是你们想象的样子。我从来没见过像他们这样开朗、愉悦、好脾气的人呀。他们既没当我是小偷也没当我是强盗，只是把我当作一个赶时间的外国人，小心翼翼，没有险恶居心，正在搜寻风土人情。

好几次，我突然出现在厨房，把那家居民吓一跳。但惊吓转瞬即逝，他们没有对我恶语相加，如果这些彬彬有礼的人是"基督徒"的话，可能会骂我，反而他们向我问好，对我微笑或是咯咯直笑。他们显然把吓一跳当作善意的玩笑。随着观察的深入，我的随从也在增加。语言沟通是不可能的，但我们能用手势交流一些想法。没过多久，我们明白拘谨并不是评判长崎女人优缺点的标准。

我以上文所描述的那种随性方式到访一座房屋，参观了一间整洁雅致的商品陈列室。门是开着的，其实我不确定这里是否有像我们那样带铰链和锁的门，至少我没见过。因为门在一侧，进入这间闺房，我起初并未看见两位女士，而她们已经从坐着的垫子上起身。从她们面前摆好的饭菜来看，应该正要开始用晚餐。

桌子的表面涂有光滑的亮漆，大约六至八英尺高，不足两平方英尺大。桌上有几只碗，外形普通但花饰讲究，还有几个花饰相似用来喝"萨奇（清酒）"① 的小酒杯和几双筷子。碗里整齐地摆放着供人享用的食物，其中我看见有水果、莲藕、甜菜根、米饭、鱼等，分成小份，摆放时显然考虑了色彩的和谐搭配。

同样情况下西方女人会怎么做呢？大概可能会尖叫着喊家长？如果家长不在，就报警喊"警察"，立刻驱逐"可怕的男人"？

尖叫着喊家长的典型日本女人正在楼下，但是眼前这几位女士明显更热情好客，而不会歇斯底里地喊叫，然后吵吵嚷嚷把我一股脑儿推出屋外。她们没怎么规劝，在她们的示意下我就坐在柔软的垫子上，以最万全的法子让我"心领神会"，也实际上成了和她们共进晚餐的一员。英国人用餐时不常有女士服侍，并劝菜劝酒，况且这几位女士年轻貌美、穿戴讲究、打扮精致，看，我现在就身处如此愉悦的场合。每个人都争先恐后地向我推荐他们心目中的美味佳肴。但是桌上只有筷子没有刀叉。我试着用筷子夹起一小块莲藕，但是啊！哎呀！因为心急，我用不好筷子，筷子根本不听我手指使唤，毫无章法地扭在一起，莲藕没有如我所愿落入嘴中，而是

---

① "萨奇"（sakee）在日语中为"酒"的通称；一次我有幸与领事共进晚餐，席间发现当地佣人会根据客人的口味调制"雪利萨奇""啤酒萨奇"和"香槟萨奇"等，正如在印度时喝的"雪利沙拉卜""啤酒沙拉卜"和"辛普金沙拉卜"等。

像一枚"炮弹"一样发射到好客主人的身上，然后掉落在地板上。我的日本晚餐体验就此告终。我蹩脚的用筷子手法引起哄堂大笑，欢声笑语和弯腰摆手之间，我们的距离迅速拉近，但是我们得离开了。

换个话题之前，我再花一小段篇幅说说日本的茶。家庭用的茶叶外观上与绿茶非常相似，茶汤的颜色与最清凉的雪利酒一般浅，但是散发强烈的芳香，饮后齿颊留香。没喝过的人或许觉得清淡，但我保证你马上会对其甘醇嗜爱有加，那时中国茶也会黯然失色。因此，我认为日本茶无疑将会风靡英国。

日本的浴场是个奇妙的场所。近来有很多人谈论，且写了关于浴场的文章。我们躬身进入了一家浴场，入口很容易找，因为浴场只有一扇临街的门。一进门我们就领略到此处的神秘。这是一个空旷的巨大房间，地板由一排排竹片拼成，水可以从缝隙间流出，地板中央蹲坐的一个矮胖、相貌平平的年轻女人，身上穿的是神秘传说中夏娃的礼服：一丝不挂。旁边是她的孩子，也是光溜着身体，看起来大约两岁。显然他们刚从房间一侧的浴池出来，那个隔间里现在没人。房间四周闲站着几个男人，显然是浴池的人，漫不经心地抽着精巧的小烟斗，侃侃而谈，可能是八卦，也可能是政治。男人们不在意女人，女人也不在意男人。女人正要擦干自己和孩子，但一瞥见我和我的陪同走进来，还是马上抓起一件衣服披在身上。我们得知自从港口向外国人开放之后，船上各种阶级的人涌进这样的浴场，他们粗鲁的表现如今让女人一见他们，若有可能，就极力跑开。

女人出来的那个浴池有第二个隔间，里面有一个男人忙着给自己搓澡。他用的水非常热，冒着腾腾的热气，从水中的泡沫来看，显然还用了肥皂。传闻里男女共浴的事看来只在一定范围内属实。无疑，在我们的观念里，在异性面前脱去衣裳，泡进同一个浴池也是不堪的，而事实上浴池非常宽，中间还有隔板将浴池分成两个或多个隔间，人们在洗澡时是分开的。

街上是熙熙攘攘的人群，男女老少各个阶层的人都有。他们的肤色较中国北方人更白皙，而且脸部有些特征能让人一眼就把他们与中国北方人区分开。他们脸的下半部分更加向前突出，鼻子更长更挺拔，脸不如中国北方人宽。然而这些特征只是我在街上随意观察的结果，并没有科学依据。

日本民族男女的身材天生矮小，但体格健壮，充满活力。大部分男性都配备武器，有的佩带两柄剑，有的只佩带一柄。我们听说了几个悲惨传闻，说他们随时拔剑动武，因此当初还认为我们上岸考察绝对危险重重。但是，让我们感到宽慰的是，我们惊讶地发现逛街时碰到的人都对我们彬彬有礼，不仅如此，他们路上偶遇熟人时也是热情招呼，极其礼貌，文明所至，如果能在我们英国家乡附近的村镇见到此情此景就好了。所见之人脸上都洋溢着幸福。他们显然丰衣足食，虽然有时据说指不定哪天就人头落地，但从他们的行为和表情一点也看不出对死亡的担忧。

街道上见不到马车的影子，着实让我惊讶。虽然见过一些马，但在我们看来非常瘦弱。这种马的体型矮小，与高地矮种马没什么两样，而且也有飘逸蓬松的鬃毛，背上的马鞍很高，有点古怪，像鞑靼人的一样。不像我们的马，马掌没有钉蹄铁，路面崎岖粗糙，马蹄很快就会磨坏。所以当地人会用芦苇或杂草扎成掌垫，用绳子绑在马蹄上。这样，走在通往内地的崎岖不平的石头小路时就不容易打滑，但是这种用易磨损材质制成的"鞋"可想而知需要频繁更换。

小镇后方就是一座小山，沿着山上一条蜿蜒的小路而上，之后又顺着山间小溪走了一小段路，河床多处明显是冲刷而成。突然看到一座磨坊，跟英国的一样靠溪水带动水车，这让我们十分意外。这里的人食用磨过的谷物的历史与我们一样悠久，两国人都需要磨过的谷物，这促使磨面的工具最为有效。但是，如果在国外竟然没有国内习以为常的装置时，我们会感到惊讶，但当真遇到与国内司空见惯的相似的装置时，我们同样会惊讶万分。

这条路两边景色秀丽的地方有许多寺庙和墓地。寺庙的保存状况良好；内部摆设看起来相当昂贵，从制作工艺独具匠心，品味非凡。从这些寺庙的建筑风格和布局上可以体会人们的用心，整体看远超我们在中国常见的寺庙。但是我们惊讶地发现，想要参观的两三座寺庙都关闭了。大门被锁上或闩上了，我们只能从寺庙前的格栅一窥内部。这些寺庙的整体风格与芝罘的相似，建筑材料也是石头和砂浆。佛教是日本唯一公开承认的宗教，但应该不是唯一信奉的宗教。从通向寺庙的路来看，似乎没有很多参拜者的足迹。我们在岸上的时候也没遇见僧侣和信徒，至少没有像别的国家那样见到穿着特制式样服装的神职人员。

在一些墓园里，我们发现许多年轻女孩正在打球，这让我们无比震惊，墓碑旁边的空地很多被当作这样休闲的场所。

我到访长崎的时候是 10 月底，气候一直十分宜人，气温适中，整天都适合四处走动，不需要防晒措施。我们没有对气候进行长期观察，但是据说夏季最高气温没有超过 88℉，气温最低的时候阴凉处也没到结霜的地步。大气中含有适量的水分，但据我们所知，气候并不是特别潮湿。

我手里有一份"长崎货运单和广告"的复制件，由此我转录了一部分我有幸遇到的天气。那是在 1861 年 7 月，温度计被放置在一个西风曝晒的阳台，因此，结果会比通常把温度计放在北面要高一些。

日期	上午 8 点	中午	晚上 8 点	风和天
7 月 1 日	80	83	80	西南风,多云
7 月 2 日	82	84	80	西南风,—
7 月 3 日	80	87	82	无风,天晴
7 月 4 日	80	87	80	西南风,天晴
7 月 5 日	83	87	80	多云有雨
7 月 6 日	80	83	81	无风,有雨
7 月 7 日	81	84	83	西南风,多云
7 月 8 日	78	85	83	—
7 月 9 日	82	85	83	—

这些不完善的报告显然是由业余人士撰写的。然而这份报告也有其价值,它让我们知道一年里最热的月份这里气温也十分适宜。

长崎没有毗邻中国海岸的那种极端天气,原因与不列颠群岛冬暖夏凉的成因相似。赤道洋流流经中国大陆与台湾岛之间的海峡,朝东北方向流经长崎,继续向上。这股洋流对九州岛的作用等同于墨西哥湾暖流对英国南岸的作用。其实日本在东大陆的地理位置和气候相当于不列颠群岛在西大陆的情况,这里最适合停靠军舰,驻扎军队,我认为这一点迟早会引起足够的重视。

接下来我想说说这里的自然产物,仅限于我匆匆经过小镇和周边区域遇到的东西。

清晨的阳光刚撒向大地,乌鸦和鸢就动身寻找食物了。这里的鸢和印度的鸢一样喜欢整天在军舰的绳索附近盘旋,俯身扫过水面,用爪子抓起丢进水里的各种垃圾。军舰停泊后不久,周围就出现了各种各样建造精良的当地船只。船里装载的货物或多或少,最常见的是各种鱼、鸡蛋和猪肉,还有很多诱人的小面包。蔬菜中常见的有大葱、甘薯和胡萝卜,水果有柿子和梨,口感跟中国北方一样坚硬清淡。

市场上售卖牛肉和羊肉，牛肉数量多，品质上乘，相反羊肉则很少。羊的数量在这里不算繁盛，但依然有人在精心饲养。市场上猪肉和家禽的数量很多，各种野味也很常见，鱼的种类也极其丰富。然而并不是所有的鱼都适合端上餐桌。刚来这里的人最好敬而远之一段时间。刚上岸那时，我们中间有人尽情地食用这些鱼，然后得了很大一个教训，以后再也不敢乱吃了。

显然养鸟在这里颇受喜爱。有一条街的整侧都是各种鸟类，其中有扇尾鸽，漂亮的红嘴鸽子，我见过体型最小的矮脚鸡，金色和银色的雉鸡，禾雀，avec-de-vats 以及熟悉的黄色金丝雀。

除了上文提过的水果，还有西红柿、橘子、金橘和柚子。市场上也售卖枇杷，这种美味的水果可能是看起来最诱人。栗子的数量也很多，而且是我见过最大最好的栗子。还有石榴，数量虽少，但也能在水果摊上觅到踪迹。

在小镇附近走了走，距离不远，期间遇见了许多熟悉的植物，遗憾的是有些植物完全陌生。"绿油油的草坪"大部分是由莎草科植物组成的，中间混杂一些席草，就是用来制作家里垫子的那种草。岩石的表面和凹陷的阴暗处为蕨类植物提供了生长的场所，匍匐植物也从这些地方垂下，或者缠绕在森林巨木的树干和树枝上，数量庞大种类繁多。我没有时间给见到的植物一一分类，只能按照遇见的先后顺序记下它们的名字。这种情急之下的分类方式不会被严谨科学的植物学家苛责。我将在脚注① 里罗列一些植物的名字，并仅在此进行说明。在赏心悦目的树木中，有一种珍贵的山茶花

---

① 铁树、景天；酢浆草，黄色块茎植物；冷杉、莲花、一种小型茄子；烟草、郁金香、小胡萝卜、甜薯、黄杨、虎耳草、月桂、夹竹桃、薜荔；何首乌、养殖和野生的酸模、枸杞、蜜瓜、向日葵。

树，长在黄山坡，我开心地采了几朵盛开的花回去。只要有井，其
边缘总是长满蕨类植物和苔藓，更加潮湿的地方还会长出柳树。森
林里主要是橡树，寺庙旁边总是种植白果（即银杏）树作为装饰。
可食用的海芋是农田里常见的作物，果园里种着柿子树，橙红色的
果实挂满枝头，看起来十分诱人。岩石更多的地方长有许多盛开的
绣球花。粟米地周围的树篱是日本柳杉，长得高大威武的柳杉到处
可见，在装点山谷、覆盖山体的各类树种中高高耸立，鹤立鸡群。

　　除了粟米，前文描述过的梯田里还种植了大量的大米，这两种
作物就是当地人的主要食物。有人或许会认为，种植大米必然会使
周边环境变得有害健康，实则相反，长崎的环境有益健康，在日本
人中负有盛名。

　　在我离开这块美丽、精致、有趣的土地之前，与中国北方及其
首都附近的人相比，我一定要再次夸赞日本人所表现出的胜人一筹
的文明素养。检验一个人或一个群体素养最好的方法，就是看他们
对待女人的方式。越是野蛮，越是不尊重女性。

　　在日本，至少基于我在长崎的观察，家庭成员之间的交流颇
多，这一点与我们英国的情况一样。妻子并非四门不出，家里也不
分男女，而是与其他成员同吃同住，也承担家务，跟我们英国的主
妇一样。尽管她们自由自在，或许日本主妇也许经常有轻浮的表
现，但是我倾向于相信，与那些表面上更加以礼著称的社会相比，
日本的妇女实际上伤害更小。

　　我在上文已经对日本人的高素质做了评述；我的确从没见过谁
能像长崎的上流人士那样给陌生人和外国人以如此高的礼遇。我们
得到多方消息，称长崎的这些上流阶层和这个九州平民对英国人颇
具好感，他们确实相信过不了多久该岛将会被某个强国占领，他们
甚至由衷希望这个国家就是英国。

在前文关于中国的笔记中，我不止一次述及在日本的某处建立疗养院是明智之举，可以收容在我们中国伤残军人。此次短暂的长崎之行，考察之后让我确信日本是疗养院的最佳选址。长崎本身在各方面都显而易见是一个有利健康之地。这里建材充裕，廉价的劳力随处可得。我有充分的理由知道，当地政府乐意出售或出租场地用于建造疗养院，而且如前所述，这里的人民对我们也有好感。

查看地图之后我们发现，长崎的地理位置对于我们在中国沿海各地的驻地和殖民地也是相当便利。其地理位置如此方便，将伤员从香港、上海、北直隶湾转移到长崎的时间分别为 5 天以内、3 天以内和 4 天以内。在中国气候最糟糕的时候可以把伤员转移到长崎，享受与英格兰最舒适地区相差无几的气候，对于一个饱受疾病折磨、一心求死的病人来说，没人能够理解这种转移是多么大的福祉，除非他亲眼见证一个疾病缠身、充满绝望、渴望一处庇护所的病人，最终因为无法转移而被致命气候夺去了生命。我相信不消一年时间，我现在提倡的疗养院就能在长崎全面投入使用。这件事情没有难度，只要政府下达指令并且授权，我将躬亲力行去完成。

但这不是当局需要对长崎重视的唯一方面。我提出的建议并不在一位军医官的职权范围内，但是我在街上游走之时，不会像将军或是海军上将一样对这里的情况置若罔闻，即使只看地图，我也会发现同样有价值的信息。

如今很少还有人不知道俄国已经将领土大大拓展到了阿穆尔河① 口，然而因为纬度原因，冬天的极端气候使得军舰无法驶出港口，假如俄国占领了高丽，渡口和造船厂将迅速涌现，而且从这个海角军舰可以全年出海。这种假设一旦成真，用不着神机妙算，我

---

① 即黑龙江。——编者注

们在东方，甚至靠近英国的许多殖民地，都将有可能被俄国占领。

就在我到访长崎前不久，我们发现俄国海军已经悄悄占领了高丽海峡① 的两座岛屿。不管他们找何种借口，事实一清二楚，俄国无意放弃这些战利品。照目前情况来看，英格兰在这个方向没有的军事领地或足够重要的驻地来抵御海军入侵。长崎拥有难以超越的海港。如果由英国炮兵来把守进港航道，就能抵抗强大的舰载武器，况且当地人似乎正在热切期盼九州并入大英帝国版图的那一天的到来。

---

① 即对马海峡。——编者注

西文人名对照表

A

B

C

D

E

M

医学词汇对照表

B

发作	paroxysm；seizure	47，51，237，317，320，336，403，404
肥大	hypertrophy	366，371，373，374，381，390，398
肺的	pulmonic；pulmonary	372，376，377，384，387，388，393，394
肺结核	phthisis；phthisis pulmonalis	53，56–58，219，228，234，320，322，325，354–356，364，376
肺痨	pulmonary consumption	56
肺气肿	emphysema	371，388
肺炎	pneumonia	53，58，219，226，240，310，319，320，323，325，354，355，364，374，375，393
风湿；风湿病；风湿病（的）	rheumatism；rheumatic	53，57，58，214，215，219，222，226–229，233，234–236，238，241，242，246，247，250，251，254，256，260，264，268，272，308，314，318–320，322，324，325，327，330，334，343，349–351
蜂窝组织炎	phlegmon；phlegmonous boil	342，354，364，398
复发	recurrence；relapse	47，51，54，320，404
复合性粉碎性骨折	compound comminuted fracture	404
腹膜炎	peritonitis	58，220，227
腹泻	diarrhea	38，43，50，54，55，58，212，213，218，219，226，227，233–235，240，245，254，255，258，259，262，306，322，325，331，334，336，338，340，342，347，351，354–357，362–364，388
腹泻状态	lax state	321

G

| 肝炎 | hepatitis | 52，53，56，59，212，218–220，226–228，233，234，246，254，255，258，306，322，325，335，354，355，357，362，364，386 |

手术刀	scalpel	400, 401
手术台	operating table	401
受伤	injure	19, 321, 360, 404, 405
水疱	phlyctenae; vesicle	311, 372
死亡率	mortality	40 – 49, 51, 52, 168, 215, 221, 228, 229, 236, 242, 247, 251, 256, 260, 263, 264, 268, 272, 275, 305, 307, 309–313, 316, 317, 320, 323, 325–327, 329–332, 336, 337, 339, 341, 344, 346, 347, 349, 350, 359–361

T

瘫痪	paralysis	59, 238, 325
绦虫	taenia	187, 188, 343
桃体炎	tonsillitis	235
特发性(的)	idiopathic	335
疼痛;疼痛(的)	pain; painful	54, 238, 321, 343, 400, 401, 403
天花	Smallpox; variola	13, 14, 115, 219, 220, 228, 308, 322, 327, 338, 341, 354, 355, 364, 372
头痛	cephalalgia	118, 325, 326
涂剂	lotion	321

W

外科医生	surgeon	13, 55, 293, 311, 359, 400, 401
萎缩(的)	atrophied	95, 373, 374, 378, 379, 386, 388, 389, 394
卫生;卫生(的)	hygiene; sanitary	26, 29, 30, 33, 35, 40, 103, 110, 115, 134, 190, 210, 273, 278, 282–284, 288, 290, 302, 303, 310, 311, 313, 315, 316, 333, 336, 337, 347, 388
瘟疫	plague	13

乌头	aconite	321
无意识（的）	unconcious	317
舞蹈病	chorea	58

X

纤维蛋白性（的）	fibrinous	366, 370, 375, 379
腺体（的）	glandular	326, 397
消化不良	dyspepsia; indigestion	59, 213, 226, 364, 397
小丘疹	papule	368
小叶	lobule	369, 374, 376, 390, 393
哮喘	asthma	325
心包炎	pericarditis	325
心脏病	disease of the heart; Morbus Cordis	53, 57, 59, 325, 355, 356, 364, 378
心脏炎	carditis	59
兴奋剂	stimulant	321, 326, 332
性病	venereal disease	306, 320, 322, 323, 325, 327–330, 334, 341, 345, 362, 401
胸膜炎	pleuritis	219, 227
虚弱	debility	34, 43, 51, 53, 54, 57, 325, 362
血管；血管（的）	vessel; vascular	365, 366, 369, 375, 382–384
血凝块	clot	365, 366, 373, 382, 389

Y

炎症；炎症（的）	inflammation; inflammatory	51, 57, 274, 331, 365–368, 373, 374, 389, 391–395
眼炎	ophthalmia	74, 114, 322, 325, 327
药剂师	dispenser	299
医务人员	medical officer	43, 282, 284, 294, 299, 304, 310–312, 314, 326, 343, 399

译　后　记

　　鸦片战争的爆发，标志中国的国门被坚船利炮轰开，大量的西方人士出于传教、远征、经商、考察等各种理由络绎不绝地远渡重洋，"推门，敲门，撞门，甚至破门跳窗"（钱钟书，1984，《〈走向世界丛书〉序》），来到这个在他们看来古老而神秘的国度，并将其经历、见闻编著成书。这些著作成为反映中国社会现实的一面面"西洋镜"，也为中国近代史研究提供了宝贵的资料。

　　本书作者戈登爵士正是其中的一员，他以英军高级医官的身份于 1860 年 6 月 21 日随远征军到达香港，然后一路向北，驻军天津，在中国度过了 1 年零 3 个月。戈登来华之时，中国正处于内忧外患，社会大动荡的复杂局势中。是年 2 月，英、法两国政府增兵中国，扩大侵华战争；8 月，大沽和天津相继失陷；9 月，英法联军攻入北京；10 月火烧圆明园并订立中英、中法《北京条约》。这一系列历史事件对中国的历史进程都有巨大影响，作者虽未亲历这些历史大事，但他以医生独特的专业视角对这些历史事件发生之时中国的社会现实进行了考察，意义非凡。戈登在中国的四个城市，即香港、广州、上海和天津做了短暂停留，并对这些城市，尤其是天津进行了全方位、立体式的观察，并对自己的观察和体验做了详细的笔记，内容涵盖地理、气候、人文、风俗、建筑、医疗等各个方面。离开中国后的第二年，他将这些笔记选编成书，以 *China from a Medical Point of View in 1860 and 1861, to Which is Added a Chapter on Nagasaki as a Sanitarium* 为名，由当时著名的医学出版商

John Churchill 出版，为后人留下了弥足珍贵的第一手资料。可惜的是，一个半世纪过去了，该书却一直湮埋在历史的烟尘中，由于"尘封"于英文版，没有中文译本，而未能得到国人应有的重视。此次笔者有幸将其译为中文，希望能让更多国人有机会读到此书，帮助普通大众对中国的这段历史获得更全面的了解，也让中国的历史学家获得第一手的研究史料。

纵观全书，作者没有传教士的煽情说教，也没有政治家的宏篇大论，而是用客观写实的笔法，详述了其在华期间的所见所闻。书中所述内容地理跨度大：作者从其登岸的香港写起，然后写到广州、上海，再写到天津，一路向北，并从中国写到日本——书中增补的最后一章，就写到回国路上途经川崎岛的经历。观察全面：记述的内容并不只局限于医疗卫生状况，还包括地形地貌、天气和气候变化、市井百态、饮食文化、文明冲突、军旅生活等等，可谓包罗万象，面面俱到。所记资料详实：淋漓尽致地体现了一名医生的细致和严谨，诸如对各地天气变化的日记、对天津死者病例的解剖记录、对驻军配给情况的说明等等，事无巨细，一一载记，借用傅雷的话说，"挖掘唯恐不尽，描写唯恐不周"（《读书》1979 年第 3 期）。如此周详的记录足以为相关的中文记载补阙，是不容忽视的史料，也成就了该书的价值。

在翻译的过程中，我们对涉及的人物事件都尽可能做了认真细致的考证。如比较著名的传教士或汉学家均采用其汉名，如古伯察、雒魏林、伯驾、徐日升、卧乌古、福钧等，并对他们的生平以脚注的形式进行了补充，帮助读者了解这些人物的背景信息。对一些中国人并不熟悉、读者可能不清楚所指或意义的人物、事件和历史背景，我们也做了说明。例如第七章作者在描述卖售、食用蚂蚱（locust）的情景时引用了《圣经》中圣约翰依赖蚂蚱在旷野中存活的故事，而对于《圣经》中 *locust* 一词的解读人们并未达成共识，有人认为圣约翰吃的并非蚂蚱，而是一种类似刺槐（black locust）的云实科植物角豆树的果实，俗称圣约翰面包。如果没有这样的背景知识，读到此处，读者可能会云里雾里，不知所云，只能望文生义，吃不透原文所指，所以我们对此做了脚注，给了详细的解释说明。又如第六章作者引用了莎士比亚《麦克白》中 "*sear and yellow*" 来描写天津郊区的秋色，我们加注给了出处，如是等等，不一而足。

地名的翻译是一个难点，有的称呼已变，有的注音不准，所以要与现代地名一一对应并非易事。我们根据原文的线索对地名一一做了考证，所幸大部分地方能够确认其所指，如中国的 *Fan-liang-hien*（浮梁县）、*King-tehchin*（景德镇）、*Peiho*（白河）、*Liatung*（辽东）、*Amoy*（厦门）、*Chang Chan-fu*（漳州府）、*Bogue forts*（虎门）、*Whampoa*（黄埔）*Shen-si province*（陕西省）、*Pe-cheli*（北直隶）、*Gulf of Pecheelee*（北直隶湾）和 *Temple of Oceanic Influences*（海光寺），外国的有 *Nineveh*（尼尼微）、*Barygoza*（婆卢羯车）和 *Hurdwar*（哈里瓦）等。只有个别难以确定的地名保留英文，没有翻译，如 *Fouchansoo* 和 *Basil's Bay*，不过我们对其所指和位置做了推断，并用脚注作了说明。

在翻译中国特有的文化要素时，我们竭尽所能找到出处，进行回译，这一点在第一章讲述中国历史时尤为明显，其中涉及的人物（如黄帝、伏羲、舜、大禹、蔡伦、李煜、咸丰）、朝代（如夏、商、周、秦、元、明、清）、文化（如五行、生肖、缠足）等都能确切对应。但是有些内容很难找到原始出处，无法回译。如第五章提到的请柬，因为无法考证原件，我们只能在文中保留原书中的英文翻译，用脚注对其含义进行解释。又如第五章作者参观了一处官办育婴堂，对里面的格局陈设进行了细致的观察和描述，其中有牌匾和卷轴，上面题写的文字则无从考证，不可能回译，只能根据原文进行意译。

医学专业术语的翻译也值得一提。书中医学术语有很多是拉丁语，大多数可以找到现代医学中的对应术语，可以翻译为对应的中文。但是有个别术语，尤其是缩略语，其翻译颇费周折。如书中反复出现的 *febris c. c.* 和 *febris cont. com.*，译者起初认为它们代表 febris continuous communicable，即 continued communicable fever，但后来经过反复查证，最后确认这里的 c. c. 或 cont. com. 是拉丁语的 continua（持续的）和 communis（普通的）两个词的缩略形式，所以 febris c. c. 和 febris cont. com. 应该是拉丁语 febris continua communis 的缩略，即 common continuous fever，而现代医学中只有 continuous fever（稽留热），已经没有 common continuous fever（普通稽留热）这个概念，遂将其译为"稽留热"。还有一些术语已经过时，现代医学中不再使用，如 *climaterial disease*，但我们还是按照原文翻译为"气候性疾病"。又如 *red particles of the blood*，应该是现代医学中所指的红细胞（red blood cell 或 erythrocyte），曾经也叫作红血球，考虑到原著的时代背景，为忠实于原文，故译为"血液中的红色颗粒"。同样，"*zymotic* " *diseases* 译为"'酶性'传染病"，液量单位 gill 译为"及尔"。

原著中还有个别拼写错误，我们进行反复甄别查证，根据勘误后的词进行了翻译，如 *chalot* 应为 *shalot*（红葱头）、*alanda* 应为 *alauda*（云雀属）、*Sham-shuf* 应为 Samshu（烧酒）等。

文中确有个别专有名词无法找到对应的翻译，为了不误导读者，我们只能保留英文，不做翻译，如 *Chang-ka*（人名）、*Planabis*（贝壳类）、*avec-de-vats*（鸟类）、*Maek Zema*（岩石）和 *Pallas*（岩石）等，希望读者知悉。

有一点需要说明，由于原著作者的观察角度和对中国国情了解的局限性等原因，书中难免有一些偏见和错觉，对所观察到的情形有些微词非议。作为译者，我们对此没有刻意删节、篡改，以期尽可能忠实地呈现原文，希望读者能够明辨是非，批判性地进行阅读。

尽管我们诚惶诚恐，尽量做到细致周全，万无一失，但是由于作品成书年代较早，有些事物考证困难，出现一些疏漏和偏差在所难免，我们真诚欢迎各位专家、学者的批评和指正，对此我们将不胜感激。

此书由我和计莹芸共同翻译，我翻译了著者前言和第一章至第七章的内容，计莹芸翻译了第八章至第十二章，初稿完成后，我们进行了交叉校对，并统一了专业术语和专有名词的翻译，最后我对文稿进行了统阅。

在此我们衷心感谢复旦大学的高晞教授为此书作序，同样要感谢学林出版社的李声凤老师为此书出版所做的安排和辛勤付出。特约编辑陈利群和隋淑光老师对书中出现的医学术语和动植物专名的翻译提供了专业的修改意见，我们也在此表示衷心的谢意。

孙庆祥

于复旦大学

图书在版编目（CIP）数据

一个英国军医的中国观察实录／（英）查尔斯·亚历山大·戈登（Gordon, C. A.）著；孙庆祥，计莹芸译.
一上海：学林出版社，2018.3
（欧美汉学丛书. 史地风俗系列）
书名原文：China from a Medical Point of View in 1860 and 1861
ISBN 978 - 7 - 5486 - 1321 - 3

Ⅰ. ①一… Ⅱ. ①查… ②孙… ③计… Ⅲ. ①医学史-史料-中国 ②天津-地方史-史料 Ⅳ. ①R - 092 ②K292.1

中国版本图书馆 CIP 数据核字（2017）第 268317 号

本书据伦敦 John Churchill 出版社 1863 年版译出

丛书策划　李声凤
责任编辑　李声凤
特约编辑　陈利群　隋淑光
封面设计　魏　来

欧美汉学丛书. 史地风俗系列
一个英国军医的中国观察实录
[英] 查尔斯·亚历山大·戈登　著
孙庆祥 计莹芸　译

出　版	学林出版社	
	（200235　上海市钦州南路 81 号）	
发　行	上海人民出版社发行中心	
	（200001　上海市福建中路 193 号）	
排　版	上海教育出版社经营有限公司	
印　刷	上海叶大印务发展有限公司	
开　本	890×1240　1/32	
印　张	14.625	
字　数	36 万	
版　次	2018 年 3 月第 1 版	
印　次	2018 年 3 月第 1 次印刷	
ISBN	978 - 7 - 5486 - 1321 - 3/K·112	
定　价	68.00 元	